白光中

临证70年经验集

主　编　白光中

副主编　林代富　白瑞兰　何正显

编　者　白瑞琼　林泳铭　白瑞霞　黄小兰

人民卫生出版社

图书在版编目（CIP）数据

白光中临证 70 年经验集 / 白光中主编 . —北京：
人民卫生出版社，2017

ISBN 978-7-117-25236-2

Ⅰ．①白…　Ⅱ．①白…　Ⅲ．①中医临床－经验－
中国－现代　Ⅳ．①R249.7

中国版本图书馆 CIP 数据核字（2017）第 237722 号

人卫智网	www.ipmph.com	医学教育、学术、考试、健康，
		购书智慧智能综合服务平台
人卫官网	www.pmph.com	人卫官方资讯发布平台

白光中临证 70 年经验集

主　　编：白光中
出版发行：人民卫生出版社（中继线 010-59780011）
地　　址：北京市朝阳区潘家园南里 19 号
邮　　编：100021
E - mail：pmph @ pmph.com
购书热线：010-59787592　010-59787584　010-65264830
印　　刷：三河市尚艺印装有限公司
经　　销：新华书店
开　　本：710×1000　1/16　　印张：17
字　　数：235 千字
版　　次：2017 年 10 月第 1 版　2017 年 10 月第 1 版第 1 次印刷
标准书号：ISBN 978-7-117-25236-2/R·25237
定　　价：45.00 元

打击盗版举报电话：010-59787491　E-mail：WQ @ pmph.com
（凡属印装质量问题请与本社市场营销中心联系退换）

祖国医学，多个学科，文学医学，理奥深幽。临床病证，变化莫测，从古至今，名医辈出，非数十稔，岂可功成。

"感往昔之沦丧，伤横夭之莫救"，医圣之言，有同身受。初读小学，慈父仙去，十又六岁，母又病亡，父母病重，无方救治，立下誓言，定要学医。随我舅父，授我以医，救治疾厄，是我夙愿。

"欲诣扶桑，无舟莫适"，医学之道，莫不如此。弱冠之年，考入医校，专习医术，还我夙愿。毕业留校，教书育人，闲暇之余，自学自考，刊授函授，学而不厌，经典名著，潜心学习。一代名医，白李龙朱，传授医业，理论临床，受益颇多，不惑之年方为主任中医师，四川省名中医，绵阳市首届十大名中医。

跟随白老，四十余年，真知灼见，铭记于心。擅治肛肠，兼及内妇，未舍儿外，临床诊疾，不忘笔录，普通疾病，屡用屡效，疑难重症，用之甚验，少见病证，多见效者，悉数记下，珍藏为宝。

至今白老，年将九十，心明脑灵，犹有壮容，思路敏捷，学验俱丰，诸多效验，当以传世，若将映失，实感遗憾，故将笔录，整理成书，传之于世。

后学之士，思之过半，益于民众，此白老之愿，亦吾之愿矣。

林代富

丙申年十二月于绵阳市中医医院

白光中临证70年经验集

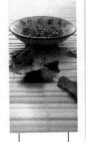

中医学历史悠久,博大精深,为中华民族的健康与繁衍做出了巨大贡献。要学好它并成为一方名医,必须具备扎实的中医学基础理论、自然科学知识和长时间的临床实践。《白光中临证70年经验集》系白光中(字浩生)先生从事教学和医疗工作70年的经验总结。本书既有深刻的理论学习体会,又有丰富的临床经验介绍,实为中医临床医生的临证指导用书和中医药爱好者的参考读物。

本书分为方药运用和临床各科两篇。

方药运用部分,有对经方的运用与研究,又有结合临床的自创方剂介绍;有复方用药的研究与运用,也有单味药的临床运用经验介绍。

临床各科部分,主要介绍了内科、妇科、儿科、外科、皮肤科、五官科疾病的临床诊治效验。

本书在编写过程中参考了有关医学著作、期刊的相关内容,人民卫生出版社编辑给予了精心指导,四川高等医药专科学校何正显教授为其写传并参与整理,在此一并致谢!

本书虽数易其稿,但由于编辑水平有限,不足之处,恳望读者和同行多加赐教。

编者

2017 年 5 月于绵阳

目录

下篇　临床各科

白光中传

光中先生乃吾恩师,姓白氏,字浩生,四川三台人也。师幼承师学,素耽方书,兼通数经,晓养生之术,年且九旬,貌有壮容。

师四世业医,曾祖文华专长正骨,兼及内、妇,邻称"小华佗"。叔祖玉台继父业,亦长正骨,精于洗油火之术。父毓魁先承台业,拜师儿科李永福门下,专治痘麻,誉满周县,时称"小儿医"。

师幼年拜师白秀夫,诵习四书、五经,稍长始习《内》《难》《伤寒》《脉经》,随父走诊乡邻。弱龄拜蜀中名医蒲湘澄研习针砭之术,业满回乡,遂独立诊治。

师庚寅(1950)年县令刘石安聘保民小学校长,癸巳(1953)年弃文转学之所长,为中兴(镇)诊所大夫兼任所长,戊戌(1958)年诣重庆中医进修学校深造,选任针灸教员,庚子(1960)年调入三台中医进修校,后改四川省绵阳中医学校任教并兼顾临床。

师任教学科有中医药基础、内、妇、儿科及四大经典课程。备课精习教材,博览群书,深研解难,因机证治,始终有序;授课深入浅出,联系实践,如临临床;板书言简意赅,条分缕析,字字皆精。教学期间,研制《铜人针灸经穴电示模型》《舌苔模型》《经络经穴图》等,深受学校及学生好评。师临床与教学70载,理实结合,相得益彰,丰富自我,惠及学子、患者,此乃绵州杏林之幸也。

师诊治疾病，望、闻、问、切，审谛覃思，善用三参安内，临证变通攘外。时至九旬，日诊数十，疑难顽疾，多可显效，高热咳喘，其效尤著，精湛技艺，誉慢绵州。略举数例，以启后学。

腹痛即泻，泻毕方舒，诸医逍遥柴芍，屡治罔效，延师诊治，曰："痛即泻，泻即安，苔薄脉弦，乃土虚木旺也。"遣痛泻要方合柴芍枳甘，益姜黄、甘松，三剂而已。

又一商妇，其夫早逝，寡居多年，少腹有块，经时痛甚，手足不温，发作欲死。师谓："心阳不足，胞宫瘀滞"，予苓桂草枣增水蛭。再诊曰："得蛭乎？"曰："否。"师曰："症未除也，尔必得蛭方效。"后果得蛭，下一蛋大瘀块，腹痛即失，年七十又五而寿终。

三台蒋某，胆石术后，胁痛如锥，频频发作，嗳气稍舒。审视面色少华，舌暗苔薄，脉沉弦。师曰："少阳郁滞，沙石残留"，首以柴胡疏郁，继以芍甘解痉，叁以人参补虚，三七活瘀，内金消石。二旬病瘥，三年胁未痛。

禾加农民，脘胀嗳气，呕吐完谷，食后益甚，顺日更重，诊为"幽门狭窄"，邀师诊治，见形衰神郁，胃空心难，舌淡有瘀，六脉细弱。师曰："幽门瘀阻，胃虚气逆也"，予通幽方合旋覆代赭增蜣螂，守方月余，霍然病愈。

溏汛木工，臁疮十又三年，肢肿冷痛，常溃不敛，诸医无策。一友相荐，专延师治，腿肿如杵，僵硬紫暗，疡如鸽蛋，肉芽青红，舌淡苔白，脉沉细涩。师曰："寒滞血脉，瘀毒未清"，当归四逆合四妙勇安内服，路边菊、胡桃仁捣烂湿敷。药用三旬，肿消疡合，肤色如常。

师之疗疾，遵古而不悖古，所获奇效，不可胜数。疑难杂症，果断主攻，巧妙配合，犹如歼敌，兵贵神速。

师擅诊病，亦擅养生。经曰："恬淡虚无，精神内守，病安从来。"师曰："欲修其身，先正其心，心有所偏，岂可修身耶！"衣、食、住、行、药，各有其法，亦关乎养生。衣不凉足，裳无裹首，谷果杂粮，中饱相随，息心静卧，气足神奕，常步勿常坐，多行不致萎。枸杞醒脑驻颜，黑芝麻护肝益肾，胡桃仁固精健脑，花生仁健脾养胃，此皆师之养生之食也。

师之事迹,了然于心,诊疾省病,可见一斑,心得经验,即将付梓,吾才疏学浅,不揣妄陋,敢做此传,良翼同仁,有所益矣。

何正显

2016 年 12 月于绵阳

方药运用

上篇

第一章　临床方剂

一、小柴胡汤运用

小柴胡汤系仲景《伤寒论》方。第一个注家成无己对小柴胡汤的证、因、治法作出了较明确的注释。散见于98条（注云："此邪气在半表里之间，谓之半表半里证。"）、266条（注云："以邪客少阳，为半在表半在里……"）、267条（注云："脉沉为传里，虽深，未全入腑，外犹未解也，与小柴胡汤和解之"）；清·柯琴则将小柴胡汤高度概括"为少阳枢机之剂，和解表里之总方"。后世临床医家无不宗此，对小柴胡汤之用，几乎仅限于和解少阳。究之临床，实非止此。

（一）组成及用量

原方组成用量：柴胡半斤，黄芩、人参、甘草、生姜（切）各三两，半夏半升（洗），大枣十二枚。

拟用剂量：柴胡10~12g，黄芩、制半夏、党参各10g。甘草4~5g，生姜10g，大枣6枚。

1. 柴胡用量　原方为半斤，约相当于今之125g，似嫌过重。《本经》云柴胡主"饮食积，寒热邪气，推陈致新"，用量过重亦令人水泻。因此常用量以10~12g为宜。

柴胡之嫌：柴胡苦辛、微寒，《神农本草经》列为上品，毋庸置疑。自金元张洁古、李东垣，明·缪仲淳诸前辈所倡柴胡"升阳劫阴"的说法风行之后，柴胡的用途用量就于无形中缩小了。其实柴胡的解热作用已经药学家实验证实。如今之柴胡注射液(柴胡细辛 10∶1)若更在黄芩配合之下,是不会有什么升阳劫阴之副作用的。在能"除伤寒心下烦热"及"推陈致新"的一类记载中,实找不出升阳劫阴的根据。假使洁古、东垣之说是真实不虚,仲景就不会用于产妇"血虚而厥"之"郁冒"了。

2. 半夏用量 原方半夏半升(折今约 60g),似嫌过重,常用成人量以 9~10g 为宜,亦可用至 30~40g,如大小半夏汤。量大者必须一物先煎 20~30 分钟,其降逆止呕作用尤强,确也有耗津之弊,故仲景曰"渴去半夏加人参、栝楼根"。

(二)原方调剂用法及加减

调剂用法:上七味,以水一斗二升,煮取六升,去滓,再煮取三升,温服一升,日三服(以水 600ml,温服 300ml,日三服)。

原方加减:

胸中烦(邪聚于膈)而不呕(邪不上逆)者,去人参(热聚不以甘补)、半夏(不逆不以辛温苦降),加栝楼实(甘寒除热荡实)一枚;

若渴(内热,津虚气燥),去半夏(温燥)加人参(甘润),合前成四两半,栝楼根(彻热生津)四两;

若腹中痛(肝木乘脾)者,去黄芩(苦寒碍脾阳)加芍药(酸寒土中泻木,和里止痛)三两;

若胁下痞硬(邪聚少阳经募),去大枣(甘助满)加牡蛎(咸软坚,引柴胡去胁下之痞)四两;

若心下悸,小便不利(水蓄不行)者,去黄芩(水得寒则停)加茯苓(淡渗利水)四两;

若不渴外有微热(里和表未解)者,去人参(补里碍邪)(表)加桂枝(解外)三两,温服微汗愈;

若咳者(肺寒气逆),去人参大枣(甘壅助肺逆)生姜(恶其散)加五味子(酸收逆气)半升、干姜(温祛肺寒)二两。

（三）适应证

适应证：《伤寒论》《金匮要略》二书，除《伤寒论》少阳病提纲性原文4条外，二书还有17条运用小柴胡汤。其中《伤寒论》15条，《金匮要略》2条。提"小柴胡汤主之"7条；"与小柴胡汤"5条；"复与小柴胡汤"1条；"可与小柴胡汤"2条。《金匮要略》"诸黄……宜小柴胡汤"，"产后郁冒……大便坚，呕不能食，小柴胡汤主之"。上述说明小柴胡汤的运用，仲景早广泛用于少阳、阳明，妇人中风，热入血室，产后郁冒及诸黄等病。假从《伤寒》《金匮》21条原文的适应症状来看，有44种不同症状，均以小柴胡汤治之，其中有单一症状出现而用者，如393条"伤寒差以后，更发热者，小柴胡汤主之"；两个症状出现而用者，如378条"呕而发热者，小柴胡汤主之"；三个症状同时出现而用者，如《金匮要略·产后病》"大便坚，呕不能食，小柴胡汤主之"；《金匮要略·黄疸病》"诸黄，腹痛而呕者，宜柴胡汤"，《伤寒·阳明病》232条"发潮热，大便溏，小便自可，胸胁满不去者，与小柴胡汤"，《伤寒·妇人中风》149条"续得寒热，发作有时，经水适断者，小柴胡汤主之"；四个症状同时出现者，如《伤寒论》98条"往来寒热，胸胁苦满，默默不欲饮食，心烦喜呕，小柴胡汤主之"。《伤寒·阳明病》233条"胁下硬满，不大便而呕，舌上白苔者，可与小柴胡汤"。

（四）运用标准——但见一证便是

小柴胡汤源于仲景《伤寒论》。其使用标准，103条明确论述云："伤寒中风，有柴胡证，但见一证便是，不必悉具。"历代医家对"一证"的见解大多不一。概括有五：①指98条七个或然证之一（成无己）；②指264条口苦、咽干、目眩（程应旄）；③指98条寒热往来一证（恽铁樵）；④指98条小柴胡四大证之一（刘栋）；⑤指2、4两种见解（《伤寒论译释》）。

上五者，各执一说，究竟"一证"为何？从103条文义理解："有柴胡证，但见一证便是。"其"一证"，应是柴胡汤四大证之一。从《伤寒论》《金匮要略》计，共有21条小柴胡汤适应病证，以此粗析，则"一证"又当是病证结合的概括语。病证结合，如《伤寒论》37条："太阳病，十日已去，脉浮细而嗜卧，外已解也,设胸满胁痛者",233条"阳明病,胁下硬满,不大便而呕,舌上白苔者",149条"妇人中风七八日,续得寒热,发作有时,经水适断者,此为热入血室",393条"伤寒差后,更发热者",《金匮要略》"诸黄腹痛而呕者","产妇郁冒,其脉微弱,呕不能食"者等。又如《医方口诀集》:"其口诀凡六,伤寒半表半里证一也,温疟初发二也,凡在前阴之疾三也,胸胁满闷,寒热往来,病属肝胆者四也,劳瘵骨蒸五也,寡尼室女……热入血室者六也。"其太阳,阳明,热入血室,诸黄,郁冒,温疟等属病,而寒热发作有时,胁下硬满,呕不能食等属证,皆可谓病证结合。基于上述:编者认为"一证",既指单一症状,又指病证结合。单一症状,如《伤寒论》98条之"往来寒热,胸胁苦满,默默不欲饮食,心烦喜呕",264条之"口苦、咽干、目眩",265条之"目赤,两耳无所闻"等症状单一出现,无其他明显而突出的病证者,皆可认为是小柴胡汤之一证,而给予小柴胡汤治之,据此举例说明如下:

1.《伤寒论》265条"两耳无所闻"一症,若单独出现,无肾虚和其他见证者,可与小柴胡汤加减治之。

典型病例:刘某,男,25岁,农民。患者曾因患肺结核连续注射链霉素3个月,致使听力减弱,渐至耳无所闻。因而停药。诊时已无潮热、咳嗽等见证,仅头眩,耳不闻,余无不适。面色黄而少华,舌苔薄白,脉象弦细。处方:柴胡20g,黄芩、半夏、生姜、大枣各10g,红人参、炙甘草、菖蒲、吕宋果各6g。2剂后,听力好转,继服4剂,听力恢复。

按:链霉素中毒性耳聋,临床上间有所遇。耳虽肾之上窍,但与少阳关系密切,手足少阳之脉,皆出入于耳中,凡因少阳气闭而聋者,均可与小柴胡汤加减治疗,今加菖蒲开窍,吕宋果能解毒,强壮身体,疗眩晕,增强治耳聋、解链霉素毒性之力,故数剂获愈。

2.《伤寒论》99条:"正邪相争,往来寒热休作有时。""寒热休作有时"一症,疟疾、热入血室皆见。笔者推而广之,临床凡见某一病症休作有时者投小柴胡汤加减,常可收效。

典型病例:赵某,男,52岁,干部,患哮喘已六年,近一个月来,每日7~11

时发作,常以氨茶碱缓解。诊时呼吸迫促,抬肩滚肚,喉间哮鸣,素体尚可,能食,睡眠稍差,二便无异常。脉象弦滑,舌苔薄白不燥。处方:红人参、柴胡、黄芩、半夏、射干、厚朴、杏仁、生姜、大枣各10g,麻黄、炙甘草各6g。3剂后,不复发作有时,哮喘好转。续投5剂,症状控制而停药,入冬哮喘再发,不复定时。

发作有时,乃少阳甲木郁滞,乘生旺之时而外泄。本例郁火刑金,故每日7~11时即少阳旺时而哮喘。木郁宜达,故投小柴胡汤以疏木郁而治本,加麻黄、射干、厚朴、杏仁(仿厚杏汤、射干麻黄汤之义)以缓其标,从而取效。

3.《伤寒论》264条:"少阳之为病,口苦、咽干、目眩也。"三证中一证单见,或两证同时出现,无明显里热等见证者,咸宜与服小柴胡汤。

典型病例1:张某,男,46岁,教师。口苦已3月余,早起尤甚,服诸清热药无效,反增食少。无尿黄便秘,睡眠较好。近半个月来,饮食减少,头微昏,无烟酒嗜好。脉象细弦,舌苔薄白。处方:沙参、黄芩各12g,柴胡、半夏、生姜、大枣各10g,甘草5g,3剂,另每日用生大黄10g,沸水渍,少量徐徐与服。服后,口苦好转,与原方,停服大黄,服5剂,不复口苦而停药。

口苦,嗜酒及厚味者多有之,乃由胃热;无嗜酒史、无胃热证而口苦者,属少阳郁滞,胆气(火)上溢。嗜酒者清利之,胃热者苦泻之。如本例胆气上溢者,和而通降之,故与小柴胡汤,加沙参以滋胃津,加大黄,增通降郁火之功,故口苦得解。

典型病例2:余某,女,38岁,农妇,头眩眼花,以久坐、蹲下突起更为明显,月经期加重,约一年来曾服中西补脾补血药无效,与小柴胡汤,加重潞党参成12g,当归6g两补气血,连服5剂,更令经期近3剂,后未复作。

4.《伤寒论》98条之"默默不欲饮食",乃小柴胡汤四大证之一,属"有柴胡证,但见一证便是"之范例。笔者临床,凡以不欲饮食为主之疾,但无脾胃虚衰者,或屡用补脾健胃药而仍不欲食者,投用小柴胡汤,多获良效。

典型病例:冯某,男,56岁,退休工人。半年来默默嗜睡,不欲饮食而食少,倦怠乏力,忧郁表情,面色少华,脉象细弱,舌苔薄白,余无痛苦。曾服诸补脾健胃药,无明显效果。处方:红人参、黄芩、桂枝心、炙甘草、生姜各10g,柴胡20g,大枣8g。2剂。服后食欲增加,嗜睡乏力好转,原方续服3剂。一周后,食欲基本复常,遂原方减量1/3,令进3剂而康复。

本例不欲食,乃由少阳郁滞而侮脾,心阳不振而土弱所致,故与小柴胡汤加桂心而取效。仲景柴胡汤虽有去参加桂之例,彼为解太阳之表,此为温心阳之力。《本草求真》谓:"桂枝入心。"《本草疏证》谓:"入心通阳。"曹家达《伤寒发微》谓:"桂枝之升发脾阳其本能也。"今桂用心者,取其通心阳也,仿桂甘汤温通心阳法。俾心阳复而中土旺。脾阳复而运化转,嗜睡、不欲食得解。

上述举例,虽不能尽其"一证"而用,却对"但见一证便是,不必悉具"是一大胆验证,可谓读书心得吧。

(五)小柴胡汤功效

小柴胡汤的功效《伤寒论》233条论述详明,历代医家对此多以文释义,无专论方之功效,编者就此对小柴胡汤功效及临床运用作一介绍。

仲景《伤寒论》233条云:"阳明病,胸胁满痛,不大便而呕,舌上白苔者,可与小柴胡汤。上焦得通,津液得下,胃气因和,身濈然汗出而解。"论中所云"上焦得通,津液得下,胃气因和"实小柴胡汤之功效。历代注家对此不仅多以文释义,且多不一致,综其要有三,从药效注者,如《伤寒论译释》认为"上焦得通"句,是"服用小柴胡汤后的药效";从病理机制解者,如《伤寒论语译》认为"上焦得通以下,是解释服小柴胡汤后的病理机转";从证解释者,如《注解伤寒论》云:"上焦得通则呕止;津液得下则胃气因和汗出而解。"《伤寒论释义》《伤寒论选读》注云:"使上焦得通则胁下硬满可去,津液得下则大便自调,胃气和则呕自除,三焦通畅,气机无阻,自濈然汗出而病解。"柯琴、方有执、程郊倩、陈修园等诸前贤亦宗此释。笔者屡经临床验证,小柴胡汤之功效,确有通上焦,达下焦,和中焦通调三焦之功。

1. 上焦得通　"上焦得通"句是言小柴胡汤有通上焦之功,凡上焦不通所致诸疾皆可与小柴胡汤治之。上焦者,以脏腑言,属心与肺。以体表部位而言,卫、胸膈、胁、咽喉、头目皆属上焦。《伤寒论》264 条之"咽干目眩",98 条之"寒热往来,胸胁苦满,心烦",378 条之"发热",101 条之"身热恶风,颈项强",393 条之"更发热",233 条之"胁下硬满"等证均可属上焦范畴,故仲景均以通行三焦气机的小柴胡汤治之。并阐明凡病在上焦经服小柴胡汤的愈后反应是:"身濈然汗出而解""必蒸蒸而振,却复发热汗出而解"(233、103 条)。可谓小柴胡汤能通调上焦之明证。笔者常以此方治疗肺卫、心神等某些疾患,均获良效。举例如下:

(1)1983 年治一小儿,患肺热喘咳经住院治疗,出院后一周,时发热,微咳,不思食,精神尚好,余无明显体征,此病后复感,肺卫余邪未清,与小柴胡汤去参、枣,加竹叶、桔梗以清热,通调上焦而祛痰嗽,一剂效,二剂愈。

(2)1985 年治一小儿刘某,男,一岁半,其母代诉,每日子夜睡中闭目惊啼,不食不乳,稍时自安,昼如常儿,查纹青粗,苔薄白,此胆虚热乘,与小柴胡汤加茯苓,远志宁心安神,竹茹琥珀,清热定惊,一剂安,二剂已。

2. 津液得下　"津液得下"其义有二:一是针对 233 条"不大便"而言,因上焦不通,津液则不能正常下濡大肠而致不大便。再者,津液得下,含津液不下之意,即下焦不通之谓。下焦,包括肝肾、女子胞、膀胱、大小肠等某些病变反应。如《伤寒论》233 条之"不大便",98 条之"小便不利",150、149 条"续得寒热,发作有时"之热入血室证等均可属下焦。笔者临床以小柴胡汤加减治愈尿后茎中痛和热入血室各一例皆收良效。

(1)赵某,男,54 岁,自述小便不爽,尿后茎中痛,余无不适,已三月有余,屡治无效。查脉沉弦稍快,苔白稍腻。此湿滞木郁,水道不利,便后滞气梗涩,尿后茎痛,以小柴胡汤去黄芩加茯苓、白术胜湿疏木,再加禹余粮石(仿 90 条小便已阴痛之法)甘寒秘阴则木达滞开,一剂减,二剂已。

(2)1965 年治一少女,年十九岁,精神失常已三月,每日子夜谵妄,见鬼惊惧,白昼倦默寡言,饮食少进,经服中西药无效,经反复询问,始按热入血室论治,与小柴胡汤加桃仁、红花、牛膝解热散邪,活血开结,三剂而告愈。

3. 胃气因和　"胃气因和",有胃气不和之谓。胃气包括中焦脾胃、肝胃、胆胃、肠胃之气。他脏有疾，一旦及胃，皆能导致胃气不和而为病。如《伤寒论》264条胆气犯胃上溢而"口苦"，98条肝逆侮脾，脾胃不和而致"腹痛"，"默默不欲饮食、喜呕"等肝胃、胆胃、脾胃不和之证。小柴胡汤尤以治胃气不和之"不欲食"颇有良效。兹举例如下：

（1）1971年治一患儿，三岁半。不欲食近半年，虽不欲食而食少，但嬉戏如常，查无他症，经服益胃健脾诸药无效，此脾胃不和，与小柴胡汤去大枣以和胃气，加枳实、白术（炒）开结健脾。二剂后日能进三两米粥，经服原方4剂后，便主动索食，日进五六两米饭，而停服，两月后其母告云：已复正常。

（2）范某，女，28岁，患外感后较长时间食欲减退，食少微烦，经化验检查属正常，查脉细小代弦，舌偏红苔薄白，此胃气不和而热聚，与小柴胡汤去参、夏以和胃气，加栝楼实除热荡实，谷芽快脾开胃，二剂告愈。

仲景《伤寒论》文精义奥，理法方药兼赅，所载112方，大多非一病一证而设，不仅小柴胡汤之用"但见一证便是"，不少方药也有类似。若能细读精研，验证临床，确可收继承发扬之效。

（六）小柴胡汤治病种种

1. **治疗糖尿病**　糖尿病是一种临床上较为常见的内分泌代谢紊乱性疾病。以多饮、多食、多尿、形体消瘦及尿糖、血糖增高为特征，属中医学的"消渴"范畴。消渴的发病与三焦气化失常，水、谷、气代谢紊乱密切相关，故取其通调三焦之功的小柴胡汤加味治之，经临床观察，常可取得较满意的疗效。

2. **治疗慢性胃炎**　慢性胃炎为胃部多发病之一，用小柴胡汤治疗，收效甚佳，经西医诊断为慢性胃炎，每天予小柴胡汤6g，分3次饭前服用，连服3个月，恶心、呕吐、心窝部痛、胃灼热、呃逆，食欲不振，胃部胀满、胃振水声、乏力症状均可明显改善。

3. **治疗肝硬化**　经临床观察用小柴胡汤和以往的治疗比较，小柴胡汤不仅能防止肝硬化患者向肝癌转化，而且还可延长肝癌发生的时间。从社会经济学角度来评价，同常规惯用疗法相比，追加小柴胡汤，五年观察，效果增加，费用减少。

4. 治疗丙型肝炎 西医用干扰素治疗丙型(非甲非乙型)肝炎确有疗效,但副作用较大,加用小柴胡汤后可减轻副作用。临床观察对比 26 名丙型肝炎患者单用干扰素治疗的同时,又对另外 26 名同病患者并用小柴胡汤和干扰素治疗,经过一年时间的比较,发现治疗效果相差甚大,单用干扰素的患者,在开始治疗的一周后有 14 人发热,而并用小柴胡汤治疗的患者却仅有 4 人发热。另外前者有 8 人掉头发,后者只有 2 人掉头发。而且后者转氨酶下降的幅度大,效果持续时间也长。

小柴胡汤有免疫调整作用和抗炎症作用,用它可以治疗慢性肝炎。小柴胡汤的抗炎作用和干扰素的抗病毒作用配合在一起可产生极好效果。因此,二者并用具有防止肝炎复发的作用。在减轻干扰素的副作用方面,小柴胡汤能抑制脱毛发。

5. 应用三则 小柴胡汤治疗经期感冒,过敏性鼻炎和大便秘结效果好。

(1)治疗经期感冒:有些妇女每月经期出现感冒症状,常年时好时重,尤其是冬天加重。应用时,可在月经来潮的前七天应用小柴胡汤,每日一剂,连用 3~4 剂。有效后再应用 2~3 个月经周期即可痊愈。

(2)治疗过敏性鼻炎:本病一年四季发病,冬春季加重,常见症状有鼻痒、喷嚏、流涕,每遇风寒或烟雾刺激,诸症加重。应用小柴胡汤水煎服,每日一剂,连用一个月,可使该病痊愈或明显好转。

(3)大便秘结:经过多种治疗而效果不好的大便秘结,可用小柴胡汤重用黄芩(20 克),水煎服,每日一剂,屡用屡验,不失为治疗大便秘结的有效方剂。

典型病例:蒋某,男,52 岁,绵阳某机关工作,1989 年 10 月 6 日诊。患者便秘多年,曾用西药酚酞片、果导片,初似有效,稍久无效,加大剂量,亦是如此,改用成药麻仁丸、上清丸,或用大黄、番泻叶泡水服,其效与西药无异,数易中医,效亦不佳,常为此病烦心失眠。一日,胃病复发求白老诊治,诊时见胃脘灼热,胸胁胀满,时现呃逆,便虽不硬,排解困难。舌质红,苔薄黄,脉沉弦。此乃肝气犯胃,胃气不和,津液不下所致。拟疏肝和胃之小柴胡汤加酸枣仁、火麻仁各 20g,三剂药尽,诸症大减,继进五剂,脘痛、便秘告愈。

按：小柴胡汤临床应用广泛,在应用中只要有往来寒热,胸胁苦满,默默不欲饮食,心烦喜呕之其中一条,便可应用。本例患者脘痛、便秘,诸医无效,是未明其因,白老遵仲景之方用小柴胡汤,实为"上焦得通"则胁胀可去,"胃气因和"则呃逆自止,"津液得下"则大便自调,此一方多病,且收良效,是理通药正之故也。

若老年性便秘可用增液汤合小柴胡汤。

老年性便秘,男女皆有之,虽有气虚秘,血虚致秘,脾虚便秘诸因,但总由肠蠕动减弱,渣废不得下行,上焦不通,津液不下,胃气不和,故大便不能应时而下。有数日不便,屎结燥者,有不结燥数日不大便者,皆无腹满胀感觉,编者临床与仲景小柴胡汤使上焦得通,津液得下,胃气因和而致便秘愈。治与增水行舟之增液汤合小柴胡汤加减,每多获良效。

方药：生地 15g、麦冬 15g、玄参 15g、太子参 20g、柴胡 8g、黄芩 20g、白芍 15g、白术 50g、枳壳 20g、火麻仁 30g、草决明 30g、桃仁 15g、炙甘草 10g,水煎服,一日 3 次,或多剂为末,每服 15g,水微煎服。

药组释义：方中生地、麦冬、玄参源于《温病条辨》,具有增液润燥之功,为津亏大便秘结而设,此方有润肠通便,增水行舟之意。太子参、柴胡、黄芩、甘草乃仲景小柴胡去半夏、姜枣,有"通上焦、和中焦、达下焦"之功,使三焦通达,大便自调而下。太子参"大补元气、补脾生津",为胃行其津液,补而不滞,以兼治气秘;柴胡量重解热,量轻升陷,中量疏肝之用,据《本草经百种录》谓:"柴胡肠胃之药也。观《经》中所言治效,皆主肠胃,以气味轻清,能于顽土中疏理滞气,柴胡其功如此。"黄芩苦寒、清肺、大肠之热,对平滑肌有直接的松弛作用。药理:主诸热,治肠澼,《本经》有助通便之功。炙甘草和百药而补中气,与太子参合使元气足而腹压增。白术量重 50g 者,有"除胃热强脾和胃生津液,且治大便坚者"。白芍和里。枳壳量重激活肠胃之无力排便,能使胃肠运动收缩节律有力,大便秘塞,以枳壳为通用。芍枳配伍缓张并调使胃肠复常。桃仁活血,能润燥滑肠,治血燥便秘;与火麻仁配伍,治老人虚秘,且能使肠络血行畅而功能复,更合草决明之通便治习惯性便秘之功。加强全方益气和血,润燥生津,滑肠通便之力,较之麻仁丸效宏,凡气秘、血虚秘、脾约秘皆可与之而无留弊,万全方也。

二、芍药甘草汤的临床应用

芍药甘草汤系仲景《伤寒论》方。29 条云:"……若厥愈足温者,更作芍药甘草汤与之,其脚即伸。"此乃仲景治营阴内虚,不能濡养筋脉而致脚挛急之典范方。后世医家广为借用和变用,以治疗多种不同病位、病因、病情而出现挛急、疼痛证,每获良效。

1. 原方组成、用量、调剂及用法

原方组成用量:芍药、甘草(炙)各四两(约 60g)。

原方调剂用法:二味以水三升(240ml),煮(微火)取一升五合(120ml),分温再服(每次 60ml,每日两次,每日一剂。)

2. 应用探讨

(1)主治

1)仲景对芍甘之用:据《伤寒论》112 方中,曾用芍药 32 方(次),甘草71 方(次)。芍甘同用 27 方(次)。其主治作用有三:和营、缓急、止痛。

用于缓急止痛者 14 方,皆芍甘同用而等量。缓急:如芍药甘草汤、芍药甘草附子汤治"脚挛急"。和里止痛:如小柴胡汤、通脉四逆汤"若腹痛者加芍药",桂枝加芍药汤之治"时腹自痛"者。

用于和营缓急止痛者 4 方。其用量芍药倍量于甘草者一方,如桂枝人参新加汤之治"发汗后、身疼痛"营血不足身痛证;芍药两倍于甘草者 3 方,如小建中汤主治营血不足之"腹中急痛"证。用于和营者九方。用量皆芍三甘二比量。如桂枝汤之芍甘合用。视其芍甘之用量主治皆仲景示人之方圆也。

2)历代医家借用、变用及主治

借用:用于脚气、脚弱、跟痛等证。《魏氏家藏方》六半汤(芍六甘三,即芍甘汤加无灰酒少许再煎服)以"治湿热脚气,不能步行"证;《朱氏集验方》去杖汤(即芍甘汤)以"治脚弱无力,行步艰难证;《建珠录》用以治跟痛如锥刺、如刀割（剖），不可触近，皮挛急，按之不驰"证；《岁时广记》用白芍六两，甘草二两为末，白汤服，以"治脚气肿痛"证；《经方实验录》用以"治脚过多行走而肿痛色紫，遇热则痛剧，晨止则夜痛如故，唯痛筋挛"证；吾以芍药30g、甘草5g，每日煎服一剂，十日为一疗程，治疗不安腿综合征，即自觉单侧或双侧小腿酸麻胀，似痛非痛，时似抽搐，时似触电样感，夜间尤甚。

用于治挛急疼痛等证。《古今医统》"治小儿热腹痛，小便不通及痘疹肚痛"；《类聚方广义》治"腹中挛急腹痛者，小儿夜啼不止，腹挛急甚者，亦奇效"。

用于身痛证。《生生堂医谈》治"闲安，劳则身痛不可忍"；《传信适用方》中岳汤（即芍甘汤）治"遍身疼痛，并治脚气，腿脚赤肿疼痛及胸胁痞满，气不升降"。

变用（随证加减）：

治阴阳俱虚脚挛急：《伤寒论》68条"发汗病不解。反恶寒者，虚故也，芍药甘草附子汤主之"。

治腹痛、胃脘痛：《类证治裁》治血虚腹痛，饥劳必胜，与芍药甘草汤。"脉缓伤水，加桂枝、生姜；脉洪伤气，加黄芪大枣；脉涩伤血，加当归"。《医学心悟》治腹痛、胃脘痛与芍药甘草汤"止腹痛如神。脉迟为寒加干姜，脉涩伤血加当归"。综上，对芍药甘草汤的应用表明：突出的治疗作用是缓挛急，止疼痛。使用方法是：挛、急、掣痛者可与借用之，兼见气血阴阳寒热虚实证者，可随证加减而变用之，所谓从其法也。

（2）药理作用

1）古今医籍载：芍药：养血柔肝，缓中止痛。有疏筋镇痉镇痛作用。《别录》："芍药酸平有小毒，通顺血脉缓中，治中毒腹痛，腰痛。"《本经》谓："主除邪气腹痛，除痹、止痛。"《伤寒论方证新识》谓："有降低肌张力作用。"《中药大辞典》谓："有解痉、镇痛、镇静、抗惊厥，抗菌、解热作用。"甘草：和中缓急，调和诸药。《别录》谓能"通经脉，利血气"《本经》谓能"坚筋骨，长肌肉"。《中药的药理与应用》谓："甘草对平滑肌有一定解痉作用。"《中药大辞典·药理》谓:"有肾上腺皮质激素样作用和镇痛、抗惊厥作用,长期服用能引起水肿和血压升高。"芍甘合用:补养营血,缓急止痛。《注解伤寒论》谓:"酸甘化阴,用补阴血。"《伤寒名案选新注》谓:"酸甘化阴,善舒挛急而镇痛,芍药甘草汤,为治脚挛急之专方,用甘草以生阳明之津,芍药以和太阴之液,其脚即伸。"

2)临床作用:有明显缓解痉挛和止痛作用。《伤寒论语译》谓:"临床用以治疗胸、腹、胁、背的肌肉及神经痛,肠粘连性疼痛,腓肠肌痉挛、偏头痛及三叉神经痛等。"

上述药理临床作用证明,芍药甘草汤堪称缓挛急,止疼痛之良方。宗此而用,每获良效。

3. 应用举隅

典型病例1:呃逆(膈肌痉挛)

陈某,男,53岁,干部。1984年5月7日与本校李孔定主任医师会诊。主诉:呃逆反复发作已三个月。初因受凉始发,服镇静药而愈。月前继发,且益频繁,服镇静药无效,唯针灸可暂缓解,针后稍久又发作。由于多方治疗未获痊愈,曾疑为膈肌占位性病变而赴省某医院做全面检查,诊断为膈肌痉挛。经服西药(药名不详)十余日,呃逆仍时有发作,便返里求医,前医多以苦降药物投治而呃仍不除。诊时呃逆连声,呃声欠肚,面色青白,痛苦表情,衣着偏厚,精神疲惫,食少不渴。查:苔白滑满布,脉沉细而迟。证属阳虚里寒,肝急胃逆。治以温阳胜寒,缓肝抑逆之芍药甘草附子汤。处方:白芍30g;甘草15g缓肝抑逆,附子(炮)10g温阳胜寒。以水400ml,煮取240ml,分三次温服,一日一剂。10日再诊云:三剂尽,已半日未作。精神好转,面有悦色,苔转薄白,候脉沉,一息五至,与柴芍六君子汤(芍药20g、甘草10g)肝胃并调,令服五剂,未再发作。

典型病例2:转筋(腓肠肌痉挛)

白某,男,48岁,农民,1984年9月18日诊。患者秋收后感两小腿肚入夜酸胀不适,以温水洗浴后缓解。近一个月来夜间两小腿肚转筋挛痛,发作频繁,每次约半小时,自与热熨后方止。曾服中西药物均未告愈,仍每夜或间夜发作,时有缩短。诊时,腿无痛觉,稍感酸胀,二便正常,饮食稍减,余无痛苦。查:苔白中根部偏厚腻,脉迟细。证属寒湿伤下,筋拘失濡,治以燥湿柔筋,舒络缓急。处方:白芍 30g,生甘草 10g 缓急柔筋,苍术 10g 苦温燥湿,赤芍 10g,川牛膝 10g 舒络引药下行。令服二剂。11 日复诊,转筋未作,余无变证,苔已转薄腻。与原方苍术易白术 10g 补土胜湿,另加木瓜 10g 酸甘养筋。令进三剂。三剂尽未再复作,酸胀全失而停药。

典型病例 3:下肢痹痛(风湿性坐骨神经痛)

张某,女,42 岁,营业员。1982 年 4 月 14 日初诊。患者素有哮喘、风湿痹痛宿疾,一个月前感冒诱发哮喘,继则左下肢外侧从踝至膝股牵引掣痛,经治疗哮喘稍平而肢痛加重。经某医院诊断为风湿性坐骨神经痛。诊时,痛苦表情,侧卧呻吟,咳唾引痛加剧,食少不渴,二便自调。查:脉细涩,苔薄白舌有紫点。证属血瘀阻络,经脉失养。治以活瘀通络,缓掣定痛之芍甘汤加活瘀定痛药。处方:白芍 30g,甘草 15g(缓神经肌肉之痛痉),当归 6g、红花 3g、桃仁 6g,熟大黄 8g、生乳没各 10g,养血活血,祛瘀通络,蜈蚣一条,全蝎(洗)6g 解痉定痛,水酒合煎以增强药力,令服三剂。并辅以针刺治疗。再诊,服上药三剂,痛大减,能下床扶杖行走,昼日痛能忍受,入夜稍重,脉舌如前,精神好转,与原方加重甘草至 20g,再进二剂。三诊:服上药二剂尽,诸痛悉解,哮喘已定,脉沉缓舌紫点减少,投养血活血,柔筋通络之芍甘四物汤加丹参红花,令服七剂。患者乃服至 10 剂而停药。随访至今,未复作。

典型病例 4:术后胁痛(术后粘连)

蒋某,女,49 岁,职员。1986 年 4 月 7 日初诊。患者 1984 年因胆结石手术治疗,愈后常感右胁不适伴微痛,两年多来,常因受凉或情绪不畅而反复发作,经某医院诊治,认为证属术后粘连,每服去痛药而缓解。近月来,发作频繁,痛如锥刺,服镇痛药约一周而缓解。诊时,已发病三天,服止痛药不见好转,卧床呻吟,痛苦表情,右胁痛引后背,嗳气稍舒,饮食少进,二便无异常。查:脉沉弦,舌质黯、苔薄白。证属少阳郁滞,沙石残留。治以芍甘汤合小柴胡汤加减。处方:白芍30克,生甘草15克,三七粉6g(冲服)缓痛消癥活瘀,柴胡10g、黄芩8g,半夏10g、生姜10g解胆腑郁滞,鸡内金(细冲服)20g,金钱草30g消残石而利胆,令煎服二剂。4月10日再诊,服上药疼痛大减,尚阵发锐痛,精神好转,能少进淡食,肢体乏力,面色少华,余无变化,原方加红人参10g补益正气,令服三剂。14日三诊:疼痛已断,饮食增加,乏力好转。查:脉细弱,舌转红苔薄。病已初愈,当防复作。继与芍甘汤和营,人参、三七消癥补虚,鸡内金、金钱草消残石以资巩固,令服10剂。至今二年余,未复发作。

典型病例5:颊痛(三叉神经痛)

任某,男,72岁,医生。右颊疼痛引头角已三月余,曾经中西药及针灸治疗,效果不显。1988年4月3日诊。患者自觉右臼齿引颊掣痛,经治疗齿痛愈,颊痛存,经某医院诊断为三叉神经痛,近半个月疼痛加重,夜间痛甚,据查:心肺(-),血压160/100mmHg。局部有热感,面色红润而活,能食,二便正常,睡眠欠佳。查脉弦细,舌黯紫苔白,不渴。证属风邪上扰,瘀阻阳明之络。治以活瘀缓痛,祛风通络。处方:白芍30g,甘草15g缓痛和营,白附子(炮)10g祛阳明面风、引药而至病所,玄参12g滋阴去浮游之火,红花3g,生乳没各10g,全蝎(洗)6g活血通络止痛。水煎服二剂。二诊:服上药,痛时痛势均大有缩短和减轻,余无变化,继投上方加地龙10g以通络,令服3剂。三诊:服上方疼痛消失,舌转红,脉细弦,余无不适。继投桃红四物汤加白附子甘草活血祛风以善后。随访两个月未复作。

4. 加味芍甘汤治诸痛

(1)处方及主治:加味芍甘汤由仲景《伤寒论》芍药甘草汤加玄胡、粟壳、羌活、独活、秦艽,合四妙勇安汤、活络效灵丹组成。主治各种疼痛性疾病。

(2)方意:以芍甘汤缓急止痛,以四妙勇安汤清热活血消炎,以活络效灵丹活瘀通络,以羌独艽辛散风寒湿之邪。

(3)随症加减

1)哮喘久咳,它药无效者,以上药加治哮之蝉蜕、椒目、射干、麻黄、杏仁、细辛,寒包热者可合厚朴麻黄汤加减。

2)久咳不愈,合百咳灵加减(百咳灵:麻绒、杏仁、石膏、半夏、大青、前胡、桔梗、蜜紫菀、蜜百部、鱼腥草、甘草)。

3)齿痛合加减九味羌活汤。

4)诸痛,分清寒热、辨清虚实、识别病位加减方药。

5)诸头痛,合柴胡细辛汤(柴胡、细辛、当归、川芎、薄荷、半夏、土鳖、丹参、泽兰、黄连),有热者加夏枯草、牛膝,有冷感加吴萸、生姜,口苦者加胆草根。

6)下肢痛加细辛、牛膝、苡仁。

7)上肢痛加姜黄。

8)肌肉痛加羌活、秦艽。

9)按之甚痛加红花、丹参、当归、乳没。

10)胸痛佐丹参饮或合栝楼薤白汤,胸膺痛合台乌百合散。

11)胁痛合柴胡疏肝散加川楝、青皮。

12)见舌尖红少苔,加沙参、麦冬、川连,咽干痛加银翘、马勃、玄参。

13)抽筋加木瓜。

14)震颤或痉挛,寒者合真武汤,面痉加白附子。

15)腹痛,寒加小茴,热加黄连,泻青涎风泡加甘松。

(4)药考:芍药甘草缓急止痛,为医者所熟知,另就玄胡、粟壳药考附之,以增强应用效果及信心。

玄胡,性味辛苦温,具有活血散瘀、缓急止痛作用,主治心腹腰膝诸痛,跌打损伤。《药理》载:"它的止痛作用与吗啡有相似之处,也有不同处。"《圣惠方》载:"治热厥心痛;产后恶露不尽;腹内痛;坠落车马筋骨疼痛不止。"《永类钤方》"治偏正头痛不可忍者"。它如治疝气危急;小儿盘肠气痛;室女血气相搏,腹中刺痛等有良好的止痛作用,可治多种痛症。《本草求真》谓:"延胡索,不论是血是气,积而不散者,服此力能通达,其性温,则于气血能行能畅,味辛则气血,能润能散,可以理一身上下诸痛。"

罂粟壳:性味酸平,功用敛肺止咳,涩肠定痛,治久咳久泻,心腹筋骨诸痛。李杲谓:"粟壳入肾,故治骨痛尤宜。"

因此,芍甘罂玄四物合用,止痛作用特良,凡内外诸痛皆可用之,若能因人、因痛之部位不同而加药治之,无不获效。可谓临床止痛之良法良方也。

（5）典型病例

例1:笔者股膜炎,1994年4月20日突发,股部深处隐痛,按之加重,行动不便。疑为骨肿瘤,拟下方:

羌活10g,独活10g,秦艽10g,苡仁30g,细辛3g,丹参20g,骨碎补30g,二芍各30g,玄胡15g,粟壳15g,没药10g,全当归10g,银花20g,玄参15g,炙草10g,鸡血藤30g。连进30剂而愈。

例2:杨某,女,36岁,农民。患者中指、无名指二三关节肿硬疼痛,已三年余,时缓解时加重,每次尤以插秧季节加重,西医诊断为类风湿。与加味芍甘汤加没药、羌活各10g,防己10g,寻骨风50g数剂而愈。

三、茯苓四逆汤方证

《伤寒论》69条原文云:"发汗,若下之,病仍不解,烦躁者,茯苓四逆汤主之。"历代注家对本条烦躁病理认识颇不一致,有如下三种:

1. 有认为"阴阳俱虚",邪独不解,故生"烦躁"。并谓用四逆汤以补阳,用参苓以益阴。如金·成无己,清·柯琴,南京中医学院主编的《伤寒论译释》,湖北中医学院主编的《伤寒论选读》等。

2. 有认为正虚邪微"正邪交争乃生烦躁","姜附以散邪,参、茯、草以扶正"者,如尤在泾等。

3. 有认为"阴盛格阳,以四逆汤壮阳胜阴,更加茯苓以抑阴邪,佐人参以扶正气"者,如《医宗金鉴》。

笔者认为:本条之"烦躁"而用茯苓四逆汤,上述注解似难符合仲景原意。本条虽论证简略,倘能与其他条文互参,不难悟出经旨。前61条"昼日烦躁不得眠,夜而安静",乃"阳虚阴盛",白昼阳旺之时,虚阳尚能与阴争,所以昼日烦躁不得眠。方用干姜附子汤,急复其阳。本条"烦躁无间"属阴盛阳亡,水浊上逆所致,与343条之伤寒六七日,脉微,手足厥冷,烦躁"灸厥阴"之烦躁相近,343条烦躁属浮阳已近决离境地,所以治以灸厥阴急救回阳,以散阴邪而复阳气,而本条烦躁之用茯苓四逆汤意在回阳救脱,利水除烦。尤氏正虚邪微之说,于理难通,因正虚用参草茯苓则可,邪微用干姜附子则非;《金鉴》阴盛格阳之说,如果能够成立,参317条之意则当用通脉四逆汤,茯苓抑阴之说更难置信:

1. 茯苓之功,利水而不益阴。《本草疏证》谓:"茯苓者,纯以气为用,故其治,咸以水为事,观于仲景书,其显然可识者,如随气之阻而宣水(茯苓甘草汤);随水之淤而化气(五苓散);气以水为逆,则冠以导水而下气随之(苓桂草枣汤,苓桂术甘汤);气外耗水内迫,故为君于启阳之剂(茯苓四逆汤)。"说明茯苓功在治水而不在"益阴""抑阴"。

《本草纲目》云:茯苓甘平无毒,主治"胸胁逆气,忧喜惊邪恐悸,心下结痛,客热烦满咳逆,口焦舌干,利小便。止消渴好睡,大腹淋沥,膈中痰水,水肿淋结,开胸腑,调脏气,伐肾邪,益气力,保神守中,开胃止呕逆"。

《本草正》谓:"若以人乳拌晒,乳粉既多,补阴亦妙。"未言单用茯苓可以"益阴",更无"抑阴"之说。

2. 以方(药)测证,疑非阴阳俱虚。原文谓"发汗,若下之,病仍不解,烦躁者",病本阳虚而水停,医者误为寒病在表而发汗,使阳气更虚而水愈甚,水浊内迫,烦躁无间。故方用四逆加人参,以回阳救脱,再加茯苓以利水,阳得回而水得利,则烦躁自安,厥逆自解。笔者认为,除烦躁一证外,应有脉微欲绝,四肢厥冷,或心悸气喘,或肿胀至胸等证。

3. 从诸四逆汤用量及服量,识本方之治,《伤寒论》八个四逆变方,从服量上看,除干姜附子汤煮取一升顿服,其余六方皆煮取一升二合,分温再服,即每服六合,而本方为煮取三升,温服七合,比其他方每次多服一合。用量与干姜附子汤干姜用量偏重。

4. 从方名看本方之用,方以茯苓四逆汤命名,且以茯苓冠首而量重,不言四逆加人参茯苓汤者,仲景必有深义,综观伤寒一百一十三方,用茯苓者凡十五。如用茯苓冠首且以主药名方者,有茯苓桂枝白术甘草汤,茯苓甘草汤,苓桂草枣汤,茯苓四逆汤。以茯苓为助而名方者,如草姜苓术汤,五苓散,桂枝去桂加茯苓白术汤,猪苓汤等。他方加减而用茯苓者,如四逆散,小便不利加茯苓五分;小青龙汤,若小便不利,少腹满,去麻黄加茯苓四两;理中丸,悸者加茯苓二两;小柴胡汤,若心下悸,小便不利者,去黄芩加茯苓四两。可见,用茯苓皆作利水之用,无一方用作益阴者。因之茯苓四逆汤之用茯苓意在利水,而不在益阴无疑也。

典型病例:谢某,男,54岁,断石公社社员,1959年冬水肿反复发作,三次收入院(大队水肿病院)治疗,足肿而厥,小便短少,水肿由下而上,渐至心下,脘腹胀满,食少便溏,时时烦躁,心悸气急。医投以常规"康乐丸"罔效,后以温阳利水之真武汤数剂,肿势不减而反增剧。余往视之,除上述诸症外,尚有脉微,倚息不得卧,四肢厥冷,烦躁不宁,舌淡苔白而冷诸症,此阳将脱而水泛逆也。拟回阳救脱,利水除烦之茯苓四逆汤(红人参10g,茯苓30g,附子30g,干姜10g,甘草6g),一剂小便增而烦躁减,继原方加北五加皮10g,生姜20g,以增强利水之功,二剂烦止。再继进五剂肿消,改服健脾益气之方十余剂,病愈出院。

四、麻黄附子细辛汤的应用

麻黄附子细辛汤出自《伤寒论》,由麻黄、附子、细辛三味药物组成,具有温寒、解表、利水作用。本方原为太、少两感证而设。编者从事医教临床数十载,在"异病同治"的启示下,用本方加味治疗阳虚所致的多种疾病,收效皆是满意。

例1:水肿

陈某,男,8岁,三年前因全身浮肿就医。某医院诊断为急性肾炎,三次住院,皆因经济困难而肿消出院。此次复发,全身浮肿已十余日,西医治疗未见好转。证现恶寒蜷卧,手足厥逆,肿始眼睑,继及全身,肤色光亮,食欲不振,小便短少,脉沉微细,舌淡,苔白滑满布。辨证为少阴阳虚兼膀胱水气不化,拟发表温经、化气行水法论治。处方:麻黄、细辛、炮附子各6g,茯苓、白术、泽泻、猪苓各10g,桂枝8g,令服二剂。二诊肿消过半,复以原方,继服五剂。三诊时已不见水肿,唯精神疲惫,面色萎黄,小便清长,大便稀溏,苔白润,脉沉缓。拟补脾温肾之附子理中汤加仙茅、羊藿、菟丝、茯苓与之,嘱服三剂,未再来诊。一年后因外感就诊,询其故疾,未再复发。

例2:咽痛失音

王某,女,50岁,1982年10月因咽痛声哑月余求治。患者过劳汗出,未即换衣,第二天出现音哑,咽痛,身热恶寒,神疲嗜睡。前医以黄芩、栀子、马勃、蓝根等药治之,寒热稍减,声哑咽痛反增。脉沉细,舌质淡,苔白滑。患者素有入冬怕冷较甚,稍有不慎即见恶寒头痛等症。此乃素体阳虚,邪客少阴所致。以温阳祛邪,利咽散结法治之。处方:麻黄、细辛、炙甘草各6g,炮附子、制半夏各10g,桔梗15g。三剂后音出痛止而再诊,脉中候一息四至,舌转红,苔薄白,咽部微感不适,以甘桔汤加泡参、木蝴蝶补气利咽而善后。随访半年,未见复发。

例3:牙痛

唐某,女,46岁,1980年2月就诊。自述左白齿疼痛,齿缝时有咸水溢出,饮热则痛减,伴头身疼痛,畏风寒,口不渴,乏力,嗜卧。舌苔白润,脉象沉细。辨证为寒稽少阴,经隧不通,治以温经散寒,祛风止痛,处方用麻附细辛汤加防风、白芷各10g。三剂后复诊,牙痛若失,但齿缝仍有咸水溢出。原方加干地黄、怀牛膝,再服三剂,随访病瘳。

例4:目睛陷翳

白某,男,4岁,1979年9月就诊。半个月前觉左眼珠疼痛,目不敢睁,睁则羞明流泪,伴畏冷,头痛鼻塞。他医以感冒论治,药后头痛鼻塞减轻,但畏冷目痛未减,求白老诊治。左眼黑睛左侧有椒粒大小白色块状物,中心凹陷,白睛不红,眼胞不肿,眼角无眦,伴头隐痛不休,迭见面色青白相兼,舌淡,脉沉细无力。诊断为陷翳,由少阴客寒,气阳两虚所致,拟温经散寒,补气升陷法。处方以麻附细辛汤加黄芪、泡参各 30 克,升麻、炙甘草 6g,嘱服五剂。复诊时陷升痛止,余症大减,继以桂附地黄丸加杞菊调之,月余病瘥。

例 5:久咳

黄某,男,56 岁,农民。两年前因感冒咳嗽,反复月余未愈,而后时发时止,入冬夜间咳甚,吐白色咸痰。此次感冒,咳嗽增剧,自购西药,服之无效,又改服中药数剂,咳嗽仍无好转,就诊时咳嗽吐痰清稀,伴心累气紧,畏寒肢冷,喜卧。舌质淡,苔白润,脉沉细弦。此阳虚邪客,寒饮内停,拟温阳散邪,化饮止咳法治之,方用麻附细辛汤加干姜、五味子各 6g。三剂后诸症大减,继原方合六君子汤补气祛痰,二剂而咳止。

按:麻黄附子细辛汤,为仲景助阳解表名方,方中麻黄、细辛、辛温发汗以解表,附子辛热,温经助阳以逐寒,三药合用,寓助阳于发汗之中,为太少表里并治之法。凡见无汗、恶寒、微热、舌质淡或胖嫩、舌苔白润或白滑、脉沉等阳虚所致的疾病,若临证加减得宜,岂上五病之可愈耶?

除此之外,麻黄附子细辛汤还可以用于以下 10 种病症:

1. 痛风 附片 60g,独活 20g,川芎 15g,细辛、麻黄、全蝎(研末兑服)各 6g,蜈蚣 3 条。水煎服。

2. 阳痿 阳起石、龟板各 30g,淫羊藿、锁阳各 15g,附片 10g,麻黄、升麻各 6g,细辛 3g。水煎服。

3. 面神经炎 地龙、当归、白芍、红花、白僵蚕各 15g,制附片、全蝎各 10g,蝉蜕、防风各 9g,生麻黄、细辛各 6g。水煎服。

4. 肺气肿 附子、厚朴各 15g,杏仁、生桑皮、紫菀、冬花各 12g,半夏 8g,生麻黄 7g,甘草 6g,细辛 5g。水煎服。

5. 窦性心动过速 附片 60g,黄芪、炙甘草各 30g,桂枝、红枣各 20g,当归 15g,麻黄 6g,细辛 3g。水煎服。

6. 慢性荨麻疹 白鲜皮 15g,蒺藜 12g,麻黄、制附子、射干、乌梅、当归各 10g,细辛 3g。水煎服。

7. 带状疱疹 生黄芪、郁金各 10g,熟附片、醋柴胡各 9g,生麻黄、制乳香、制没药、红花各 6g，细辛 4g，生姜 3 片。水煎服。

8. 顽固性咽痛 麻黄、附片各 9g，细辛、大黄各 6g，白芷 3g。水煎服。

9. 慢性肾炎急性发作 熟附子（先煎）30g，车前子（包煎）20g，茯苓、大腹皮各 15g，白术、泽泻各 12g，麻黄 7g，细辛 3g，水煎服。

10. 高热无汗 荆芥穗、炒防风、黄芩各 12g，淡附片 10g，炙麻黄、北细辛各 6g，银花 10g，板蓝根 9g，水煎服。

五、当归四逆汤加减应用

当归四逆汤源于张仲景的《伤寒论》，由当归、桂枝、芍药、细辛、炙甘草、通草、大枣组成，为血虚受寒、手足厥冷，脉细欲脱者而设。具有温经散寒，养血通脉之功。可用于治疗以下多种急痛症：

1. 类风湿关节炎 当归 12g，桂枝 10g，白芍 30g，细辛 10g，通草 5g，防风 6g，薏仁 30g，黄柏 12g。每日一剂，水煎服。

2. 肠粘连性腹痛 当归 12g，白芍 30g，细辛 10g，通草 5g，炙甘草 5g，大枣 5 枚，酒制大黄 5~15g。每日一剂，水煎服。

3. 偏头痛 当归 15g、细辛 12g、桂枝 15g，白芍 30g，川朴 10g，川芎 6g，吴萸、法夏、陈皮各 8g，天麻 10g，每天 1 剂，水煎服。

4. 胆绞痛 当归 15g，细辛 10g，桂枝 15g，白芍 30g，通草 5g，炙甘草 3g，大枣 5 枚，酒制大黄 5~10g，槟榔 30g，枳实 30g。每天一剂，水煎服。

5. 肾绞痛 当归 15g，细辛 10g，白芍 30g，桂枝 15g，炙甘草 10g，通草 5g，大枣 5 枚，元胡 10g，酒制大黄 6~15g，水煎服，每日一剂。

6. 窦性心动过缓 当归 15g，桂枝 15g，细辛 12g，川芎 15g，白芍 30g，炙甘草 30g，通草 5g，大枣 15 枚，附片 10g，水煎服。

7. 冬季老人低温症 当归 15g，桂枝 15g，细辛 10g，通草 10g，白芍 20g，附片 12g，肉桂 10g，水煎服，每日一剂。

8. 胃痉挛 当归 15g，桂枝 30g，白芍 30g，细辛 10g，荜茇 15g，干姜 10g，酒制大黄 5~15g，玄胡 15g，炙甘草 10g，通草 10g，大枣 15g，水煎服，每日一剂。

六、阳和汤新用

阳和汤出自《外科证治全生集》，由熟地、白芥子、鹿角胶、肉桂、姜炭、麻黄、甘草七味药物组成。本方原为阴证痈疽而设，具有温阳补血，散寒通滞之功。通过临床实践，应用本方加减可以治疗多种虚寒性疾病，且疗效较好。

1. 盆腔炎　熟地 15g、鹿角胶 10g、白芥子 9g、麻黄 6g、肉桂 6g、干姜 9g、小茴香 9g、川断 12g、焦白术 12g、胡芦巴 12g、杜仲 9g。水煎服，每日一剂，2 周为一疗程。

2. 腰椎管狭窄　方歌：椎管狭窄阳和汤，熟地鹿胶草芥良，骨脂龟板杜牛膝，苁蓉犬片益智攘。瘀加通草土鳖虫，腰颈狭窄效更彰。方：熟地 15g、鹿胶 10g、芥子 9g、甘草 9g、补骨脂 15g、龟板 30g、杜仲 9g、牛膝 12g、苁蓉 12g、狗脊 12g、益智 12g、通草 6g、土鳖 10g，水煎，一日一剂，25 剂为一疗程。

3. 血栓闭塞性脉管炎　熟地 20g、鹿角胶 15g、制附片 12g、麻黄 6g、当归 20g、赤芍 30g、干姜 9g、丹参 30g、鸡血藤 30g、细辛 6g、甘草 6g。水煎服，每日一剂，3 个月为一疗程。

4. 乳腺小叶增生　熟地 15g，鹿角胶 15g、肉桂 6g、麻黄 6g、干姜 6g、白芥子 10g、香附 15g、法夏 10g、甘草 9g。水煎服，每日一剂，1 个月为一疗程。

5. 肺脓疡　熟地 20g、鹿角胶 10g、麻黄 4g、白芥子 10g、杏仁 10g、苡米 15g、炮姜 6g、甘草 9g。水煎服，每日一剂，2 周为一疗程。

6. 慢性支气管炎　熟地 30g、鹿角胶 12g、白芥子 10g、细辛 5g、紫河车 10g、五味子 10g、麻黄 6g、肉桂 6g、甘草 10g。水煎服，每日一剂，1 个月为一疗程。

七、加减逍遥散治诸多神经类疾病

逍遥散出自《太平惠民和剂局方》，功治血虚劳倦，五心烦热，血热相搏，月经不调，寒热往来等症。临床用本方增补加减治疗神经病症每获良效。

1. 治不寐（神经衰弱）　肝主疏泄主谋虑，性喜条达，若因情志所伤，肝气壅遏气机不畅,气血转枢不利,欲伸而不达,内扰神志,魂不安藏而病不寐,症见失眠,或入夜辗转难眠;或易惊醒,醒后难眠,伴烦躁易怒,胸闷太息,舌苔薄白,脉弦数。治以养血疏肝安神。方用首选逍遥散加减:制首乌12g、夜交藤15g、合欢皮10g、柴胡10g、茯苓15g、当归12g、白芍10g、丹皮10g、酸枣仁10g、珍珠母20g、郁金10g、甘草6g,水煎服,一日一剂,一般服3~5剂即显效,屡试屡验。

2. 治多汗(自主神经紊乱) 自主神经紊乱,迫汗外泄,多因肝气郁结精神刺激所诱发,持久的情绪改变所产生的精神刺激可造成自主神经功能紊乱,治以调肝止汗,方用桑龙逍遥散加减:

霜桑叶15g、生龙骨20g(先煎)、柴胡12g、茯苓15g、当归10g、白芍10g、白术10g、珍珠母30g、甘草6g,水煎服,视出汗多少或频繁,每日1剂或2剂。

3. 治血管神经性头痛 情志郁结,气郁化火,火炎于上,清窍被扰,气血逆乱,风阳上扰清窍,血管神经痉挛所致头痛。症见头痛,痛处以巅顶阵发性血脉跳动掣痛,睡眠不实,夜寝多梦,烦躁易怒,舌红苔薄黄,脉弦数,治以清肝疏郁,通络止痛,方用桑菊逍遥散:

霜桑叶15g、菊花15g、柴胡12g、茯苓10g、当归10g、白芍10g、薄荷6g(后下)、郁金10g、栀子10g、丹皮10g、珍珠母20g,水煎服,每日一剂。

4. 治神经性耳鸣 情志不遂,郁而化火,肝胆相连,肝火循胆经上壅于耳,清窍(耳神经)被扰,病发耳鸣。症见耳鸣如蝉,头痛且胀,烦躁失眠,胸闷不舒,口咽干燥,两胁作痛。舌尖边红苔薄白,脉弦,治以清肝降火,疏郁聪耳。方用路金逍遥散:

路路通10g、郁金10g、柴胡12g、茯苓10g、当归10g、白芍10g、薄荷6g(后下)、栀子15g、丹皮10g、珍珠母30g、夜交藤10g、菊花15g,水煎服,每日1剂。

5. 治四肢麻木(末梢神经炎) 肝郁气滞,肝失疏泄,气机(升降出入)不畅,血亦滞留,经络通利受阻,血管神经营养不良,病发四肢麻木。症见手足麻木,麻处无知觉,步履不稳,活动后麻木减轻,伴有心烦不寐或夜间抽筋。舌淡红苔薄白,脉左关弦。治以养血疏肝通络,方用鸡筋逍遥散:

鸡血藤 15g、伸筋草 10g、柴胡 12g、当归 10g、白芍 30g、茯苓 10g、木瓜 10g、川牛膝 10g、路路通 10g、甘草 10g，下肢抽筋者加牡蛎，水煎服。

6. 治梅核气（神经官能症）　情志不遂，肝郁气滞，郁久化火；气痰凝结而上冲，搏结咽喉，病发梅核气。症见咽有异物感，吞咽不下，饮食通畅，胸胁痞闷，时欲太息，多愁善忧，或心烦易怒。舌尖边红苔白滑，脉弦滑，治以疏肝理气，清热化痰。方用旋赭逍遥散：

旋覆花 10g（包煎，后下）、代赭石 30g（先煎）、柴胡 12g、白术 10g、茯苓 10g、当归 10g、白芍 10g、半夏 10g、栀子 10g、甘草 6g。水煎服。

7. 治眩晕（梅尼埃病）　情志不遂，肝郁脾虚，气痰阻滞经络，上扰清窍，迷路血管神经阻滞而病发眩晕。症见头晕耳鸣，两目不敢睁，睁眼晕甚，天旋地转，恶心呕吐、纳呆，伴听力减退、情志郁闷、胸胁隐痛、脘腹痞满、嗳气。舌淡红苔白腻，脉弦滑，治以健脾化痰，疏肝定眩，方用参夏逍遥散：

党参 15g、半夏 10g、柴胡 10g、白术 10g、茯苓 10g、当归 10g、白芍 10g、枳实 10g、郁金 10g、石菖蒲 10g、甘草 6g、生姜 3 片。水煎服。

8. 治胁痛（肋间神经痛）　肝脉布两胁，若肝气郁结，脉络阻滞病发胁痛。症见两胁隐痛或刺痛，情绪烦躁，胸脘痞闷，饮食不馨，失眠多梦。舌质淡苔薄白，脉弦。治以疏肝理气，通络止痛。方用金铃逍遥散：

川楝子 10g、元胡 10g、柴胡 12g、白术 10g、茯苓 10g、当归 10g、白芍 10g、青皮 6g、甘草 6g，水煎服。

9. 治癫狂（精神分裂症）　肝郁化火，气痰郁结，上扰清窍，扰乱神明病发癫狂。症见：精神失常，不知亲疏秽浊，或狂奔攀登、语无伦次；或沉默痴呆，表情淡漠，不思饮食。舌淡苔薄白，脉弦滑数。治以清肝泻火，疏肝开窍。方用芩连逍遥散：

黄芩 10g、黄连 10g、柴胡 10g、茯苓 15g、白芍 10g、郁金 10g、当归 10g、栀子 15g、大黄 10g、甘草 6g，水煎服。

10. 治脏躁（癔病）　肝血不足，心肝损伤，肝气郁结，气机阻滞，心肝失养，神志失聪而病发脏躁。症见悲伤欲哭，心情烦躁，主诉甚多，饮食不思，沉默寡言或语无伦次。舌淡苔薄白，脉弦细。治以养血疏肝，安神定志。方用龙牡逍遥散：

龙骨 20g（先煎）、牡蛎 20g（先煎），柴胡 12g、白术 10g、茯苓 15g、当归 10g、白芍 10g、酸枣仁 10g、郁金 15g、甘草 6g、生姜 3 片、大枣 3 枚，水煎服。

典型病例：陆某，女，41 岁，三台乐安乡人，1979 年 2 月 23 日诊。患耳鸣 1 年余，曾经住院西医检查，诊断为“神经性耳鸣”，治疗半个月，其效不佳，后易中医用六味地黄丸、通气散、小柴胡汤治之，皆似有效而药停如故。近因耳鸣如蝉，伴头痛、胁痛求白老诊治。诊时有口干口苦，烦躁失眠，舌尖边红，苔薄白，脉弦。中医诊断为“耳鸣”，辨证为情志不遂，郁而化火，火炎于上，清窍被扰所致，拟疏肝降火，疏郁聪耳治之，方用逍遥散加减：柴胡 10g、郁金 20g、茯苓 15g、当归 10g、白芍 15g、薄荷 10g、栀子 10g、丹皮 10g、珍珠母 30g、夜交藤 30g、路路通 10g、菊花 10g，3 剂，水煎服，2 日一剂，日服三次，嘱其调情志，安心神，按时入睡，勿劳心熬夜。3 月 1 日二诊，3 剂药尽，耳鸣减半，余症随减。此药已投症，只因病久郁热未尽，耳络未畅，仍依原方续服 5 剂，药尽耳鸣消失，诸症悉除。

按：逍遥散虽为肝郁脾虚所设，但若临床加减得宜，实可治神经诸多疾病。

八、补阳还五汤加减治疗植物人

典型病例：涂某，男，36 岁，三台鲁班乡人，1971 年 4 月 17 日诊。雨季来临，上瓦房检漏，不慎落地，当时昏不知人，呼之不应，乡卫生院抢救未醒，急送县医院，经检查诊断为“脑出血”，经打针、输液治疗半个月，仍未苏醒，邀白老会诊。诊时患者未醒，不知人事，触之无反应，面色潮红，喉间痰鸣，舌质黯红，苔附涎液，脉沉弦。诊断为“植物人”，系跌伤脉络，瘀阻脑窍，痰涎壅滞所致，拟益气活瘀，醒脑开窍，佐以化痰为治法，方用补阳还五汤加减：生黄芪 60g、赤芍 20g、当归 15g、地龙 10g、桃仁 10g、红花 6g、川芎 20g、石菖蒲 10g、郁金 20g、胆南星 10g、法半夏 15g、水蛭 10g，5 剂，每剂水煎 2 次，滤液 450ml，分六次，每次 50ml，每日三次，鼻饲给药。西药继用胞二磷胆碱，能量合剂,维持水电解质平衡,配合针灸督脉、心经、胃经穴位。嘱其家属多予患者做按摩,勤擦澡,勤翻身。4月28日二诊,5剂药尽,虽未苏醒,但喉间痰鸣减轻,触压耳垂及搔抓足心,唇有微动。此药已见效,治不更方,原方继进10剂,针灸、按摩、护理同前。5月18日三诊,患者仍未苏醒,但呼之唇有微动,触压眼眶亦有微动,喉间痰鸣基本消失。此仍病情渐有好转,看似有苏醒之望,但因病重难奏速效,据证情所变,原方去胆南星、法半夏之辛燥,恐伤其阴,加鲜竹沥20ml续去其痰,重用石菖蒲至20g以增强醒脑开窍之功,嘱服20剂再诊。6月28日四诊,患者已苏醒,能张嘴吞咽,能哭会笑,能回声答应,但吐词不清,手足能动但疲软无力,喉中痰鸣消失。家人、医护无不赞叹"中医真神奇"。诊得舌质黯红,舌下脉络瘀青,苔薄少津,脉沉细偏快。此瘀未尽,正未复,又现阴液不足。三诊方去竹沥、郁金,黄芪减至40g,加玄参20g、鳖甲20g,再20剂,每两日一剂,每日三次,每次100ml,鼻饲改为口服。8月6日五诊,患者神志清楚,能一般对话,能自进饮食,手足能动,但灵活度差,走路不稳。此病至后期,尚需调护,方能康复。四诊方去鳖甲、石菖蒲、赤芍,加太子参、炒白术,为方便服药,将药剂制成水泛丸,每次5g,每日三次,坚持服用3个月。药尽后与家属同来致谢,神志清楚,对答正常,耳聪目明,能食能动,疑难重症告愈。

按:补阳还五汤本为中风后遗症肢体偏枯不用而设。植物人是中西医临床的一大疑难重症,治疗效果很不理想,苏醒不易,治愈更难。白老用它随症加减治疗植物人,不但苏醒,而且治愈,实属医学奇迹。个中关键是辨证准确,灵活加减,坚守方药,配合针、摩,方能治愈。虽仅一例,也可以看出中医药治疗植物人有广阔前景,今录于此,望同道深入总结研究。若有更多植物人康复,也是医患的一大幸事。

九、参归鹿茸丸治体弱早衰

组方:西洋参200g、当归50g、鹿茸35g、黄芪300g、枸杞250g、制首乌50g、补骨脂60g、熟地50g、桑椹200g、丹参100g、黑芝麻(炒)100g。

治法及服法:上量另称另包,除去杂质沉沙,烘干为末,炼蜜为丸。每丸(药)重5g,立冬前开始服用,每次一丸早晚服。白开水送服,有外感忌服。

功效:益气血,补肾肝,益精髓,壮元阳,延缓衰老,增强免疫功能。

主治:病后或老年体弱及早衰证。

效果:当年有小效,次年大效。能强壮机体,增进食欲,提高抗寒能力,预防感冒。

典型病例:黄某,男,57岁,三台幸福乡人,1973年9月15日诊。子女6人,男、女各半,两男一女在外工作,家境不错,身体亦壮。一次肺炎后头晕心悸,腰膝酸软,饮食乏味,乡医调治,其效不佳。访求白老诊治,见面色萎黄,眼睑色淡,形体消瘦,舌淡,苔薄,脉沉细无力。脉症合参,断为"虚证"。此多子肾元不足,又病后气血皆虚,拟补肝肾,调气血,益精髓,壮元阳,方用参归鹿茸丸:西洋参200g、当归50g、鹿茸35g、黄芪300g、枸杞250g、制首乌50g、熟地50g、桑椹200g、丹参100g、黑芝麻100g,上药另称另包,除去杂质沉砂,烘干为末,炼蜜为丸。丸重5g,早晚各服一丸,若有外感忌服。嘱其今年现在服用,以后每年立冬前服一剂,连服3~5年,可健脑壮体,延年益寿。患者谨遵医嘱,七十犹如壮年,可挑百斤,八十耳聪目明,活动敏捷,后过百岁方逝。

按:参归鹿茸丸系白老经验方,据方中药物分析,确有益气血补肝肾,益精髓,壮元阳,延缓衰老作用,并能增加免疫技能,使之身体健壮,平时少病,即使病后亦易复原,本例患者即是如此。白老自50岁开始服用此丸,至今已九十高龄,身健无病,口齿完好,往事仍记忆犹新。

十、藿香正气散新用

藿香正气散出自《和剂局方》,由藿香、苏叶、白芷、大腹皮、云苓、白术、半夏曲、陈皮、厚朴、桔梗、炙甘草、生姜、大枣组成,原为治疗"外感风寒,内伤湿滞,寒热头痛,胸膈闷满及疟疾、霍乱等症感受不正之气"而设。此方用于内科多种疾病,均获良效。

1. 鱼胆中毒　藿香 20g,苏叶 30~100g(注:若轻度中毒可用至 30~50g,重度而出现急性肾功能衰竭者可用至 80~100g),白芷 15g,大腹皮 15g,云苓 12g,白术 10g,半夏曲 12g,陈皮 12g,生姜 15g,大枣 10g,厚朴 12g,生军 5g。水煎服,每日一剂,重症者可每日两剂。

2. 乙型肝炎　藿香 15g,苏叶 12g,厚朴 15g,大腹皮 15g,半夏曲 15g,陈皮 10g,白芷 12g,茯苓 15g,虎杖 15g,白术 6g,大枣 15g,桔梗 12g,生军 5g,炙甘草 6g,水煎服,每日一剂,至痊愈为止。

3. 小儿厌食　藿香 10g,苏叶 8g,白芷 10g,半夏曲 15g,陈皮 6g,厚朴 8g,茯苓 12g,大腹皮 12g,生姜 6g,大枣 12g,生军 3g。水煎服,每日一剂。

4. 梅尼埃病　藿香 15g,苏叶 10g,白芷 6g,白术 6g,法半夏 12g,陈皮 6g,云苓 30g,大腹皮 30g,苏梗 15g,生姜 6g,磁石 30g(先煎),代赭石 20g,泽泻 20g。水煎服,每日一剂。

5. 急性胆囊炎　藿香 15g,白芷 10g,苏叶 15g,厚朴 15g,大腹皮 30g,云苓 20g,半夏曲 15g,陈皮 10g,生姜 10g,金钱草 30g,玄胡 15g,生大黄 8~10g,白芍 30g,炙甘草 10g。水煎服,每日一剂。

6. 带状疱疹　藿香 15g,苏叶 15g,云苓 12g,白芷 10g,半夏 12g,陈皮 10g,大腹皮 15g,黄芩 15g,黄柏 25g,生甘草 10g。水煎 300ml,口服 200ml,另用 100ml 外搽,至痊愈为止。

7. 蚊虫叮咬　藿香 15g,苏叶 15g,白芷 10g,大腹皮 12g,云苓 15g,半夏 12g,陈皮 10g,桔梗 10g,厚朴 10g,黄连 10g,黄芩 10g,生甘草 10g,水煎 300ml,外搽,每日 5~10 次,至痊愈为止。

8. 空调综合征　藿香 15g,苏叶 12g,白芷 10g,云苓 15g,厚朴 10g,白术 12g,大腹皮 20g,桔梗 25g,生姜 10g,大枣 10g,炙甘草 6g,半夏曲 15g,陈皮 10g,水煎服,每日一剂,痊愈为止。

9. 急性肠炎　藿香 15g,苏叶 15g,白芷 10g,厚朴 10g,大腹皮 10g,白术 6g,半夏曲 15g,陈皮 10g,黄连 10g,黄柏 6g,桔梗 10g,生姜 10g,大枣 12g,水煎服,每日一剂,痊愈为止。

10. 糖尿病　藿香 15g,苏叶 12g,白芷 10g,厚朴 12g,大腹皮 12g,莱菔子 15g,半夏曲 15g,陈皮 10g,云苓 20g,白术 10g,苍术 10g,生军 3g,水煎服,每日一剂。

十一、小青龙汤等六方 33 个或然证的随证加减

仲景《伤寒论》397 法,113 方中用药仅 93 味,其中小青龙汤、小柴胡汤、通脉四逆汤、真武汤、四逆散、理中汤(丸)六方用药 31 味。六方方后提出或然证 33 个,加减用药 61 次 26 味。六方加用过药物 37 次 15 味,减去过药物 24 次 11 味。其组方之严,用药之精,可见一斑。笔者仅就上述六方 33 个或然证之随证加减,浅析其"随证治之"用药的一般规律:

(一) 或然证证同机同加味则同

仲景辨证详明,组方用药精当,有一病必有一主方,有一方必有一主药,主病不变主方亦不变,主病不变,但见或然证者,随证加药而治之。其规律是:或然证证同机同,皆同加一药而治。如:

1. 小便不利(或利)者　太阳表寒里饮之小青龙汤证:"若小便不利、少腹满,去麻黄加茯苓四两。"少阳本证之小柴胡汤证:"若心下悸、小便不利,去黄芩加茯苓四两。"少阴阳虚水泛之真武汤证:"小便利去茯苓"。厥阴阳郁(气郁)之四逆散证:"若小便不利加茯苓五分。"上四方,主病不变,主方亦不变,主病不变,但见小便不利者,水蓄不行也。证同机同,同加茯苓专行津液,淡渗以利小便。临床验之,但兼(或)见小便不利者,皆可与之。此仲景随证治之一也。

2. 呕者　少阴阴盛格阳之通脉四逆汤证:"呕者加生姜二两。"阳虚水泛之真武汤证:"若呕者,去附子加生姜足前成半斤。"霍乱里虚寒证之理中汤(丸)证:"吐多者,去术加生姜二两。"三方主病主方不同,或然证胃寒气逆呕吐则一,同用生姜温胃降逆止呕,仲景治呕之常法也。验之临床,凡见呕吐性属寒者,皆可施用。此随证治之二也。

3. 咳者　小柴胡汤证:"若咳者去人参、大枣、生姜,加五味子半升,干姜

二两。"真武汤证:"若嗽者加五味子半升,细辛干姜各一两。"四逆散证:"咳者加五味子干姜各五分。"上三方病虽不同,或然证肺寒气逆而咳则一,故加干姜温中化饮,细辛辛温助干姜增强化饮之力,兼散少阴之寒,五味敛肺止咳。三物同用,肺脾肾三脏并调,抑制痰饮化生之源,且开合得宜,饮去则咳止。为仲景治寒饮之要法。故《金匮》专列姜辛五味诸方以治寒饮,示人以方圆也。热咳绝非所宜。此随证治之三也。

(二)或然证证同机异加味则异

或然证证同病机不同者,则"谨守病机"而加味。如:

1. 渴者　小青龙汤证:"若渴,去半夏加栝楼根三两。"小柴胡汤证:"若渴,去半夏加人参合前成四两半、栝楼根四两。"理中汤证:"渴欲得水者,加术足前成四两半。"上三方或然证同为渴,加味各异者,病机各异矣。小青龙汤、小柴胡汤兼见渴同去半夏加栝楼根,病机同属津伤,故同去辛燥耗津之半夏,加栝楼根以彻热生津,或更加重人参甘寒凉润,共收生津止渴之效。而理中汤却加术者,脾虚不能为胃行其津液,津失上承,故加重白术健脾运以行津,脾津上布则渴止矣。三方证两以生津止渴,一以补脾行津,渴证虽同,病机却异。所谓"谨守病机,各司其属也"。

2. 腹中痛者　小柴胡汤证:"若腹中痛,去黄芩加芍药三两。"四逆散证:"腹中痛者,加附子一枚(炮令熟)。"理中汤证:"腹中痛,加人参足前成四两半。"通脉四逆汤证:"腹中痛者,去葱加芍药二两。"

上四方证同腹中痛,却有加芍药、附子、人参之不同者,病机各异也。小柴胡汤,若肝胆气郁,横逆犯脾,脾络不和则腹中痛,加芍药能于土中泻木,和脾络而止腹痛。通脉四逆汤证,若脾肾阳衰,寒邪凝敛,气血阻滞,脾络不和则腹中痛,亦加芍药和脾络而止痛。上二方均加芍药和脾络而痛止者,机同治同也。芍药伍原方中之甘草,芍甘汤之法也,医者皆知,为仲景缓急止痛之良法。

四逆散证腹中痛者,里寒也,加附子以温散寒邪而止痛(熟附子温经止痛)。理中汤证,若腹中痛者,中虚较甚也,加重人参用量以补益中气,仲景以人参治心下痞结及腹痛,故加重用量以缓痛感。

上述以不同用药而能同疗腹中痛者,乃"审因论治"而后用,病机使然也。

3. 下利者 小青龙汤证:"若微利,去麻黄加芫花如鸡子大(熬令赤色)。"微利者,水气下行,渍入肠间而为利。芫花味苦寒,酸苦涌泻,水去则利止,通因通用,此仲景治利三法之变法也。芫花且"熬令赤色",泄水之力大减,无伤正也。真武汤证:"若下利者,去芍药加干姜三两。"水寒下趋肠间则下利更甚,加干姜温中散寒以止利,此治利三法之一法也。理中汤证:"下多者还白术。"脾虚水湿下趋,则下利严重,还白术补脾燥湿以止利。此三者,乃仲景温中、补脾(涩肠)、利小便,治利之常法也。四逆散证:"泄利下重者,先以水五升煮薤白三升,煮取三升去滓,以散三方寸匕,内汤中煮取一升半。"泄利下重,乃阳气郁于下,致下焦气滞,加薤白通阳气以泄气滞,泄利下重自调(注:《汤液本草》薤白"入手阳明经";《用药心法》"治泄利下重,下焦气滞")。下重者,后重也,所谓"调气则后重除也"。此四者,下利症同,机异药异,乃仲景治利之大旨,示人以规矩方圆也。

4. 悸(筑——筑筑然跳动)者:理中汤证:"悸者,加茯苓二两。"小柴胡汤证:"若心下悸,小便不利,加茯苓四两。"上二方,悸属水气上凌于心,或可伴见小便不利,故加茯苓甘淡,渗泄利水,健脾宁心而定悸。四逆散证:"悸者,加桂五分。"理中汤证:"若脐上筑者,肾气动也,去术加桂四两。"此二方证,悸、筑加桂者,温心肾之阳而化水气,水去则悸、筑止也。四逆散证,悸在心下,心阳(气)虚也,加桂温心阳、保心气,取桂甘汤之法也。理中汤证,脐上筑者,肾气动也,欲作奔豚,加桂温散肾气,降冲逆之势,效桂枝加桂汤之法。此四者,皆水气为患,一以淡渗利水,一以温阳化水气,见证略同,治疗用药各异,仲景治悸之举隅也。若阴血不足而悸者,非所宜也。临证当辨明虚实,审清病机而施治。此谨守病机,例之四也。

(三)证异机异则药随证迁

在或然证中,证异机异,药随症迁者,四方九症。

1. 小青龙汤证

（1）"若噎者，去麻黄加附子一枚（炮）"。噎，食不下也，饭窒也，"水寒相搏，其人即饲"，加附子温散水寒之气，噎窒可消，非降气药之可为。

（2）"若喘，去麻黄加杏仁半升（去皮尖）"。喘为肺气上逆，加杏仁助麻黄（不当去）宣润肺气而平喘。或曰："麻黄发其阳，喘逆形肿者，当去之。"肺虚而喘者，麻杏须当慎用。

2. 小柴胡汤证

（1）"若胁下痞硬，去大枣加牡蛎四两"。少阳之气不畅，瘀阻痰结，则胁下痞硬，加味酸咸寒之牡蛎，则"痞者消而硬者散"。

（2）"若不渴，身有微热，去人参加桂枝三两"。津足里无热则不渴，太阳表未尽解则身有微热，故加桂兼解外邪，不用麻黄者，少阳忌汗也。

（3）"若胸中烦而不呕，去半夏人参加栝楼实一枚"。邪热聚于胸膈则烦，烦者，热也；胃气和故不呕。故去人参半夏甘辛助热之品，加栝楼实苦寒泄热，荡除胸中郁热而止烦，烦甚者，栀豉似可酌用。

3. 通脉四逆汤证

（1）"咽痛者，去芍药加桔梗一两"。客热上扰则咽痛，加桔梗上行散结，利咽止痛，效桔梗汤之法而加之。

（2）"利止脉不出者，去桔梗加人参二两"。阴盛格阳而利止者，非病转愈，实阴竭也，脉不出者，阳脱也。加人参大补元气，扶正固脱而复脉。法同385条"恶寒脉微而复利，利止、亡血也，四逆加人参汤主之"。

4. 理中汤证

（1）"寒者，加干姜足前成四两半"。寒者，腹中冷。寒盛于中，阴冷不解，加重干姜温祛中寒。临证凡腹中冷者，用之效显。

（2）"腹满者，去术加附子一枚"。寒气壅滞，腹为之满，加附子辛温通阳，破阴除满。此虚寒腹满，朴、实、硝、黄，皆属大忌。临证当辨明寒热虚实两端也。

上述六方33个或然证加减，虽不能概113方之用药原则，但确有其规律可循。仲景凭脉辨证,必辨明其因而后法,处方用药,必谨守病机而后用,随证加减求其属而后药。既有其原则性,又有其灵活多变性。所谓"必伏其所主,而先其所因",此仲景施治之规矩方圆也。

十二、临证(病)组方

1. 胆固醇增高

(1)首乌合剂:生首乌 15g,杭菊 10g、熟地 15g、麦冬、夜交藤各 15g,鸡冠花 10g、北沙参 15g、玄参 15g、合欢皮 15g、杭白芍 10g,水煎服每日 1 剂,15 天为 1 疗程,复查 1 次胆固醇,一般 1~2 个疗程,有明显疗效。

(2)鲜芹菜根 10 个、大红枣 15 个,捣碎水煎服,2 日 1 剂,7 日为 1 疗程,对降低胆固醇有一定效果。

2. 转氨酶增高

(1)五味子蜜丸:北五味子若干,烘干研为末,炼蜜为丸(蜜与药比为 1:1.5),每丸重 10g,每次服 1 丸,每日 3 次,个别病人可每日服 2~4 丸,15 天为一疗程。

(2)健肝汤:柴胡、白芍、焦山楂、瓜蒌仁、甘草、栀子、红花。方歌:健肝汤疗肝病佳,转氨酶高效堪夸,柴芍瓜蒌焦山楂,甘草栀子与红花。

3. 肝胆管结石　枳壳、木香、黄芩各 20g,金钱草 30g、大黄 10g、元胡 15g、栀子 10g、虎杖 30g、川楝 10g。水煎服,每日 1 剂,分 2~3 次服,体壮实证,可每日服 2 剂。

加减:寒热、胸闷、胁痛脉弦数者,加银花、柴胡、白芍。腹胀舌绛、渴饮脉洪者,加石膏、知母。热重、痛重者,加玄明粉。恶心呕吐加半夏、竹茹。黄疸出现迅速而严重、苔黄腻、脉洪数者加茵陈,重加金钱草。

4. 眩晕、冒眩　仙鹤草,每日 60g,水煎频服,连服 3~4 天。一物可疗眩晕之如坐舟中、如履雾里,动则尤甚而呕吐或欲吐,若与泽泻白术散合用,无不应手而愈。

泽泻汤:泽泻 150g、白术 60g,煎服。

症有冒眩剧者,昏昏摇摇,如居暗室,如坐舟中,如步雾里,如升空中,居室床褥旋转如走,虽瞑目养神,复然。非此方不能治。案:一妇人,郁冒眩甚,起卧不安,无余证,不治三年。白老与泽泻汤,旬余而痊愈。

5. 癫痫　癫痫俗称"羊角疯""猪婆疯",是由多种原因引起的脑功能障碍综合征,是脑部兴奋性过高的神经元过量放电而引起的阵发性大脑功能紊乱,多发于儿童及青少年,该病的临床表现多样,不一而足,但大体上可以分为抽搐性或无抽搐而以感觉、意识行为等障碍方式表现为主。癫痫包括原发性和继发性两种,病因不明者为原发性癫痫;凡能查出病因的为症状性癫痫,如先天性脑畸形、脑瘤、脑部感染、脑动脉硬化、颅脑外伤等。发作类型主要有大发作、小发作、局限性癫痫和神经运动性癫痫等。

(1)磁朱白金散治愈癫痫案:磁朱白金散由《千金要方》磁朱丸、《普济本事方》癫痫白金丸加减组成:方用磁石60g、朱砂(水飞)15g、白矾60g、郁金60g、琥珀30g、苯妥英钠30片,麝香0.3g,上六药为细末,再入麝香研极细和匀,分30包(瓶装密封储藏),每日一包,分三次服,服用一个月。服药期间,禁食猪肉、猪血。主治癫痫(包括原发性、继发性)或癫狂痰火者。功有摄纳浮阳、镇心安神豁痰开窍,减少发作次数,缩短发作时间,无明显毒副反应,三个月为一个疗程。停药一周可连服二三个疗程,直至不再发作。服药期间如有它症,随症治之。

典型病例:患者孙某某,女,45岁,绵阳钢厂。3年前因车祸脑部受伤,住院治疗期即突然惊厥,不省人事,目上视、手握足搐约一分钟后醒如常人。诊断为外伤性癫痫。出院后每月发作1~2次,1995年7月10日初诊。患者症如上述,现患鼻塞、咳嗽、微恶寒、头痛,与中药杏苏散二剂煎服,另予以"磁朱白金散"磁石30g、朱砂9g、郁金60g、白矾60g、琥珀15g、麝香0.3g,上药为末后入麝香研匀,分30包瓶贮密封,每日服用一包,早晚空服,白开水送下。嘱服一个月,其煎剂,根据兼症而延医随证治之。

二诊:1995年8月9日,云:上月服中药煎剂一剂而愈,便停服,服散剂一月来,未再发作,余无不适。

三诊：1995年9月7日，四诊10月10日，五诊11月8日，六诊12月6日，七诊1996年1月9日，每月一行，半年未再作，要求开方2剂。4月9日八诊，6月10日九诊，云：快一年了未再发作，现体重增加约15千克，能食能睡，精力充沛，要求再方以杜其后。继予上方两个月量而停药。

（2）镇惊止癫方：天麻100g、琥珀6g、羚羊角6g、麝香2g、柴胡20g、桂枝20g、石菖蒲30g、牵牛子60g、白僵蚕40g、钩藤30g、珍珠母50g、甘草6g。按等量递增配研法混合均匀过六号筛，即可服用；但应密封贮存。成人每次6g，每天早晚各服一次，小儿酌减，30天为一疗程，治疗期间禁忌精神刺激、白酒、萝卜、大蒜、茄子、羊肉、鹅肉。

（3）壁虎数条，每条泡酒2两，浸泡7日后即可服用。每日2次，每次3~5钱或1两，视酒量而定，连续服用1个月以上，随病情可连续服用3~5个月。

（4）顽固性癫痫

一方：柴胡加龙骨牡蛎汤：药物：柴胡10g、黄芩5g、桂枝10g、白芍10g、党参10g、生龙牡各25g、茯苓10g、生大黄6g、半夏10g、生姜6g、大枣3枚。煎服。嘱服20剂，发作减少，稳定后续服二方。

二方：小麦30g、甘草10g、大枣6枚、知母6g、生地10g、百合10g、枣仁10g、茯苓10g、合欢皮6g、夏枯10g、生龙牡各20g、珍珠母20g。服一个月未发作，续服丸药善后。

三方：半夏10g、南星15g、朱砂15g、琥珀10g、白矾10g、珠母30g、郁金10g，姜汁为丸，朱砂为衣。每次服3丸，姜汤送服，一日2次，常服之化痰安神以善后。

6. 炎性白带　消炎止带丸：益母草150g、芡实30g、炒地榆30g、香附45g、桃仁30g、白瓦（百合蒜、百合七）15g。共为细末，炼蜜为丸，每丸重10g，每日3次，每次服一丸，饭后温开水送服。

7. 赤白带下　淮山药30g、龙牡各18g、乌贼12g、茜草10g，水煎服，一日一剂，一周可愈。加减：单纯赤带加白芍、苦参各15g；单纯白带加鹿角霜、白术各10g。可因寒热虚实而加减之。

8. 功血　止血灵、补骨脂、赤石脂各等份。

制服法：细末为散，压片，每片含 0.5g，每日 3 次，每次 6 片，白开水送服。对血崩、子宫功能性出血、人工流产后出血、上环后出血均有效。此外，对鼻出血、消化性溃疡出血、血友病等也有效。

9. 中耳炎

（1）枯矾、冰片 10∶1，研细和匀，瓶装备用。使用时，先用双氧水洗净耳患部，再将干粉吹入耳内或撒布外耳道患处，每日一次，至愈。同时能治疗耳部湿疹。

（2）冰片 1g，胡桃仁油 16ml（将胡桃仁用纱布包好加压，挤油澄清），调匀滴入耳中，每日一次，对化脓性中耳炎有良效。

（3）猪苦胆 1 个，白矾 6g，将矾装入胆中，挂通风处阴干后研为末，使用前先将耳内脓汁拭净，再将其吹入耳内。疗效 100%，同时鼓膜穿孔者可恢复听力。

10. 鼻窦炎

（1）柴胡、黄芩、胆草、板蓝根、苍耳、黄连、夏枯、甘草。连煎 3 次，去渣浓缩后加冰片 0.6g，和匀瓶装备用。每日睡前用棉签将鼻腔搽洗干净，滴入鼻窦处，以愈为度。

（2）鲜鱼腥草 60g，煎服，一日 3 次，同时用鲜鱼腥草挤汁滴鼻，每日 2 次，7 日可愈。

11. 白癜风　白蒺藜若干，为末，每日 2 次，每次 6g，一个月为一疗程。连服 3~6 个疗程，同时用柿霜，每次 10g，每日 1 次，有效率 85%。配合外治。外用：补骨脂 200g，研末浸泡于 75% 乙醇中 5~7 日，滤过成骨脂酊，涂擦患处，每日 1~2 次，擦后在阳光下微晒 2~3 分钟。此酊还可用于鸡眼疣。

12. 紫癜　连翘 30g 煎服，一日一剂，一周为一疗程，连服 3~4 个疗程，有效率 85%。连翘含较多的路丁维生素 P，可增强毛细血管抵抗力。

大枣 10 枚，煎汤内服，每日服三次，10 日为一疗程，治疗过敏性紫癜。

13. 湿疹

（1）湿疹散：炒吴萸 30g、乌贼骨 20g、硫黄 6g，共为细末，瓶装备用。用法：对渗出液多者撒干粉，无渗出液者用蓖麻油或清油调涂，隔日一次，上药后用纱布包扎。

（2）胡桃焦油：取胡桃仁若干捣碎，用铁锅炒至完全焦黑，出油为度，用乳钵研成糊状，冷后备用。用时可用纯焦油或与 30% 氧化锌调膏外搽。若湿疹渗出液不多，糜烂不重，宜均匀薄敷，并在搽膏表面撒上一层滑石粉，用纱布固定，每日换药一次，不要用水洗。

（3）青蛤散：青黛 12g、蛤粉 24g、黄柏 12g、白芷 12g、轻粉 4g、冰片 3g，共为末外用，干性湿疹用宝宝霜或护肤霜调搽，湿性用干粉撒布，一日 1~2 次，以愈为度。

14. 喘息欲脱

方：参赭镇气汤。治阴阳两虚，喘逆迫促，有欲脱之势。亦治肾虚不摄，冲气上干，致胃气不降，满闷，痰涎频涌者亦效。注：阳虚则元气不能自摄，阴虚而肾（肝）又不能纳气故喘也。

药：上党参 12g、生赭石 24g、生芡实 15g、生山药 15g、山萸萸 18g、生龙骨 8g、生牡蛎 8g、生杭芍 12g、苏子（炒打）6g。水煎服。

方歌：参赭镇气治喘息，龙牡芡实生赭石，党参山药山萸萸，苏子杭芍堪称益。

十三、通腑当辨寒热

"传化物而不藏，故满而不能实"是六腑生理功能的特点。若受病邪影响其传化功能，必将导致不通而为病。如胆腑不通，胆液不能正常疏泄，溢于皮肤而发黄；异物阻塞胆腑，则发为右胁痛引肩背；若膀胱或三焦不通，则发为尿少尿闭，或水溢于肌肤而为肿；胃肠不通，导致腹胀满痛等，临床尤为多见。总之六腑在生理上以通为顺，在病理上不通则病变百出。其不通之因虽有多端，但究其性质无非寒热两途。如胃肠壅阻不通，可因饮食、虫积或外伤内伤等导致；如素阳不足，阴寒内盛之人，发病则为寒结；若素体阴虚，阳热内盛之人，发病则为热结。从"六腑以通为用"论治，是为一大原则，但必须辨明寒热，方不致误。在治疗上仲景早在《伤寒论》中已有详论，如热实结于胃肠者，以苦寒通下法之三承气治之；寒实结胸、无热证者，以辛温通下法之三物白散治之。现举临床治验一例以证之。

典型病例：1958年初秋，一农民，四十余岁，体素健，耕田于野，午前半休，觉饥，即回家取早餐食剩之玉米饼、凉稀粥快咽之，食后续耕，未至三犁，腹痛暴作，力不能支，即停耕而归，家人速求医往治。医诊之，曰：此过食伤中，食积胃肠，不通则痛，下之可愈，遂与大承气汤。服药数次，痛势反剧。翌日又延原医早临，诊后曰：通则不痛，今下之不通，病重药轻也，仍宜下，嘱加重服药量，并外以热熨辅治，一天未得大便，痛胀愈增。第三日又延原医诊治，曰：有是病则用是药，病势不减，非药不对证，乃病情重也。嘱续服原方，并加大芒硝用量。迨至午后，病情愈重，病者直呼快另求医救其命。于是始延白老往诊：观其面色黧黑，倚被半坐，闭目呻吟，时时躁烦，口渴欲热饮，但饮入即吐，腹胀如瓮，疼痛拒按，四肢不温，已三日不大便，亦无矢气，水浆未入，舌苔尖黄，中根焦黑而粗，脉沉实，细思此病，无明显热象，况前医用苦寒通下，三剂无效而反剧，决非热结，乃寒结也。因思三物白散虽治"寒实结胸"之方，但与寒实结于胃肠之病因病机相同，可取"异病同治"之意，乃书三物白散与服。方中巴豆霜直通胃肠，散阴寒之凝聚；桔梗升提，使上窍得通，下窍得泻；贝母解郁开结，并嘱备稠粥以养下后之虚。服后约时许，患者腹中雷鸣而得快利，泻出大量恶臭宿食而痛胀止，再进少量稠粥，当晚患者安睡，后以甘淡实脾之法调治半月而康复。

第二章　药用心得

一、云南白药新用

云南白药是一种驰名中外的伤科专药,由三七、重楼、麝香等多种中草药制成,具有活血化瘀、止血定痛、消炎散肿之功效,对各种内外出血、刀枪跌伤疗效甚佳。

(一) 云南白药的十种用途

1. 冠心病心绞痛　取云南白药保险子每次 1 粒,配合云南白药粉 0.3~0.5g,每日 3 次,温开水送服,快者当日即可迅速缓解疼痛;若以适量低度白酒送服疗效更佳。

2. 浸润型肺结核　成人每次用云南白药粉 0.5g,每日 3 次,同时配合服用健脾补肺的中药,每日一剂,连续用药 1 个月,多数患者食欲增进,乏力消失,其他自觉症状明显好转。

3. 慢性胃炎(包括浅表性胃炎、肥厚性胃炎、萎缩性胃炎)　用云南白药每次 0.2~0.3g,每日 3 次,服至疼痛消失后,继服药粉 2~3 天,以巩固疗效。若有复发者,继服上药仍可显效。

4. 霉菌性肠炎　用云南白药和苦参粉按 1∶2 比例制成散剂,每次 1~2g,每天早晚各服 1 次,一个月为一疗程,一般经治 1~2 个疗程后,多可获效。

5. 急性细菌性痢疾　药理研究证明:云南白药有抑菌、抗炎、镇痛等作用。取云南白药治疗小儿急性细菌性痢疾,每次 5mg/kg,每日 3 次,温开水送服,用药 4 天至 1 周后复查,大便常规恢复正常,粪便细菌培养多呈阴性,其他症状随之消失而康复。

6. 婴幼儿腹泻　取云南白药 1g,以 60%~70% 乙醇调成糊状,敷于患儿肚脐,外以纱布和麝香风湿膏固定,每隔 6 小时滴酒精 1 次保持湿润(1 剂药可用 3 天),快者用药 1 天腹泻停止,多数患者敷药 2~3 天可痊愈。

7. 癌肿　癌肿为目前临床常见的疑难病症之一,治疗较为棘手。云南白药有抗癌活性。取用云南白药粉每次 0.5g,每日 3 次,同时配合补中益气汤或六味地黄汤服用,治疗肝癌、胃癌以及白血病,对缓解疼痛,缩小肿块有较好的疗效,坚持服药数月,对延长癌肿患者的寿命有效果。

8. 牙痛　牙痛发作时,用温开水调服云南白药,并以牙签挑少许塞于龋洞、牙周或牙根部,一般用药 3~5 分钟即能止痛。

9. 咽喉痛　急性咽喉炎疼痛,每次口服白药 0.3~0.4g,每天 3 次,如已溃疡、疼痛难忍,可在溃疡上直接涂白药,每天 3~5 次,一般用药当天可见效,3 天左右可愈。

10. 产后腹痛　白药 0.5g,每天 3 次,温开水冲服,一般 3 天见效。

(二)典型病例

张某,男,54 岁,三台潼川镇人,1982 年 9 月 14 日诊。因便血色暗,到肛肠专科检查诊断为"直肠癌",经住院手术化疗后常出现腹痛如刺,便不成形或团块难解,数医治疗其效不佳,专程来绵求白老诊治。诊时见腹部手术瘢痕,压之疼痛,面色萎黄,头晕乏力,时时汗出,舌淡黯苔薄润,脉沉细。此乃气血亏虚,瘀血阻滞所致,予八珍汤合桂枝汤加黄芪,予以 10 剂,水煎服,两日一剂,每日三次。另用云南白药 0.5g,温开水送服,每日一次。

10 月 4 日二诊,药尽后面转红润,自汗已止,腹痛仍有时发,此因手术瘢痕压迫,气血不畅所致,停汤药内服,单用云南白药,嘱其坚持三个月,以后每月服 10 天,坚持 3 年。患者果遵医嘱,随访 4 年腹痛未再发,检查癌性指标、血红蛋白、肝肾功均正常。

按:云南白药止血、止痛之功,世人皆知。所不知者,方中重楼解毒消肿,散结止痛,麝香辛温香散,活血散结,高效止痛,三七甘温止血,化瘀止痛,诸药合用有活血化瘀,止血定痛,解毒散肿作用,它不仅用于各种外伤出血疼痛,还可用于心绞痛、胃痛、癌痛等诸多疼痛病症。本例癌症术后瘢痕痛,坚持服用云南白药,不但腹痛未发,同时还控制了癌的复发和转移,说明云南白药还有解毒抗癌,消散积块作用,这值得临床医生大胆探索运用。

二、速效救心丸新用

速效救心丸问世几年来,可增加冠脉血流量,缓解心绞痛,治疗冠心病、胸闷憋气、心前区疼痛等症疗效肯定,既有治疗作用,亦有预防作用。除此之外,对手足麻木冷感,遇冷湿疼痛加重以及胆石疼痛等亦有较好效果。

病案:白老1992年曾治一陈姓男子,因胆石症疼痛,用速效救心丸止痛,在20分钟内痛止,用鸡内金烘干研细,温开水送服,每次10g,每日2次,连服2个月,疼痛未发,超声检查结石消失。后又将其用于肾结石疼痛、带状疱疹疼痛等,配合相关病症的药物治疗,均收到了良好效果。

按:"药有个性之特长,方有合群之妙用"是中医中药的一大法宝,中成药是历代医家通过临床实践、筛选的中药成方经过加工而便于临床治疗的一种剂型,只要熟悉成方中药物的组成、功效和主治,通过方与方、药与药之间的配伍关系,选出有效的成药联用,既可以用主方治疗主病,又可以治疗一些相关的疾病,往往可以收到立竿见影的效果。

三、中药汤剂煎服法

中药煎服法,是单指中药汤剂的煎煮和服法。其他剂型(如膏、丹、丸、散、醴、锭等剂型)大多由药厂或制剂室加工制成,制法及服法皆附有详细说明,此不复赘述。现就汤剂煎服法分述如下:

(一)汤剂的煎煮法

汤剂,是以㕮咀片为主,在医生处方医嘱下,每多自煎,即使煎药室,与自煎不无一样,均是未受过培训之不懂医药者。

汤剂的特点：常用于急性病和初病，有急荡其邪之功，易服用，吸收快，且制剂简便。功能有荡涤脏腑，开通经脉，外达四肢的速效作用。临床多常习用汤剂，约占用药剂型的90%以上。据《伤寒论》113方统计：汤剂99，占87.6%，丸剂6，占5.3%，散剂7，占6.19%，栓（锭）1，占0.88%，今人多改散为汤，故此。亦可用于灌肠。适用于内外儿妇多科。

汤剂的煎煮，是值得重视的。清代名医徐灵胎《煎药法论和服药法论》涉及煎药容器、用水、火候、时间、方法等，均关系药效。煎煮，可以说是中药制剂工艺之一。除医生处方用药用量外，还需要煎煮得宜，才能发挥其应有的复方效果。所谓"配方得宜，煎煮亦须如法"。

中医药历史悠久，从理、法、方、药、煎、服较为完善的医籍看，首推东汉末年医中之圣张仲景所著《伤寒杂病论》，载方113、204（含未见3方），方后均注有用水及量、火候、煮取量及服法。其次是清代吴鞠通著《温病条辨》用方202，详注煎煮服法外，多论功效主治及药物。本煎煮法是根据张、吴所论，结合传统世俗习惯，归纳如下：

1. 煎药盛器　世习以陶器为佳。张、吴虽未言及，但只言收膏宜铜器（"专翕大生膏"——秋燥痉咳），据传统习惯和个人认为，汤药盛器以陶为佳。陶器不易被腐蚀剂（如高强酸）所溶解，因此五味（矿物）复方的汤剂合煎，才不致产生变质和合化。其他金属制品，如铝锡皆所不宜。

2. 煎药用水　包括水质和水量：应以去氯水为宜。

（1）水质：古人用水，每多考究，如伤寒选用有：

水：河、井、清水。水酒合煎（当归四逆加吴茱萸汤，以加强温经止痛；炙甘草汤，加强药力运行。）

水合苦酒合煎（芪芍桂枝汤，以加强收敛作用）。

甘澜水——百劳水，千杨水（《东医宝鉴》谓：取味甘温而性柔，入膀胱治奔豚）。"扬之可去水寒之性，而不助水邪""其势下走，不助肾邪"。原文：发汗后，其人脐下悸者，欲作奔豚，苓桂草枣汤主之（65）。

潦水：积雨水（麻黄连翘赤小豆汤，取味薄不助水气）。"潦水无根，朝灌夕除",不留湿也。原文:伤寒瘀热在里,必发黄,麻黄连翘赤小豆汤主之(262)。

清浆水:徐大椿谓即淘米泔水,久味酸为佳(枳实栀子豉汤,取和胃除烦)(清凉善走,调中宣气,通关开胃,解烦渴,化滞物——高校教材)。原文:大病愈后,劳复者,枳实栀子豉汤主之(393)。

麻沸汤(泻心汤):浸渍须臾,以取其气,薄其味,使之利于清上部无形邪热,而不在泻下里实之法。总上,112方,有107方均用水 × × 升。推论是河、井、清水(含氯水久蓄方可)。温病选用了"急流水"(小陷胸加枳实汤,椒桂汤),取性急去邪。"长流水"——寒疝导气汤,取性急速不滞寒邪。后世还有"地浆水",取除烦退热。伏龙肝澄清液,取除烦镇吐。

(2)水量:每煎一剂药的用水量;《中药袋》注有"一煎加水浸过药面五公分""二煎水平药面"。用量不够准确,因药有质地不同,容器有大小各异,皆言以药面为准,不足为凭。个人认为:用水量及煎取多少,应有比例约数,否则无凭。据《伤寒》112方,《金匮》204方,粗略统计,求出的比例是:约1:15~20;1:20~23;1:8~10ml。即㕮咀片药一公分,约用水15~20ml;20~23ml;8~10ml。折市两,每市两(50公分),需用水750~1000ml;1150ml(即二斤左右);400~500ml一次煎。煮取约450~600ml(约一斤),分三次服,每次约160ml(3两左右)/200ml。

若一剂是二日量,最好分煮合服,利发挥药效的持续作用。世有应一不应二者,皆煎不如法也。一般先用冷水(去氯水)浸泡15~30分钟后再煎(连续三煎,液储存分六次服),使药效均匀而持续。

(3)煎药火候:一般宜微火(文火),逐渐加热,使药与水充分浸透,药质缓溶于水,免使有效成分被破坏或凝固、化合,逐渐演变。若武火,不仅易于沸腾,水分过度消散,也会使干燥药物,质硬之矿类或介类药物,皮透心不透,药效未能完全溶解于水。因此伤寒群方之冠的桂枝汤,提出"微火煮取三升"。余方均未言火候。《温病条辨》银翘散"鲜芦根煎汤,香气大出,即取服,勿过煮""肺取轻清,过煮味厚入中焦矣"。说明了宣肺解表药的煎药时间不宜过长,也说明病在下中焦宜煎时稍长。

武火：如芳香剂——藿香正气散，否则易失有效成分。

文武相煎：如和解剂——使刚柔相济，和解力强。

（4）煎药时间

时间：以煮取服量为度，约 7∶3（即 7 升煮取 3 升），或 8∶3（即 8 杯煮取三杯），约须微沸后 10~15 分钟即可取用。个别方以米熟汤成为时间。如解表轻宣药、芳香药宜短，滋补药、剧毒药时间宜长。当遵医嘱。

此外，个别特殊煎法：

汤，多合水煎，有水酒、苦酒合煎等。已如前述（水质）。煎法有：

包煎：如车前仁、青黛、旋覆花、金樱子等。

另煎：如半夏、附子（有时）。

先煎：如麻黄、葛根（去上沫）、乌头宜久煎。

后下：如大黄（同煎），芒硝（一般不入药同煎）。

浸渍：如泻心汤。皆随处方而异，当遵医嘱。

（二）中药汤剂的服法

服药方法：汤剂多以口服为主，个别用于洗涤和灌肠。常根据病情，遵照医嘱。传统及习惯服法有：

咽（吞）服：呕吐拒汤者，先以代赭石粉咽之，待吐定进汤（六神丸）。

呷服（吸饮，细呷）：即少少吸饮，如人参汤、甘桔汤。

频服：不分次数，频频饮服，如冲茶剂、泻心汤。

顿服：药煎成一次服。如承气汤（泻下），重者再作服，以知为度，不知再服。如桑杏汤（水二杯，煮取一杯，顿服之，重者再作服。轻药不得重用，重用必过病所，再一次煮成三杯，取二三次之气味必变，药之气味俱轻故也）、翘荷汤（水二杯，煮取一杯，顿服之，日服二剂，重者日三剂。治燥气化火，清窍不利者）。

冲服：合汤或开水冲调溶尽服，如粉药三七、朱砂、琥珀、半夏曲、六一散。

兑服：二药合服，如与另煎药或胆汁等兑令匀服。

浸泡：如漱剂，或轻清宣解剂，如青果、胖大海等。

烊服：与汤合而再微火烊消尽服。如胶类药。

重汤炖温服：即隔水炖温服，如五汁饮或二次药不温者。

磨汁：细磨与汤成乳汁。如犀角尖、兔齿等。

搅令相得服：与汤同搅令相得，如鸡子黄。

病减停后服：如有毒剂，泻下、催吐、发汗剂等。

病退减后服：如慢性病急性发作，后服当减量。

根据病情及用药，除遵医嘱及上述服法外，尚需注意的有：

1. 适寒温　一般皆宜温服。特殊者有热药凉服，凉药热服（反佐）。当遵医嘱。再服，宜重汤炖温服，取热则行之义。凉服，多损中阳，会造成消化减弱、吸收力差的不良后果。

2. 知量次　每次服用量和一日多少次服用为宜？

量：成人，每次服用 150~200ml 或 120~150ml 为宜（此量是根据伤寒、温病诸方煮取的用量折合之约量）。儿童酌减。过多，加重胃容量，过少，难达药效。

次：一般一日三次（据统计，古方大多皆煮取三升，温服一升。一升折合毫升约 160ml——裴慎著《伤寒方证识》注）。一剂应为一日量为宜。多日量剂，最好分煎，以保持药效的连续性。也有根据不同病情采取日三夜二或日三夜一服者。如桂枝汤（药证相对）又不汗，后服，小促期间，半日许，令三服尽。又如银翘散"病重者二时一服，日三夜一服，病轻者，三时一服，日二夜一服。病不解者，再作服"。

3. 服药时间

常规：

（1）解表药宜饭前一小时左右服，药后应如法将息。

（2）清热药宜远食服。饭前两小时左右服，以使药效直透肌层。

（3）泻下药宜晨服。以便入圊二便，下后米粥自养。

（4）温补药宜饭前，以加快吸收。

病位：

（1）在上者宜饭后服。

（2）在下者宜饭前服。

（3）在中者健胃药,宜饭后服。

特殊:

驱虫:宜空服,先以香食诱之,虫头向上时服。

安眠:睡前一小时左右服。以便助其药效。特别午休前服药。

截疟:发作前一小时服。"先法治之"之法。

调经:经期前始,经停则止。

4. 将息及禁忌

将息:根据病情而易。

表病:宜汗,覆取微似有汗者佳,不必令如水淋漓,病必不除。休息周时,避风寒,防复感。

里病:善调养(遵医嘱)。

下痢:宜软食少量多餐。

急性病:注意适当休息。

慢性病:加强锻炼,但必有方,当遵医训。

禁忌:

表病:宜忌生冷黏腻,五辛(五辛:《本草纲目》大蒜、小蒜、韭、胡荽、芸苔),风寒。

里寒:忌生冷硬物。

里热:忌辛辣刺激。

水肿:忌盐。

咳嗽:忌烟及腻滞。

其他:慎起居,远房事,为病者之大忌。余遵医嘱。

此外药食禁忌:在古代文献上有甘草、黄连、桔梗、乌梅忌猪肉;薄荷忌鳖肉;茯苓忌醋;鳖甲忌苋菜;常山忌葱;地黄、何首乌忌葱、蒜、萝卜;蜜反生葱等。

四、枸杞子临床运用

1. **治疗肥胖病** 每日用枸杞子30g当茶冲服，早晚各一次，治疗五例，连用四个月后，体重皆降至正常范围。

2. **老年性口干症** 每晚睡前取枸杞子30g水洗后咬咀服。

3. **男性不育症** 每晚咬咀服枸杞子15g，一个月为一疗程。

4. **阳痿** 枸杞子100g，高度（60°以上）高粱酒500ml（1∶5），浸七昼夜，每日振摇一次，始服，一日两次，每次20ml，或任性饮之，一般一个月后有良效。该酒还有消疲劳、益健康、强身体、补肾益精作用。

5. **慢性萎缩性胃炎** 枸杞子（不拘量）洗净，烘干为末，瓶装备用，每次10g，早晚空腹服，2个月为一疗程。

6. **身体虚弱** 金髓煎：取宁夏枸杞子，黄酒浸之（枸杞酒为1∶5），蜡纸封固，勿令泄气，两月足，取入砂盆中，捣烂，滤取汁，同原浸之酒入锅内，慢火煎之，不住搅，恐粘不匀，候如饴瓶密贮。每早温酒服两大匙，临卧再服，"连服百日，可轻身气壮"。

体会：枸杞子味甘性平，久服无伤胃气，亦无阴阳偏颇之虞。药物分类虽有补阴补血之说，总以补阴为主，虽有助阳（"离家千里，勿食枸杞"）之说，仅"微助阳而无动性"。它治病广泛，药源丰富，配方或单用其治病，最适合效高价廉，简便的求治者要求。是古今中外医家常用之良药，也是老年保健之佳品。

五、芦竹消糯食积

芦竹，又名芦茅竹，生或植于溪边、屋旁。民间用叶治疗牛屙稀类，喂之速效。本品之入药，除《四川中药志》有"芦竹根，性味苦寒无毒，治寒湿化热"，《岭南采药录》"清肺热，食瘟马肉中毒"，《分类草药性》"治牙痛"。《草木便方》"治风火牙痛"记载外，未见有消糯食积之说。其消糯食积者，乃白老的老师蒲湘澄（当地名医）经验所得。蒲云：盖能消糯食积者，世人用之以春糍粑作脱粘物可证。又，蒲老青年时曾在某军一连长部下当差，一年元宵节,连长夫人过食元宵而成积,胃脘胀满不适,微痛,饮食减少。前数医多以消食健脾为治,皆不收效。蒲老知其病因,便自荐曰:我与治之,可乎? 连长不敢尽信,便对其进行十八反药当场考试,蒲老出生医学世家,应答如流,始允治之,蒲老以枳术汤加芦竹一尺(断),亲煎与服,次日,觉脘腹大快,尽利而愈,后提升蒲老为连队医生。

典型病例:1959 年春节,断石乡一农民,陈某,三十夜晚餐,因吃中午所余之糍粑,于午夜便腹痛,不大便,不矢气,请该村医生给治疗,与阿托品等止痛药无效,便电话向予求方,俟讲明病情后,答曰:恐为糯食所致,令与备急丸另用芦竹煎汤送服,次日(新年初一),医生偕患者及家属临医院面谢,并称,服药后约一时许,肠鸣辘辘,腹泻一次,腹痛遂止,一夜安静无恙。此芦竹之验也,常以此法告人,皆用之而生效。

六、巴豆中毒解

巴豆中毒的主要症状:误服后可出现剧烈腹痛水泻,口腔、胃黏膜有烧灼感及呕吐;体表接触后对皮肤有强烈刺激作用,轻者,引起皮肤发红、灼痛,重者,有如烧伤而成为水疱或脓疱,甚或坏死。

巴豆中毒的解救:古今医籍虽载有不少解救法,如《药对》有以“冷水,黄连水,大豆汁”解之。《伤寒论》白散条有“利过不止,进冷粥一杯”,《中药大辞典》“民间有绿豆汤、豆汁或冷米汤”和“芭蕉叶榨汁饮服”诸法。究以何物为优? 未有明训。而体外皮肤为毒所伤,却未见所云。笔者屡用生黄豆汁饮之、擦之,内患外伤皆速得治。

巴豆中毒的解救方法:速取黄豆汁(黑者最佳)——豆浆一盅。误服者,生汁冷饮;皮肤毒伤者,生冷豆浆擦之。无豆浆,取生黄豆嚼之或吐汁擦之。轻者一饮利止,一擦痛止,重者 2~3 次,水疱干瘪,结痂而愈,无不速效。

故事云:一日遇一医,于集镇设摊,盛一大瓶白色药汁于地摊纸上,声称:专治外肛烧灼痒痛,凡欲求治者,当场试治后,售药收费,否则分文不取。果患此求治者庶众,皆治而速效。后访之,非业医乃方士也。原购巴豆捣烂涂于手纸,散撒于公厕,围者皆拾而拭之,一时许,即外肛烧灼,求治而购其药。乃黄豆浆也。

七、蝼蛄食疗治瘰疬

蝼蛄,别名土狗、土狗儿,为蝼蛄科昆虫蝼蛄。性味咸寒无毒,有利水通便,治瘰疬、恶疮之功。《纲目》"通石淋,治瘰疬",《救急方》"治颈项瘰疬"。

颈淋巴结结核,中医称瘰疬。颈项瘰疬,俗称九子痒或九子烂痒。治法繁多,皆能收效,蝼蛄食疗法,取于民间,具有效著、法简、方便、经济、取材易等优点,介绍于下:

1. 内服 瘰疬初起或串连成珠或已溃破者,皆可食服。取活蝼蛄 1~2 个(温开水洗净),鸡蛋一枚,先将鸡蛋开一小孔,然后将蝼蛄放入蛋内,封固,置微火煨,蛋熟,尽食之,一日一次,轻者(初起或粘连不甚)20~30 次,重者(串生或溃破流脓水者)40~60 次皆能口敛核消。

2. 外用 瘰疬核消不尽者:取"带壳蝼蛄七枚,生取肉,入丁香七粒于壳内烧过,与肉同研,用纸花(敷料胶布固定)粘之"。

3. 典型病例 秦某,女,41 岁,三台幸福乡人,1977 年 10 月 6 日诊。颈部结块如豆大,因不痛不痒,未予重视,后渐增多变大,乡医内服外敷未见其效,进城县级医院检查诊断为"颈淋巴结核",建议中医治疗。白老诊视:左侧颈部中指头大结块数个,皮色不红,按之坚硬,推之可动。询其病史,平时有咳嗽咳痰,答问积极。舌质不红,苔薄白腻,脉沉弦。结合病史脉症分析,诊断为"瘰疬",系情志不畅,肝郁伤脾,痰湿随胃经上行于颈,凝聚不散而成,拟疏肝健脾行气,化痰散结消瘰,方用逍遥散合二陈汤加减:柴胡 10g、茯苓 15g、白术 20g、薄荷 15g、当归 15g、白芍 20g、生姜 10g、陈皮 10g、法半夏 15g、桔梗 15g。5 剂,水煎服,两日一剂,日服三次。另用蝼蛄内服外用(方法见前所述),嘱其保持心情舒畅,勿过食辛辣油腻。

10 月 26 日二诊,患者喜曰:颈部结块明显缩小,心情亦舒畅很多,以前好多医生治疗均没这次效果好。视其结块仅有豌豆大小,触之变软,亦无咳痰。此药见显效,咳痰已止,不再疏肝健脾祛痰,只用蝼蛄内服外敷,令其续用20天。次年3月因胃脘痛就诊,询其颈部结块,单用蝼蛄治疗半个月后消失,至今未再发。

按:瘰疬,俗称"九子疬""九子烂疬""疬子颈""老鼠疮",类似西医学的颈淋巴结核,多由水、湿、寒入侵脏腑,上通于颈,留而不去所形成。因病在局部,多无它症,且此起彼消,故临床治疗颇多棘手。本例患者因情志不畅,致肝郁脾虚,痰气流颈,积聚不散而成,白老随其辨证,先内服汤药消除病因,后专用蝼蛄利水湿、消积滞,故瘰疬顽症得以告愈。用蝼蛄治瘰疬,是取类比象,因蝼蛄生长在干水田之中,时时窜来窜去,有利水湿、胜寒毒、消积块作用,故治瘰疬能获良效。

八、延年益寿话芝麻

在当今回归自然的潮流中,其中的热点之一是黑色食品,如黑木耳、黑米、黑芝麻、黑豆等,如从保健抗衰老的作用来说,则首推黑芝麻,黑芝麻又名胡麻仁,味甘,生用外敷可治肿毒恶疮,熟食有养血补肝肾,强筋骨,延缓衰老的作用。由于有润滑大肠的作用,对老年、产后、病后的便秘,也有很好的疗效。

病例:1972年3月,一龚姓男患者,56岁,腰酸乏力,两眼干涩,视物昏花,大便2~3日一次,质软,排出困难,西医检查无脏器病变。白老以为其年过中年,步入老年,肝肾亏虚,气血不足,病属慢性,短时难奏速效,舍复方而单用黑芝麻焙炒研细,开水送服,每次10g,每日2次,连服1个月,诸症悉除。

按:黑芝麻是一种天然食品,它有益气血、补肝肾、强筋骨作用,长期服用对人无任何毒副反应,是一种理想的抗衰老食品,白老从医70年,遇年老体弱,便软不畅(气虚便秘)者,单用黑芝麻治疗,每获良效,且大多高寿,尚有年过九十,耳聪目明,行动敏捷者。

九、黄精组方治多病

黄精为百合科植物黄精的根茎,是临床常用的补阴中药,气味甘纯平和,质地滋润,具有养阴润肺,补脾益气之功,用于体虚乏力,心悸气短,肺燥干咳,糖尿病等病症。

《神仙芝草经》载:"黄精,宽中益气,使五脏调和,骨髓坚强,其力倍增,多年不老,面色鲜明,发白更黑。"对黄精抗衰老作用进行了较全面的总结。

黄精、天冬、地骨皮等相配伍,用糯米酒饮服,治须发早白。

党参、山药蒸鸡食,治脾胃虚弱,体倦无力,能强骨髓,长肌肉。

黄精20g、当归12g、鸡蛋2个,加水适量同煮,蛋熟后剥去壳,再煎至一碗,饮汤食蛋,治病后体虚、面色不华。

黄精30g、蜂蜜30g,开水冲服治小儿发育不良、下肢痿软。

传说古时,一俾女不堪主人虐待,逃入深山中,饥饿难忍,乃拔一种草根,用来充饥,食之味道甘美,便以此充饥,一天夜里,婢女宿于树下,听见风声,疑有虎来,仓促之间,腾空上树颇感轻盈。从此夜宿树上,日行山中,常食此草,亦无所苦,后被家人所捉,问其如何充饥,指山中一草,拔数茎而归,主人乃奉为仙草,后经医辨识,乃黄精。《神仙传》记载:尹轨学道,常服黄精,年数百岁。

十、单味中药特殊用途

单味药物用量及专功:

1. 皂角　30~40g 治肠粘连有特效。

2. 柴胡　3~6g 长于升阳举陷;6~12g 长于疏肝解郁;15g 以上长于解热抗病毒。

3. 白芍　30g 以上长于解痉止痛。

4. 防风　30~40g 长于治神经性耳聋。

5. 白术　30g 以上长于通大便,擅治便秘证。

6. 蝉蜕　长治失音。

7. 枳壳　量大长治内脏下垂。

8. 椒目　长于平喘。

9. 半夏　长于安眠。

第三章　特殊病种的方药运用

一、病毒性眼炎

病毒性眼炎,起病多不自知,突然出现白眼球出血一片,白眼球血染鲜红,不磨不肿不痛,无泪眦,无全身自觉症状,仅感眼珠不适或胀,偶有前额昏胀,此乃病毒感染所致。宜内服加味桑菊饮,外用无环鸟苷眼液滴眼2~4日可愈。

按:加味桑菊饮方:由桑叶、菊花、连翘、桔梗、薄荷、甘草、芦根、大青叶、板蓝根、赤芍、红花、仙鹤草组成。水煎,一日一剂,日三服,忌辛辣刺激食物,不宜用温度高的水洗脸。

原方桑菊饮去杏仁,疏散风热(中医学认为,眼球出血,系风热上犯,眼络受损而出血,故与桑菊饮,疏解在上之风热)。方中连翘有抗毛细血管脆性增生,伍以仙鹤草止血,以防加重出血。赤芍、红花,凉血散血,以免血瘀久久不退,野菊、芦根清热解毒,以杜热甚伤津,大青叶、板蓝根清热解毒,抗病毒,桔梗载药上行,直达病所,甘草轻用和诸药而解百毒,诸药合用,可收速效。

二、飞蚊幻视

飞蚊幻视是眼底络脉受损而瘀滞碍瞳,病人视物如有飞蚊在眼前飞动,外眼不红肿,不痒涩,无泪眦。飞蚊有大如蝶小如蚊。色有黑有白而不同,全身无明显症状。

方一:青葙 10g(包煎)、羌活 10g、玄明粉 6g(每服 1.5g 冲服)、生枣仁 10g,水煎服。

方二:枸杞、菊花、连翘、仙鹤草、青葙、蝉蜕、二地、丹皮、山药、茯苓、山茱萸、泽泻、三七粉,每次 0.5g,水煎服。可服至 10 余剂,随症加减。

服用法:先服一方 2 剂,以疏其络道,继服二方补肝肾而活瘀,络通瘀散,视物无幻。

按:一方之寒温养泻并用,令人难解。可知青葙清肝明目,生枣仁养肝明目,羌活泻肝搜风以制其外,玄明粉泻内制热下行,共疏目络之滞。继服补肝肾之杞菊地黄丸加清肝活瘀之品以图其治。此用法之先后,随其证而施之迁之。

三、痧癞湿疹

痧癞散,是荔枝草经精加工研制而成的散剂。其味辛凉,无毒,具有凉血、解毒、杀虫功效。治白秃、疥癞,风癣,除脚胫疮痒、黄水、杀虫,湿热风疹,阴痒,肾囊风,诸肿奇痒疮。

荔枝草,又名青蛙草、野薄荷、癞客蚂草、癞蛤蟆草、蛤蟆草。生长在河边,草地或路边,3~5 月采收。

制剂法:

1. 3~5 月采鲜草洗净泥沙,除去杂草,切成小节,晒干,烘碎加工为末,经 100 目筛过,红外线消毒后入冰片少许,瓶装密封备用。

2. 浓缩粉　采集后,去杂草,洗净切碎后榨取鲜汁,再将榨后渣加入水适量煮沸 10 分钟过滤,并入榨取之鲜汁内,浓缩成干粉,装瓶密封备用。

治疗用法:

1. 治干性湿痒疹,婴幼儿湿疹,奶疹,干性黄水疮。取散剂或浓缩粉适量调清油外敷,一日一换。渗出性湿疹(黄水疮),取干粉撒布,无须封固,一日一换,结痂愈合为度。

2. 阴道炎、宫颈糜烂。用散剂煎后,过滤,冲洗阴道,再用浓缩粉蘸冲洗液浸润棉球,塞入阴道或宫颈部,一日一换,一周后初愈,两周可愈。

四、花斑癣（汗斑）

1. 硫黄 50g、60° 白酒 200ml。用法:将硫黄装入白酒中浸渍 4~7 天后启用,用时先洗净汗斑处皮肤,再用棉签蘸药搽于患处及以外皮肤,每日 1~2 次,一般在夏日进行,3~5 次可愈,无副反应及不适。白老颈部有大面积汗斑,2004 年 5 月搽了 3 次而愈。

2. 大蒜　紫皮大蒜数枚,捣泥搽患处,1~3 次可愈。注意不能敷用,免灼伤皮肤。

3. 生姜　生姜适量切片,先用生姜擦患处至皮肤发热,然后再取一片姜蘸食盐少许擦患处至皮肤略呈淡红色,然后抹上一层细盐。每日 3 次,每次擦后用水洗净。用药一周可痊愈。

五、神经性皮炎

神经性皮炎,中医称为"牛皮癣""顽癣",是一种皮肤神经功能障碍性皮肤病。以剧烈瘙痒及皮肤局限性苔藓样变为特征。中医学认为"风盛则痒"。日久不愈必瘀阻浮络。而苔藓化乃局限性血虚肌失所养所致。以 20~40 岁之青壮年为多见。

（一）内服

消风化瘀汤:消风除痒,活血化瘀。

药物组成:荆芥 10g、防风 10g、蝉衣 5g、蜂房 5g、三棱 10g、莪术 10g、生地 15g、紫草 20g、蚤休 15g、甘草 10g。煎服,开始每日一剂,早晚各服一次。同时用药渣煎汤洗浴或将药渣装入纱布袋内局部热敷,每日一次,每次 10~15 分钟,待症状减轻后,隔日或 2~3 日一剂,妇女经期或孕妇停服。治皮肤苔藓化剧烈性疼痛、粟粒样丘疹,甚则渗液、结痂等神经性皮炎。

加减:皮肤苔藓严重者加桃仁、王不留行;瘙痒甚者加乌梢蛇;干燥脱屑较多者加全当归;糜烂渗液者加地肤子;夜寐不灵加夜交藤;急躁易怒加五味子、白芍。

（二）外用

1. 癣毒灵　药物组成:斑蝥 20 只、土槿皮 24g、马钱(打成粉状或切片)18g、槟榔 18g、川蜈蚣 14 条。

用法:将上药浸于 75% 乙醇中,七日后过滤去渣,再加酒精至 1000ml。常规消毒后以梅花针由里向外叩打至局部皮肤发红,并有轻微出血,将药液涂于表面,每日或隔日一次,至愈为止。

2. 马钱达克宁混合搽剂　药物组成:马钱子粉适量,达克宁霜适量。用法:将马钱子粉与达克宁霜调匀。先将患部常规消毒,用梅花针叩打如上法,再搽上混合搽剂,每日一次至痊愈。愈后继搽一周,以免复发。

3. 顽癣方　百部 15g、轻粉 6g、苦参 15g、五倍子 15g、黄柏 15g、羊蹄根 15g,为末,调凡士林搽,每日一次,愈后连用一周。

六、复发性口腔溃疡

口腔溃疡原因很多,有缺乏维生素的,有饮食好恶,嗜食辛辣而发者,有口腔失洁,误用漱口剂者,不一而足。笔者认为习惯性反复发作性口腔溃疡,多由饮食寒热杂进,胃虚火燥和客热浊毒上熏致口腔黏膜损伤溃疡,治宜调平寒热,解毒固护口腔黏膜之剂,可收良效。笔者临床常以甘草泻心汤加板蓝根煎汤送服,每收良效。

甘草泻心汤(仲景方):甘草 12g,黄芩、干姜各 10g,半夏 10g(洗),黄连 3g,大枣 7 枚,应有人参 10g,本方原为仲景五泻心汤之一,治寒热结于心下,胃中虚,客气上逆之痞证而设,后世引申以治牙疳,如《类聚方广义》"治走马牙疳,特奇效"。《橘窗书影》治"口糜烂""口中糜烂,不能食盐味",谓曰:"口糜烂为胃中不和之证。"

考:甘草有"肾上腺皮质样作用",炙用补中,生用清热解毒,治咽喉肿痛,消化性溃疡,对溃疡有抑制作用。并有抗炎、抗病态反应作用。板蓝根苦寒,有抗菌抗病毒作用。

七、带状疱疹后遗痛

带状疱疹后遗疼痛乃病后毒留肌腠,瘀阻浮络,致浮络不通发为疼痛(西医谓病毒侵犯末梢神经而致末梢神经痛)。乃发病后失治,延治或误治而致者,每多疱疹愈,痂已落,局部不红不肿,仅见疹退后留有浅表瘢印,但仍灼痛如疹发期,甚者,不可抚,疼痛异常,夜间影响睡眠。如不及时治疗,疼痛可致数月。除疼痛外,无明显全身症状。治宜:解肌活瘀,抗毒止痛。

方名:解肌抗毒活络汤(自拟方),方由粉葛根20g、连翘20g、大青叶20g、板蓝根30g、青黛(包煎)10g、归尾10g、赤芍15g、红花10g、白芍30g、甘草15g、乳香、没药各10g、荆芥10g、蝉蜕15g组成。

方义:方中葛根解肌,连翘清泻火毒于外;青黛、大青叶、板蓝根清热抗毒于内;归尾、赤芍、红花活血凉血祛瘀;白芍、甘草、乳香、没药缓痉通络止痛;荆芥理血中之风;蝉蜕祛风退疹,加强芍甘缓痉痛之力。诸药合用,内服可收解毒止痛之功。外配以无环鸟苷软膏擦敷患部,以加强局部抗毒之效。一般三五日可愈。

病例:乡人,王某,于两月前患带状疱疹,曾多方治疗,丹好痛不退,余无他故,与上方二剂痛减,三剂愈,四剂复,时间不过十日。

八、咳血、吐衄、下血

止血丹:治诸出血症:花蕊石(煅存性)10g、三七粉6g、血余炭6g,共为细末,分2次,白开水送服。服之血不止者可加代赭石末15~18g、山茱萸煎汤送服。

方歌:咳吐衄血止血丹,花蕊血余三七添,服之不止加赭石,山萸汤送服之安。

第四章 外感证治药方

外感，指感受外邪而为病。以六淫分：有伤风、伤寒、伤暑、伤湿、伤燥，六淫从外所伤者。以季节时令分：有春多伤风，夏多伤暑（热），秋多伤燥，长夏多伤湿，冬多伤寒。以正虚感邪分：有气虚外感，血虚外感，阳虚外感，阴虚外感，气滞性外感等。总之，外感无论老弱妇孺皆可罹患。凡发热恶寒者，皆为外感之征，所谓"有一分恶寒，必有一分外感（表证）"。凡见恶寒者为外邪所伤也，病犹在表，宜解其外。不恶寒而发热者，邪已化热入里，必清里热，若误投表剂，轻者致重，重者致成坏病。

一、普通外感

1. 风寒　证见鼻塞，声重，喷嚏，流清涕，喉痒咳嗽，咳痰清稀，头痛，恶寒发热，无汗或仅有恶寒，身体不适，全身酸痛，舌苔薄白，脉浮。治宜：辛温解表，宣肺散寒。方药：病情重者，宜荆防败毒散加减。病情较轻者，宜葱豉汤加味。体质虚弱者加人参，或用参苏饮加减。

2. 风热　证见：头痛，发热，微恶风寒，汗出，骨节疼痛，鼻塞无涕或有少量浊涕，咳嗽，咽喉红肿疼痛，咳痰稠黄，口微渴，苔薄白或微带薄黄，脉浮数。治宜：辛凉解表，清肃肺热。方药：银翘散加减。头痛甚加蔓荆子、菊花；痰甚加光杏仁；喉痛甚加马勃、板蓝根；热甚加黄芩；高热加石膏、知母；鼻衄去荆芥、豆豉，加茅根、菊花；口渴加天花粉；微热，咳嗽较甚改用桑菊饮加减。

3. 兼夹证

（1）兼湿：以头痛而重，四肢困倦，骨节疼痛为特征。可于方中加羌活、苡仁、通草、藿香。

（2）夹痰：以胸闷，恶心，呕吐，痰多，头晕等为特征。可于方中加生姜、半夏、瓜蒌皮、川贝母。

（3）夹食：以脘闷恶食，嗳气，臭腐，苔厚，发热不退等为特征，可于方中酌加莱菔、建曲、谷麦芽。

（4）项强症：葛根汤证"太阳病，项背强几几，无汗恶风者，葛根汤主之"（31）。方药：葛根12g，麻黄（去节）9g，芍药6g，生姜9g，炙甘草6g，桂枝（去皮）6g，大枣（擘）7枚，上七味以水1280ml，先煮葛根，减360ml，内诸药，煮取360ml，去滓，分温再服。头痛为主证，或偏正头痛而鼻塞恶寒者，宜用川芎茶调散。

（5）伤暑：长夏伤暑，有阴暑、阳暑之别。因暑而受寒者，静而得之，谓之阴暑。其脉浮弦有力，或浮紧，头痛恶寒，身形拘急，肢节疼痛而心烦，肌肤大热而无汗。宜新加香薷饮，呕加茯苓、半夏；便泻加厚朴、木香、黄连。因暑而受热，动而得之，谓之阳暑。其脉浮洪有力或洪数，面垢喘咳，壮热心烦，口渴欲饮，蒸蒸自汗。宜清凉涤暑法（滑石，扁豆，甘草，青蒿，连翘，茯苓，通草，西瓜翠衣），去扁豆、通草，加石膏、洋参。呕逆加黄连、竹茹；便泻加葛根、荷叶。

（6）冒暑：较伤暑轻浅。初冒于肌表，即有头晕，寒热，汗出咳嗽等症，宜清凉涤暑法加杏仁、瓜蒌壳治之。

暑咳：独在暑月，暑热袭之肺先受邪，其脉濡滑而数，两寸有力而强，咳嗽乏痰；或身热口渴，或胸闷胁痛，宜清宣金脏法（牛蒡、川贝、兜铃、杏仁、瓜壳、桔梗、桑叶、枇杷叶）加滑石、甘草治之。如痰多者，因湿而名嗽，宜苡杏二陈汤加生姜，饴糖为引（方即二陈汤加苡仁、杏仁）。

（7）伤湿：伤乎表者，因居湿涉水，雨露沾衣，其湿从外而受，证见头胀而痛，胸闷、苔白滑、不渴、身重而痛、发热肢酸，尿清，脉缓或濡而小者，此湿伤表也,治宜辛散太阳法(桂枝、羌活、防风、甘草、前胡、淡豆豉、生姜、大枣)去桂、豉,加苍术、厚朴,使在表之湿,从微汗而解。若湿气在表,证见头痛,身重或腰重痛,或一身疼痛,微热昏倦,宜羌活胜湿汤(羌活、独活、川芎、藁本、蔓荆子、防风、甘草,水煎服)。

(8)冒湿:得之雾露,云瘴山岚,或天阴淫雨,晴后湿蒸,初受其气,似有物蒙之,渐致首如裹,遍体不舒,四肢懈怠,脉象濡缓,治宜宣疏表湿法(苍术、防风、秦艽、藿香、陈皮、砂仁壳、生甘草、生姜,水煎服),取其微汗。

(9)寒湿:伤湿兼寒,故名寒湿。因先伤于湿,又伤生冷耳。症见头有汗而身无汗,遍身拘急而痛,不能转侧,近之则痛剧,小便清利,脉缓近迟,治宜辛热燥湿法(土炒苍术,防风,甘草,羌活,独活,白芷,草豆蔻,干姜,水煎服)。

(10)伤燥:自秋分至立冬,主气燥金,人易为燥邪所伤。燥有凉燥、温燥之分。凡初秋尚热则燥而热,深秋既凉则燥而凉。燥邪始伤于表者,症见头微痛,畏寒,咳嗽,无汗鼻塞,苔薄白者,宜苦温平燥法(杏仁,陈皮,紫苏,荆芥,桂枝,白芍,前胡,桔梗,水煎服),若燥已化火,宜上法去苏、荆、桂、芍辛散之品,加元参、麦冬、牛蒡、象贝甘寒润燥之品治之。若症见头痛,恶寒,鼻塞,嗽痰,无汗,脉弦者,与杏苏散治之。

二、流感

恶寒高热,甚则寒颤,头痛剧烈,全身疼痛,疲倦,微渴或口渴舌红,苔薄黄,脉浮洪数。

治宜:疏解外邪,清热解毒。

方药:加味柴葛解肌汤。

三、正虚外感

1. 加减葳蕤汤　有滋阴清热,发汗解表之功。凡素体阴虚,感受外邪,头痛身热,微恶风寒,无汗或有汗不多,舌赤脉数,咳嗽心烦,口渴咽干等。

方药组成:生葳蕤(玉竹)6~10g,生葱白2~3枚,桔梗3~4.5g,白薇1.5~3g,豆豉10~12g,薄荷3~4.5g,炙草1.5g,红枣2枚(此为滋阴解表而设),水煎,分温再服。

2. 葱白七味饮　有养血解表之功。凡病后阴血亏虚,调摄不慎,感受外邪,或失血(吐、衄、咳、便血)之后,复感外邪,头痛身热,微寒无汗者。

方药组成:葱白连根切3根,干葛(切)12g,新豉10g,生姜(切)10g,生麦冬(去心)12g,干地黄12g,劳水(亦名千扬水)1200ml。上药用劳水煎之三分减二,去滓,分温三服(此为养血解表而设)。

助阳(益气)解表——阳虚,气虚外感:

麻黄附子细辛汤:有助阳解表之功。少阴病(本为阳气虚寒证)始得之,反发热(应不发热,可知兼有表证),脉沉者(知病在少阴),此为阳虚兼表证。宜麻黄4.5g,附子10g(炮,去皮,破八片),细辛3g,上三味,以水1000ml,先煮麻黄减320ml,去上沫,内诸药,煮取480ml,去滓,温服160ml,日三服。

再造散:有助阳、益气、发汗之功。凡阳气虚弱,外感风寒,见头痛身热恶寒,热轻寒重,无汗肢冷,倦怠嗜卧,面色苍白,语声低微,舌淡苔白,脉沉无力,或浮大无力等。宜再造散。方药组成:黄芪6g、人参3g、桂枝3g、芍药3g、甘草1.5g、熟附子3g、细辛3g、羌活3g、防风3g、川芎3g、鲜生姜3g、大枣2枚。水2盅,煎至1盅,温服。其他如人参败毒散、参苏饮,亦可选用,有益气解表之功。

此外,有气滞而兼外感者,如香苏饮(香附、苏梗、陈皮、甘草);内有痰饮而兼外感者,如小青龙汤(麻、辛、芍、桂、姜、半、草、味),不一而足,此治外感之举隅耳。

四、妇人外感

1. 经期外感　《伤寒》149条云:"妇人中风七八日,续得寒热,发作有时,经水适断者,此为热入血室……小柴胡汤主之。"

笔者宗此,方与小柴胡汤,解少阳之邪以防传里,常加丹参以调经,一物而胜四物,荆芥、防风,辛散外邪祛风理血。随证加减:恶寒甚加重荆芥,热甚加重柴胡,或更加银花、连翘;鼻涕加辛夷;咳加苏叶、杏仁;头痛加川芎、菊花;咽痛加桔梗、玄参;月经提前加丹皮、香附;月经推后加重人参,更加当归、黄芪;腹痛加玄胡、芍药;月经适断加桃仁、红花;反复外感加黄芪、白术;高热加银花、连翘,更合白虎汤。不一而足,此治之大要也。

2. 妊娠外感 妇人妊娠,经曰:"妇人重身。"凡妇人经停三月,脉滑,尺按不绝者,胎始确也,若脉浮滑兼见恶寒发热者,妊娠兼感外邪也。妊娠治之奈何?"有故无殒,亦无殒也"。法当益气解表,养血安胎,方用加减参苏饮。人参15g,苏梗20g,陈皮20g,桔梗10g,前胡10g,干葛根10g,黄芩10g,白芍15g,川芎8g,当归8g,杜仲10g,甘草6g。伴恶心,呕吐加竹茹10g,砂仁6g,生姜10g;头眩加钩藤30g,菊花10g;腹痛加艾叶;腰痛加续断;恶寒甚加荆芥;发热加柴胡;倦怠加重人参。注意:用药时宜遵"胎前不宜热"之古训,亦不宜施以破气破血犯胎之药。

转录《妊娠服药禁歌》以资借鉴:蚖斑水蛭及虻虫,乌头附子配天雄,野葛水银并巴豆,牛膝薏苡与蜈蚣,三棱芫花代赭麝,大戟蝉蜕黄雌雄,牙硝芒硝牡丹桂,槐花牵牛皂角同,半夏南星与通草,瞿麦干姜桃仁通,硇砂干漆蟹爪甲,地胆茅根与䗪虫。

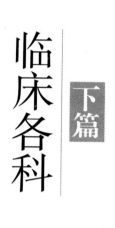

临床各科 下篇

第一章 内科

第一节 肺卫疾病

一、加味阳旦汤治疗伤风

（一）方药来源、组成及用量

来源：阳旦汤，源于《金匮要略》，仲景为"产后风，续之数十日不解"而设。笔者本此方加味而治伤风，多能应手奏效。

（二）方药用量

由桂枝、白芍、生姜、黄芩各 6g，生黄芪、防风各 10g，炙草 4.5g，大枣 6g组成。八物水煎，日三服，取微汗。不愈可连服 3~5 剂，一日一剂。方取桂枝汤三分之二量，辛轻以散风邪也，加黄芪、防风助桂枝祛风、实卫而御风，黄芩制桂枝之温，防化热内扰。此实治风御风之良剂。阳旦汤方之组成，历代医家其说有四：即桂枝汤方，一也（成无己）；即桂枝汤加附子增桂枝，二也（陈修园）；即桂枝加附子汤，三也（魏念庭）；即桂枝汤加黄芩，四也（《千金》《外台》《金匮要略心典》）。笔者认为《金匮》阳旦汤："产后风，续之数十日不解，头微痛，恶寒，时时有热，心下闷，干呕，汗出，虽久，阳旦汤续在耳，与阳旦汤。"其心下闷一症，是风邪夹热，非纯以桂枝汤之所宜，方中若无黄芩恐不能制其热也。《本草图经》谓："黄芩利胸中之气，去诸热。"实堪对证。

（三）功用主治、临证加减及方药浅析

1. 功用主治　加味阳旦汤,具有解肌祛风,调营实卫之功,能御风邪之复来。主治伤风初起或久久不愈,证见微热,微恶风寒,头微痛,有汗,鼻塞,喷嚏,苔薄白,脉浮缓或浮滑。或呕,或心下闷,或咳嗽,或微渴,或口中气热,唇发疱疹,或项背不适,或晨起、当风加重,或沐浴更衣喷嚏声声,或背微恶寒者,皆主之。四时伤于风者,亦可酌与之。

2. 临床加减　若呕,邪犯胃逆,加生姜至10g,陈皮、半夏各6g,和胃降逆;若心下闷,风邪夹热内扰,减桂枝成3g,加黄芩至10g,除内扰之热;若咳嗽,邪犯肺逆(风伤卫表,肺合卫),加枳壳、桔梗各6g,加防风至12g,疗伤风咳嗽(《本草汇言》谓:"防风治伤风咳嗽,润津不燥");若口中气热,唇发疱疹(病毒感染),肺胃热蒸,时毒上发,去桂加黄芩至10g,板蓝根(药理有抗病毒作用)15g,大青叶(陶弘景谓:"大青除时行病毒为良")15g,清肺胃之热而解时毒;若渴,风热伤津,去桂加瓜蒌根10g,生津解渴;若项背不适邪犯经输,加葛根10g,以利经输;若晨起、当风加重,卫虚失护,加黄芪至18g,固护卫阳而御风(柯琴谓:"黄芪补三焦而实卫,为元腑御风之关键");若沐浴更衣,喷嚏声声,肺卫气虚,风邪再袭,加党参益肺气,加防风、黄芪各至12g,祛风御风而护卫(《本草正义》谓:"防风通治一切风邪。"《本草备要》谓:"黄芪生用固表。"李杲谓:"防风能制黄芪,黄芪得防风,其功愈大,乃相畏而相使也");若背微恶寒,气虚于腧,加党参20g,补气御寒,冬日甚者,加附子温肾阳固卫阳,并主漏汗。

3. 方药浅析　伤风,为常见病之一,四时皆有,唯春伤于风者居多。风为阳邪,善行数变,可因时令或个体之异而常夹寒夹热为病。风从外入,卫表受邪,故证见微恶风寒而微热,经云:"风藏于皮肤之间,腠理开则洒然寒,闭则热而闷。"风邪伤上,则头微痛,干空窍,则鼻塞、喷嚏涕出。故经曰:"风邪上受,肺卫受应。"风性疏泄,则腠理开而汗出,故经曰:"冒风之状,多汗恶风。"又曰:"风从外入,汗出憎风。"或因人体之盛衰,感邪之轻重不同,而或有干呕、咳嗽等,咸宜加味阳旦汤主之。方以阳旦汤三分之二量,取辛苦轻剂解肌祛风、寒温平调,故经曰:"风淫所胜,平以辛,佐以苦,以甘缓之,以酸

收之。"轻剂而治伤风,重剂以治风寒也。阳旦汤系桂枝汤加黄芩而成,方以桂枝为君"善驱风邪"(成无己),"透达营卫,解肌而风邪去"(《纲目》),黄芩为臣,"味苦平,主诸热"(《本经》)而"祛肌表之热"(《本草正》)。二物苦辛寒温合用,相畏而相使也。

配防风"辛温轻散、润泽不燥",助桂枝"发风邪从毛窍而出"(《本草汇言》)。防风,"主大风,头眩痛,通治一切风邪"(《本经》)。治"风邪伤卫,有汗恶风"(《证因脉治》),"为风中之润剂,称治风之仙药(柯琴)。亦"善治偏正头痛,年深不愈"者(《兰宝秘藏》)。且黄芩与防风能"治热风"(《本草汇言》),桂枝与防风相须为用也。

伍黄芪,御风(柯琴:"黄芪为元府御风之关键")、实卫(李杲:"黄芪补三焦,实卫气,与桂同功")、固表(《本草备要》"黄芪生用固表")、"以疏卫气之热"(《本经逢源》)。助桂枝解肌祛风,"且无汗能发,有汗能止"(《本草备要》)。浔防风能御风之复来(柯琴:"防风之善驱风,得黄芪以固表,则外有所卫,风邪去而不复来"),又"能除头目风热,所以防风得黄芪其功愈大,乃相畏而相使也"(李杲)。八物相伍,可谓治伤风之良方也。

(四)临证举例

典型病例1:白某,男,43岁,农民。仲春月,感风邪,头痛、微热、汗出恶风、鼻塞喷嚏,已三日。素有自汗症,虽冬月饭后亦必出汗,脉缓无力,苔薄白。此风邪袭表,卫虚不固,与加味阳旦汤加黄芪防风12g,令服三剂,一日一剂。二诊曰:病去其八,余无他故。复投上方再进三剂,另与补中益气汤加防风继服三剂。未再来诊。次年春节,见而谢曰:"服上方九剂尽,新病愈,自汗亦止,快一年未看医生了"。

典型病例2:刘某,女,38岁,教师。1990年秋9月,得伤风已半月余,曾自服感冒清、病毒灵等诸药,病时去而复来。证见头微痛、微热恶风,时有汗出,鼻塞流清涕,时通时塞,当风、晨起或气温转凉则喷嚏频频,久久不愈。诊时如上证外,伴背微恶寒,唇发少量疱疹,不呕不咳,食欲睡眠尚可,脉一息五至少力,舌尖红、苔薄白。此气虚伤风,卫表失固,与加味阳旦汤再加板蓝根、党参,益气祛风,解时毒而实卫,一日一剂,另服三剂。

二诊云:上证初愈,当风、晨起仍有二三喷嚏,已不恶风,脉舌如前。复与加味阳旦汤加党参板蓝根,桂枝、白芍加至 12g,黄芪 15g,令再进三剂。

三诊云:上证全失,要求善后。与补中益气汤重用黄芪加防风,迭进三剂,病复如常。

上二例皆以补中益气汤善后者,补中气之虚,固卫而御易感也。

二、流感单验方

1. 六神丸治流行性感冒。六神丸具有抗病毒作用。成人每次 10 粒,每日三次,小儿酌情减量,同时配服复方扑尔敏片,疗效则更佳。

2. 白头翁、槟榔、菖蒲、黄芩、常山皆可对抗流行性感冒病毒,而以常山、槟榔为最有效。

3. 大蒜浆 105 份,生理盐水 87 份,混以液悬,滴鼻,每日 3 次,每次左右鼻各 2~3 滴,以防流感。

4. 贯众蓝根汤。贯众、板蓝根、大青叶、野菊花、银翘、薄荷、紫草、桔梗、甘草水煎服,作大锅汤预防药,可根据发病时病症特点而加用它药。

三、咳、喘、哮

1. 百咳灵方论及随证施治

百咳灵,系白老业医 70 余年经验临床总结而成。方由仲景麻杏甘石汤合程国彭之止嗽散加减而成,为临床一证一方而治诸般咳嗽之良方。

(1)方药组成:蜜麻绒 4g、杏仁 10g、石膏 40g、炙草 6g、紫菀(蜜)20g、百部(蜜)20g、白前 12g、桔梗 12g、半夏 10g、鱼腥草 30g、大青叶 30g,十一物组成。上量为成人一般用量。

方歌:百咳灵中麻杏膏,紫菀百部白前调,甘桔半夏鱼腥草,大青加入诸嗽消。

(2)煎服法:上十一物用无氯水浸渍 30 分钟后,武火煎沸,文火再煎

12 分钟左右,取汁入清水再如法三煎,共得药汁约 1000ml。分六次,每次 160ml,一日三次温服,忌辛辣刺激物。

(3)方解:方中蜜麻绒功在润肺、宣肺、平喘,不致发汗,用量:成人一般为 4~6g,表寒甚者,可用麻绒以发汗。

石膏(打细):清泻里热,与麻绒合用为宣肺清热之妙品。若麻黄用量配伍得宜,四季皆可服用。石膏用量一般成人 40~60g,即麻膏用量之比为 1:10,热甚者(高热)可用至 1:20,寒偏甚者可为 1:5。可据寒热之偏盛而调其量。

杏仁(去皮尖):润肺平喘,用量 10g。

蜜紫菀:温而不热,润而不燥,所以寒热皆宜,凡寒痰蟠踞,浊涎胶固,喉中有水鸡声者,尤为相宜。

蜜百部:治肺热咳嗽,消痰定喘,一味取汁浓煎,可愈 30 年嗽,凡咳皆肺气上逆,非此莫治。

白前:甘微温无毒,能泻肺下气,降痰止嗽,为定咳止嗽之主药,绝无留弊。

桔梗:开宣肺气,祛痰宁嗽。药理谓:"祛痰作用,强于远志。"与甘草合用名甘桔汤,有利咽祛痰作用,治咳唾咽喉不利,伤寒用以治少阴咽痛。

半夏:苦温降逆而祛湿痰,伍石膏而不燥,对咽喉痛有缓和作用。今半夏甘草石膏同用,不仅不致生燥,唯为降逆祛痰不可缺少之药。

大青叶:味苦大寒无毒,对预防上呼吸道感染,急性肺炎及慢性气管炎有良效。笔者临床,凡病毒性(舌上乳突增生)感染而咳者,非此莫孰,凡咳嗽喉痒者,必倍而用之,无不获效。

鱼腥草:味辛寒,为治上感之要药。因鱼腥草有抗菌、抗病毒、利尿作用,还有镇痛、止血,抑制浆液分泌,促进组织再生等作用。

临证举例:患者阳某,女,42 岁,三台断石乡人,1988 年 10 月 16 日诊。时患咳喘,呼吸急促,喉中鸣响,时有恶寒、汗出,每遇烟味咳喘加剧,诊得舌质红,苔薄少津,脉象偏大,此外寒内热,肺失宣降,拟百咳灵方按法煎服,嘱忌辛辣。一剂诸症大减,续进二剂,唯喉间有声,咳痰清稀,原方去石膏、大青叶,加射干 10g、细辛 5g、干姜 6g,又三剂咳喘平复,喉亦无声。因病多年,反复发作,虑其体虚,易复发,继以二陈汤合香砂六君子汤善后。次年 12 月 10 日因感冒就诊,询其咳喘未再发作。

(4)临床加减举隅:本方凡因风寒热湿燥、病毒、过敏而致者,皆可随证加减治之,可十全八九,现举隅如下,以启其用:

风热,咳嗽咽痛可加银翘、马勃,清热解毒,马勃有抗菌作用,有清肺利咽,解毒功效。能治喉痹咽痛,咳嗽失音,或加蚤休、野菊,因蚤休有平喘止咳、抗菌作用,能治喉痹、慢性支气管炎,扁桃体炎。野菊,有抗病毒、抗菌作用,能预防感冒,对治疗呼吸道炎症有良效。

风寒兼鼻塞嚏涕而咳者加辛夷、苍耳、克敏散(笔者自拟方);风寒湿而兼恶寒头身痛者加柴葛以解肌;背冷而咳(阳气偏虚)加细辛、泡参以温散补气;素有痰饮,加姜、细、五味以温散寒饮;咳而失音加蝉蜕、胖大海,散风清热而疗失音;咳痰黄稠加瓜蒌壳、黄芩清热以治热痰;干咳无痰,舌红少津加沙参麦冬或合桑杏汤加减;胸闷气紧加蒌仁、厚朴宽胸涤痰快气;咳而胸痛合小陷胸,甚者合千金苇茎汤加青黛;咳引腹痛加桃仁、芍药;咳而遗尿加茯苓、五味;咳引头眼胀痛加夏枯、野菊;咳而手足心热合泻白散加知母、连翘;咳而喉间有声加射干细辛;哮声明显加椒目、葶苈、蝉蜕;痰多色白,苔厚腻加苍白术;遇烟及冷热刺激而咳加克敏散;痰多痰鸣加矾贝散;咳而呕逆加杷叶,甚者加赭石,咳而衄血加白茅根、桑白皮;多汗加竹叶、小麦。

2. 过敏性哮喘奇效案

患者罗某,女,57 岁,原绵阳肉联厂医务室医生,患定时发作性哮喘 36 年,曾多方治疗未愈,于 1991 年 5 月 24 日初诊。

主诉:36 年前哮喘不明原因而发,经治疗症状控制后,随即每年 4、5 月,8、9 月每晚下半夜约 0~4 时哮喘发生,发后喘不得卧,必服氨茶碱类药,约经四小时后而徐徐缓解,昼日如常人,翌晚又按时复发,如此折腾了 36 年,屡经省市医院检查,诊断为过敏性哮喘。虽经多方治疗,哮喘仍按季定时发作。近 1 个月来,每夜发作,已延数医,均未好转,今特延治。诊时,呼吸正常,面呈痛苦表情,体质一般,自觉精力欠佳,饮食二便无异,查:脉一息五至稍弦,苔薄白,不渴不燥。此哮喘定时(亥、子)而发,脉弦,乃病在少阳"发作有时"也;发作后有如常人,必晚间而发,似室窒或尘螨之过敏所致。拟和解少阳、抗过敏之柴胡克敏方。

处方:柴胡 12g,连翘 30g,紫荆皮 50g,紫草 30g,大枣 30g,炙甘草 15g,地龙 12g,白芥子 15g,苏子 10g,水煎取汁 600ml,六次分服,一日三次。嘱忌鱼虾海类。

方义简析:病"发作有时",且时在亥、子时,以时间论,乃三焦胆经气旺之时,有时者,病在少阳也。《伤寒论》144 条:"……发作有时,小柴胡汤主之。"故方取小柴胡汤之柴胡、黄芩(改用连翘)而清少阳三焦之邪热,柴胡清少阳气分之邪,连翘清少阳血分之郁阳(《药品正义》云:"连翘总治三焦之火……但连翘治血分功多,柴胡治气分功多")。以期缓解定时发作;紫荆皮有抗过敏之功;紫草、大枣、甘草三物亦抗过敏,凡接触或嗅感而发之漆疮、皮丘疹、瘾疹、喘满等,服之皆能速效。苏子、白芥、地龙降气祛痰平喘。

5 月 26 日二诊云:服上方一剂,夜仍有发作,但发作时间由已往四小时缩短为两小时,经服小量氨茶碱类药而止喘,但喘止后出现头闷痛,以两侧太阳穴为甚,经自用热水冲洗太阳及项后哑门穴数分钟而痛止。诊得:脉仍弦缓,苔薄白腻,兼脘痞胸闷,此夹湿阻中,治不更法,中湿兼而治之。处方:柴胡 8g,连翘 30g,紫荆皮、紫草各 30g,大枣 10g,炙甘草 10g,白芥子 10g,苏子 10g,地龙 12g,煎服同前,尽剂再诊。另以藿香 15g,佩兰 20g,草豆蔻 5g 泡开水频服以治夹湿。

5 月 28 日三诊云:服上方后,哮喘已两夜未发,昨夜下雨,已往逢气候突变必发之惯例,亦未再发,且熟睡了 5 个小时,并喜说:"这是我 30 多年来四五月第一次睡过这样的好觉,真是奇效啊!"诊得:面得喜悦表情,苔仍薄腻,脘仍微闷不适,余无异常。药既投方,拟原方再进。仍内服克敏方与理湿泡服方各一剂,令尽剂再诊,以资观察。

5 月 31 日四诊云:服上二方,连夜来哮喘未再发作,昨夜突发头昏,鼻涕、喷嚏不断,经自我热洗哑门穴后,症渐消失,两夜如此,昼日稍轻。诊得:苔白,脉浮缓。此偶感伤风(西医谓之过敏性鼻炎)也,与加味桂枝汤以治伤风,仍克敏方加味控制哮喘。处方:①桂枝、白芍各6g,黄芩10g,苍耳8g,防风6g,花粉10g,炙甘草6g,姜、枣各6g,水煎,一日三次尽服。忌油腻。②紫草30g,紫荆皮30g,大枣20g,炙甘草10g,连翘20g,苏子、厚朴、杏仁各10g,令服三剂,两日一剂,日三服。

6月9日五诊云:服一方尽剂嚏止,二方三剂,数日喘未复发,已如常人。查:脉缓而有力,舌、苔无异变,余无他证。病既初愈,当增强抗力,预防感冒,拟固表实卫,控制哮喘复发。处方一:黄芪20g,防风、白术各10g,党参、茯苓各20g,陈皮、半夏各10g,桂枝、白芍各5g,炙甘草6g,生姜10g,令服三剂以固护卫表。处方二:紫荆皮40g,紫草30g,大枣20g,炙甘草20g,三剂水煎服,早晚各一服,以防哮喘复发。

6月15日六诊云:服上方各三剂尽,哮喘已未再发,仅时有轻度鼻塞,阵性气短,伴手足心烧,以夜间为甚,口干欲饮。查:脉细偏快,舌红少津。此肾阴不足,肾气亦虚,拟滋肾纳气之都气丸,处方:五味10g,生地10g,淮山20g,山茱萸15g,茯苓20g,泽泻、丹皮各10g,苏叶(散表解郁)20g,令服三剂,仍服用克敏方五剂,早晚各一服。嘱服后无症状体征,便可停药。

1992年5月患者坐骨神经痛,来门诊进行推拿治疗云:经去年六月停药,不仅夜间及八九月哮喘未发,且体重增加,已发胖了。

按:上述30余年之过敏性哮喘,实属难治顽症,予自拟克敏方坚持服用近一个月并"随证治之"而告愈,亦属"奇效"。笔者认为:①克敏散中之紫草、紫荆皮、大枣、甘草四物,除甘草含有激素样作用外,余药单味或复方之药理,尚未发现抗过敏之据证,且用之显效。②本例治愈之主要是:主证不变,主方亦不变,同时坚持服用其方,兼证则"随证治之",故定时(亥、子)发作而用小柴胡,喘加苏子、厚朴、杏仁,伤风合桂枝,夹湿合芳化,固表实卫合玉屏风,肾阴(气)虚合都气丸等。③笔者临床,凡见过敏性之药疹、漆疮等,皆与克敏散,兼证随证治之,每获良效。

3. 加味二陈汤治疗晨咳

咳嗽气喘,尤以早晨为甚,中医认为是脾虚,胃有宿食积滞。在临床上应用加味二陈汤治疗晨咳,效果显著,一般 3~6 剂即愈。处方:姜半夏 6g,陈皮 9g,茯苓 12g,甘草 3g,神曲 10g,谷芽 10g,麦芽 10g,山楂 10g,冬花 6g,鸡内金 6g,水煎服,每日一剂。

典型病例:陈某,男,56 岁,三台灵兴乡人,1976 年 3 月 12 日诊。反复咳嗽,晨起加重已 2 年,他医用甘草片、美沙芬、舒喘宁止咳镇静、平喘,药时有效,药后如故,改用止嗽散、桑杏汤,其效仍不佳,经人介绍,求吾诊治。诊时咽痒咳嗽,咳吐少许黏痰,痰出咳止,稍许又作,伴脘胀食少,诊得舌淡,苔薄微黄,脉弦濡。思虑良久,咳嗽晨重,脾虚失运,脘胀苔腻,胃中积食。拟健脾化痰,消积和胃。处方:陈皮、防风各 10g,茯苓、姜半夏各 15g,谷芽、神曲、鸡内金、山楂、款冬花各 20g,炙甘草 6g,水煎,两日一剂。两剂后复诊,平时不咳,咽亦不痒,脘胀减轻,唯晨咳未减,苔仍薄腻,脉象如前,药已对症,法不另辙,依前方去防风、山楂,加竹茹 10g、白前胡 20g,继进 3 剂。3 月 21 日三诊,述其平时未咳,晨亦未咳,脘已不胀,但食味稍差,食量未复,即予香砂六君子汤善后而愈。

按:咳嗽本在肺,但又关于胃,经曰:"五脏六腑皆令人咳",故咳嗽为临床常见病,治之易亦难,尤其晨咳治之更难。中医论咳有脾为生痰之源,肺为贮痰之器,晨为脾胃主时,脾虚失运,痰浊自生,胃虚食滞,浊哕自逆,故晨咳乃责之脾胃。本案以二陈汤健脾燥湿化痰,加楂、曲、谷芽、鸡内金消食和胃降逆,防风、款冬花祛风解痉止咳,病去咳止,又用香砂六君子汤善后固本,此理法方药合拍,故晨咳自愈。

四、支气管哮喘

1. 甘草　甘草具有肾上腺皮质激素样作用,临床证实甘草能减少对它的刺激,故对治疗支气管哮喘有效。甘草粉 5g 或甘草流浸膏 10ml,每日 3 次,治疗慢性顽固性支气管哮喘,症状均在 1~3 天消失或改善,支气管笛音亦于 11 天完全消失。

2. 地龙　营养丰富,味道鲜美,既可食用又可药用。地龙性寒,味微咸,具有解热、降压、定喘、镇静等作用,能宽胸、化痰、平喘。用广地龙、葶苈子、天竺黄各等量,研细末,每服 3g,一日三次,对哮喘发作有缓解之功。地龙炒鸡蛋可降压;地龙炖冰糖治咳喘;地龙小葱汤治产后乳汁不足。

3. 沉柏散　由沉香 1.5g,侧柏 3g,研末睡前顿服,治疗支气管哮喘。

4. 外贴方　木鳖 7 个,杏仁 1.5g,为末,调鸡蛋清。先涂布上贴足心,十五小时不下地,取下。轻者一剂,重者三剂,用药后,次日见效,治疗期间不抽烟、不喝酒、不吃梨,忌房事三天,忌生气。

五、慢性支气管炎

1. 五味子鸡蛋　取五味子 250g,红皮鸡蛋 10 个。将五味子放入瓦器内,加水煮沸 30 分钟,待药汁凉透,放入红皮鸡蛋,置阴湿处,浸泡 7 天,每日早晨取鸡蛋 1 个,煮熟后服食,10 天为一疗程。

2. 苦桔丸　苦参、桔梗按 7:3 比例研粉,水泛为丸,每次 3g,每日 2 次,10 天为 1 个疗程。

3. 痰饮丸　组成:苍术 90g、干姜 30g、附片 45g、肉桂 30g、白术 90g、甘草 45g、苏子 60g、白芥 45g。方歌:痰饮丸即养亲汤,二术桂附草干姜;肾阳虚甚偏重者,慢性气管炎效强。

4. 蜂房鸡子煎　蜂房具有温肺肾,纳逆气之功,除止咳化痰平喘外,还能催眠,增加食欲,不仅高效,而且速效,确是一味价廉物美的止咳化痰良药。每用蜂房末 3g(小儿酌减),鸡蛋一只(去壳),放锅内混合,不用油盐,炒熟,饭后一次服用,每日 1~2 次,连吃 6~7 天,可获满意疗效。

5. 蜂房麻黄粉　用露蜂房 100g,川贝母 30g,炙麻黄 10g,研成粉末,每服 6g,每日 3 次。能祛风解痉、止咳祛痰平喘。

6. 强肺丸　方药:白术、山药、南星、半夏、黄芪、远志、麦冬、沙参、补骨脂各 3 份,川贝、大贝各 1.5 份,为丸。以上为一日量,分三次口服,防治老年慢性气管炎。方歌:强肺丸治慢支炎,芪术山药星夏全,沙参远志补骨脂,川贝大贝等量参。

典型病例:辛某,男,43 岁,三台大修厂工人。1973 年 3 月 11 日诊。

患咳喘 5 年余,遇天气变化症状加重,西医检查诊断为"慢性支气管炎",仅发作时对症治疗,病终未愈,常为此烦恼,数寻中医根治,亦未能如愿。经好友介绍求白老诊治。诊见形体偏瘦,阵阵咳嗽,黏痰难咯,面红气喘,舌质淡,苔薄腻,脉沉细弦。此乃脾肺气虚,痰阻肺络,拟健脾强肺,祛痰止咳法治之。先用强肺丸改水煎服,两日一剂,日服三次。5 剂后咳痰止,喘亦减。为方便服药,将药制成丸剂,每次一丸,日服三次。嘱其若有明显感冒停服,待感冒愈后再服,坚持 3 个月为一疗程。秋末冬初因胃脘痛就诊,询其咳喘未再发,且很少感冒,经 X 线胸片示气管炎已愈。

按:慢性支气管炎是临床的一种常见疾病,多因感冒后咳、喘、痰加重,若治不彻底,多发展为肺气肿、肺心病。白老自拟强肺丸,方中黄芪、白术、山药益气健脾强肺,提高人体免疫功能,胆南星、法半夏、远志祛痰止咳,沙参、麦冬、贝母补肺平喘,补骨脂补肾纳气,全方共有健脾、强肺、祛痰止咳、纳气平喘作用,故用治慢性支气管炎多获良效。

六、肺气肿

(一)肺胀汤

组方:枳壳 6g,米壳 6g,诃子(捣烂)6g,五味子(轻拭)10g,葶苈子 12g,猪肺一具。

用法:先将猪肺洗净,切成条状,将以上五味中药用纱布包好,连同猪肺一并置于砂锅内,加水 1000ml,用文火煎煮,待猪肺熟烂,药液煎剩至 300~500ml 时,取出药包,食猪肺喝汤(吃时不加盐或酱油,可加入适量香油调味)。

(二)皂荚丸

皂荚 250g,刮去青皮,涂以芝麻油,置火上烤焦黄,研为细末,炼蜜为丸,每丸 9g 昼夜服 4 次,每次一丸,以枣膏和汤(大枣 30g,煮烂去皮核)送服。

按:本方主药皂荚,味甘性温,入肺与大肠二经,功专涤痰开窍,且有通便之能,使表里通畅,肺气得降,故痰浊胶黏,阻塞气道非此药不可除,白蜜为丸,枣汤送服,缓药性之烈以护胃。

肺胀汤加减方药:麻黄 6g、皂荚 6g、五味子 10g、葶苈子 10g、枳壳 10g、诃子 10g、太子参 20g、法半夏 15g、厚朴 10g。

(三) 典型病例

胡某,男,63 岁,绵阳塘汛人,1992 年 11 月 16 日诊。咳喘胸闷反复发作已 6 年,时时咳吐浓痰,每待痰出,咳暂缓,咳时气紧,喉中有声,伴头晕乏力,食纳不香,诊时见形瘦色黄,舌质淡黯,苔腻,脉沉弦,胸片示:肺气肿。西药祛痰、平喘、镇咳,其效不佳,寻求中医,分析此为脾虚而生痰湿,阻于肺也。方用肺胀汤加减方,嘱服三剂,忌风寒、油腻。

二诊:自述药后喘、咳、痰症均明显减轻,唯头晕乏力,食纳不香仍存,且试荤食后便溏,膝软,舌脉如前。此年过花甲,肾气必亏,今咳嗽气升,食少倦怠,病根在肺脾。然气之所以升者,即肾虚不能藏纳于肺也,食荤油便溏膝软者,是肾衰不能蒸运于脾土也。治当补肾健脾生金,前方加山药 30g、补骨脂 30g、干姜 10g,续服五剂。

三诊:患者喜曰:"服二诊四剂咳、喘、痰症已失,胸亦舒畅,食纳有味,大便正常,现仅有稍感乏力,不耐劳累。"查见舌质稍黯,苔薄有津,脉沉细。此病虽去,肾亏未复,拟五子衍宗方加丹参 20g、川芎 20g、南沙参 30g,嘱服 10剂以固本善后。

七、肺痈

(一) 丹参茅根汤

丹参、白茅根各 30g,水煎分 2 次服,每日一剂。治肺痈,经临床服 9 剂即可治愈。

(二) 苇芙鱼桔汤

即苇茎汤加芙蓉花、鱼腥草合桔梗汤加减。

1. 肺热型 采用清热解毒,化瘀排脓法。芦根 10g、苡仁 10g、冬瓜仁 10g、桃仁 6g、桔梗 6g、甘草 3g、芙蓉花 10g、鱼腥草 30g,水煎,分 3 次服。

2. 肺虚型 采取补肺养阴,兼清脓毒法。用沙参麦冬汤合苇茎鱼桔汤加减。沙参 10g、麦冬 10g、冬瓜仁 10g、苡仁 10g、芦根 15g、桔梗 6g、甘草 3g、鱼腥草 30g、芙蓉花 10g,水煎分 3 次服。

八、结核

(一) 肺结核

1. 补肺弥洞丸 白及 10g、老檀香 10g、生箭芪 5g、五倍子 4g、虫草 4g、百合 6g、花粉 6g、僵蚕 5g、知母 5g、桔梗 5g、骨皮 5g、甘草 6g,共为末,水泛为丸,早晚各服 2 丸,温开水送服,连服 2~3 个月。

2. 僵蚕白及粉 僵蚕、白及各等分,共细末,每次 6g,每日 2 次。

3. 单味药应用

猫爪草:30g,煎服一日,服半年可愈。

白及:可治空洞型肺结核。

桃仁:对结核杆菌有抑制作用。

五灵脂、百部:有抑制和抗结核作用。

(二) 骨关节结核

全蝎二地丸:全蝎、地龙、土鳖虫各等份,研末,水泛为丸,每次 3g,每日 3 次,对治疗骨关节结核、淋巴结核、血栓闭塞性脉管炎等均有较好效果。

(三) 肾结核

二夜白百饮(验方):夜关门 30g、夜交藤 30g、白及 15g、百部 12g、连翘 12g、猫爪草 30g、昆布 15g、海藻 15g、川贝 6g、小蓟 12g、夏枯草 30g。煎服,2 日一剂。

加减:

1. 尿血,加旱莲草、茅根、红藤。仅有红细胞,加大小蓟、连翘用量即可。

2. 腰痛,加杜仲、续断。

3. 巩固疗效（尿血及红细胞已消失，无明显自觉症状者），加人参、黄芪、淮山、鸡内金，以补土生金，金旺生水，达到恢复和巩固。

（四）颈淋巴结核

猫贝海藻汤：玄参、贝母、生牡蛎、昆布、海藻、猫爪草、柴胡、夏枯草、文术煎服，每2日一剂，30日为一疗程。已溃，加黄芪、银花、白芷、白及，服至结节消散为止。

（五）瘰疬治验

颈项瘰疬，西医学称为颈淋巴结结核、慢性淋巴结炎，民间俗称"九子羊"或"九子烂疡"。散在发生于医学不发达、经济文化落后的山区农村。患者常因经济困乏，流连失治而经年累月长期不愈。本病初起结块如豆，数目不等，无痛无热，继则渐大串生，累累如珠，久则微觉疼痛，结块相互粘连，推之不移。破溃则脓水稀薄，此愈彼起，久不收口，严重可形成瘘管，故又名鼠瘘或老鼠疮。笔者在医疗实践中，应用蝼蛄鸡蛋食疗，治愈颈项瘰疬多例，现于此介绍，致诸同道。

1. 方药及服用法

（1）内服：取活蝼蛄一只（置凉开水中洗净），鲜鸡蛋一个。先将鸡蛋捣一小孔，然后将蝼蛄置于蛋内，用纸封固（让蝼蛄在蛋内活动），置蛋于炭灰火（微小火）中，待蛋烧熟后取出，去壳吃蛋，以淡盐汤或白汤，或夏枯草汤、海带煎汤送服均可。每日一次，疗程不拘，以服至脓尽核消，痊愈为止。

（2）外治：带壳蝼蛄七个，生取肉，入丁香七粒于壳内烧过，与肉同研，用纸花贴之（贴核上，敷料固定）。整个治疗期中，凡瘰疬消散迟缓或消散不尽，皆可外贴，一日一换或二日一换，以贴至瘰核消尽为止。

2. 典型病例 患者朱某，男，34岁，三台县长平乡5村3队农民，1978年前右耳下颈部生一小核，不红不痛，推之可移，便认为是个体瘦弱，未予重视，一两个月后颈两侧瘰核增多，大小串生粘连不移，有疼痛感（腋下无），始去某医院诊治，诊断为颈淋巴结结核，曾注射链霉素，口服异烟肼2个月，无明显好转，1986年求诊时颈部肿大，转侧不适，两侧结块约十余枚，大小不等,结块粘连,推之不移,睡眠饮食尚可,二便无异,令服上方。经坚持服至 1 个月,核渐消,服至 2 个月后,结块基本消尽,两侧尚有三处结块,小如蚕豆,质软能移,嘱外用法贴之。一周内消尽,又继服 1 个月。1988 年 8 月随访结果,无结块复生,病告痊愈。

按: 据《中药大辞典》载,蝼蛄咸寒,无毒,有利水通便、治瘰疬恶疮作用。《纲目》通石淋,治瘰疬。《救急方》治颈项瘰疬。鸡蛋成分,众所周知,含高蛋白和维生素,是高级营养品。笔者认为二物之所以能治淋巴结核,可能与高蛋白、维生素作用有关。本例已患病近十年,结块虽无破溃,症状尚属典型,经连续七十天治疗,获效满意,本疗法有简、便、廉、验特点。

九、鼻病

(一) 鼻炎涂剂

组成:苍耳 25g、辛夷 50g、白蜜 150g。

制法:苍耳子,焙成深棕色后研末,辛夷(净)研末,合用酒精浸提取成干燥粉。取白蜜溶化(60℃)后入上药粉,搅匀成糊状,瓶装备用。

用法:先洗擦净鼻腔,用棉签蘸药糊涂鼻腔内,一日三次,2 周为一疗程。

主治:萎缩性鼻炎。对鼻炎、鼻窦炎、慢性鼻炎、变态反应性鼻炎、急性副鼻窦炎均有效果。

1. 苍耳子 治疗变态反应性鼻炎、慢性鼻炎。①内服:苍耳子焙黄研末,每次 3~5g,每日 3 次,连服 2 周。②外用:取苍耳子 30~40 个,捶破,入小铝杯中,加麻油 10g,文火煮开,去苍耳,待冷后入瓶备用。用棉签涂鼻,每日 2~3 次,2 周为一个疗程,临床症状可以完全消失。

2. 辛夷 治疗鼻炎,取辛夷 50g 碾碎后,用酒精浸泡 3 天,过滤,滤液加热蒸发浓缩成黏稠状浸膏,以 20g 无水羊毛脂混合调匀,再加凡士林 100g 调成软膏。用时以 12cm×3cm 的油纱条,填入腔内,或以棉条浸泡后塞鼻,一日一次(换),十次为一疗程,收效明显。

3. 蜂蜜 治疗鼻炎、萎缩性鼻炎和鼻窦炎,用以涂鼻腔后,嗅觉可在

8~20天完全恢复,萎缩恢复正常。

病案举例:梁某,男,45岁,三台柳树乡人,1985年10月17日诊。鼻塞流涕,遇冷或热加重,尤遇冷风为甚,伴头晕、记忆减退已3年余,经耳鼻喉科检查诊断为"过敏性鼻炎",用麻黄素滴鼻其效不著,他医用桂枝汤、苍耳散治之,服药时有效,但停药如故,常为此烦。经人推荐,访白老诊治,诊时症如前述,说:"久久不愈,伤透了脑筋",诊得舌淡,苔薄,脉沉弦。即予"鼻炎涂剂",嘱其每日涂擦三次,先用一周候其疗效。

一周后二诊,告之曰:"涂药第四天始已见效,现鼻已不塞,涕亦很少,唯遇冷风稍有发作。"诊得舌脉如前,头有时晕,续以"鼻炎涂剂"2周,为巩固疗效,医治兼症,拟桂枝汤加柴胡10g、防风15g、乌梅20g、黄芪30g调营固本,兼抗过敏,嘱服5剂。次年4月20日因胃脘痛求诊,询其鼻炎至今未发。

(二)过敏性鼻炎

1. 人参汤　临床对脾胃虚寒的过敏性鼻炎患者,从阴阳、虚实、寒热、燥热等方面考虑,用人参汤治疗该病,疗效显著。本病的外因有花粉、寒冷等致敏源,但关键是内因,由于生活环境、饮食等因素的变化,致使脾胃受伤,如湿气内生、食欲减退便溏、腰部酸软,易疲倦、苔白润等临床症状则先后出现。其次是脾胃与肺的关系,脾胃乃肺之母,"肺主气",其气来源于大自然的空气及饮食的水谷之精气,通过脾胃的转化作用运输到肺,脾胃虚弱,首先影响肺,为母的脾胃虚寒,水谷之精气不升,使子肺亦变虚寒。肺开窍于鼻,虽然一般认为"肺主皮毛",但当肺气不足时,宣发作用失调,引起卫气虚,遂至营卫不和,易发生皮疹。正如上述,出现鼻流清涕等肺气虚的症状,其根本原因是后天之本的脾胃问题,依照《难经》的"虚则补其母"的治疗原则,认为脾胃虚寒宜调补中州,故投与人参汤。

人参汤有温中去寒,补气健脾的作用,可治疗中焦虚寒等证。本方组成为人参、白术、干姜、甘草四味。干姜温中散寒,白术健脾去湿,人参补气益脾,甘草和中补土,整个方剂的作用温补脾胃,是治疗中焦虚寒的重要方剂。服用本方后,能恢复脾胃阳气,增加食欲,二便正常。水谷之精气不足是全身疲倦的原因,脾气升健,肺气宜降,鼻清涕消失,宣散作用恢复;脾胃气血旺盛,能耐寒暑,皮疹消失;肃降功能恢复,清阳上升,浊阴下降,小便自利。

本方为一日一剂,煎服,一般十五剂左右即可奏效,咽痒、目痒、鼻流清涕等症状消失。

2. 克敏辛防汤(验方) 紫草、甘草、紫荆皮、大枣、辛夷、防风、白芷、薄荷、蝉蜕。随证加减:

(1)反复发作加黄芪、白术;

(2)鼻鸣加桂枝、白芍;

(3)鼻塞加细辛桂枝,温通鼻窍;

(4)喷嚏特多加地龙,重用蝉蜕镇嚏;

(5)鼻涕量多加五味子、乌梅敛肺止涕;

(6)浓涕中带血加沙参、白茅根。水煎服,一日一剂温服,忌海鲜、高蛋白。

3. 单味药

(1)辛夷花:辛夷花 3g 放于杯中,以开水冲,闷浸 5 分钟左右,频服,每日 1~2 剂。

(2)苍耳子:①取苍耳子 30~40 个,捣破,放入洁净的铝杯中,加麻油 90g,文火煮沸去苍耳,待冷后装入小瓶中备用。用时以棉签蘸药油涂鼻腔,每日 2~3 次,2 周为一疗程,治慢性鼻炎有较好效果。②取香油 30g,放锅内烧沸无沫后,加炒苍耳子 15~20 粒,将苍耳子煎至黑色焦状为止,再用布过滤备用。使用时,以过滤的苍耳油浸泡纱条,放置在双下鼻甲上,隔日或一日一次。

(3)蜂蜜:适量,先用温开水将鼻腔内结痂和分泌物洗净,充分暴露鼻黏膜后,再用棉签蘸蜜涂鼻腔患处即可。每日早晚各一次,至鼻腔内无痛痒,无分泌物及结痂,嗅觉恢复为止。亦可加服沙参麦冬汤,治疗萎缩性鼻炎。

4. 慢性鼻炎

(1)苍耳子油治慢性鼻炎:取苍耳子 30~40 个,轻捶破后,放入小瓷杯中,加麻油 50ml,用文火煎开,去苍耳待油冷后,装消毒瓶备用。用棉签蘸油涂于鼻腔内,每日 2~3 次,2 周为一个疗程。

（2）鼻窦炎（鼻渊）方：柴胡、黄芩、胆草、板蓝根、苍耳、黄连、夏枯草、甘草等药，水煎三次去渣，浓缩后加冰片 0.6g，装瓶备用。每日睡前滴入鼻窦内。鱼腥草（鲜）100g 煎服，并用鲜鱼腥草捣取汁滴鼻。

5. 鼻息肉散

（1）外用方：组成：硼砂 5g、水蛭 10g、猪胆 10g、冰片 0.5g。用法：共为细末，过 100~120 目筛备用。用竹或麦管撮药末吹息肉黏膜上，每日 2 次，一周为一疗程，直至息肉消散为止。

（2）内服方：柴胡桑菊饮加减：小柴胡去半夏、大枣，加夏枯草、白芷、桑皮、花粉、三棱。桑菊饮加夏枯草、白芷、花粉、三棱。每 2 日一剂，连服一周，并随证治之。

※ 第二节　心　与　小　肠

一、验案二则

（一）心动过速

患者，石某，男，37 岁，患前系拖拉机司机，四川江油市方街乡七村人，1989 年 12 月 13 日初诊，门诊号 0090824。

主诉：心跳、心慌已半年，伴头痛、乏力、半年前因开拖拉机不慎摔伤而胸闷气短，头昏、头痛，上下肢多处擦伤，经治疗，创伤愈合，胸闷气短好转，仍头痛乏力，相继出现心跳心慌，经某医院检查诊断为：外伤性心动过速。曾服西药不见好转，近月来心跳心慌加重，动则更甚，食少乏力，头痛，手足发凉，特来绵求治。

诊时由该父偕同，病者表情焦虑，面黯白少华，心跳心慌，食少乏力，口干苦，查脉沉涩，心搏每分钟 136 次，舌紫黯，苔白薄腻，二便无异常，夜少眠而梦多，诊断：心悸怔忡，证属心脉瘀阻，拟活通心瘀，镇心安神，方用血府逐瘀汤加磁石，处方：赤芍 20g、桃仁 5g、当归 10g、干地黄 12g、红花 3g、枳壳

10g、桔梗 10g、川芎 6g、柴胡 10g、川牛膝 10g、磁石（打）10g、炙甘草 10g，令服 2 剂。

二诊：12 月 16 日，仍与其父来诊，云：服上方 2 剂，心跳心慌大有好转，头痛如前，心情稍畅，活动较前有力，但不敢参加劳动，查脉沉缓无力，心搏每分钟 96 次，舌紫苔薄白腻，药既投方，拟不更法。原方以续通心瘀，加党参 30g 以养心气，载血行而辅正。令服三剂。

三诊：12 月 20 日，独自来诊，云：服上药三剂，不再觉心跳心慌，情畅神悦，能参加家务劳动，头痛无甚好转，睡眠尚可，仍食少，查脉沉缓有力，心搏每分钟 84 次，舌红稍深，苔白薄腻，心悸既宁，唯头痛不减，虑为脑震荡后遗头痛而兼湿阻。改为柴胡细辛汤通脑止痛，加磁石 30g 治心跳，苍术 8g 燥湿强脾（注：柴胡细辛汤，可活血行瘀，通脑止痛，主治脑震荡后遗头昏头痛。原方：柴胡 10g、细辛 3g、当归 10g、川芎 6g、薄荷 10g、半夏 10g、土鳖 8g、丹参 20g、泽兰 10g、黄连 6g），令服三剂。1990 年 2 月 21 日感冒咳嗽不解来诊，询知心悸病愈。

按：心动过速，属中医心悸、怔忡，本证因摔伤引起。摔后胸闷气短，心脉伤而心血瘀阻，心失以荣，故心跳心慌，心率 130 余次；摔跌伤脑，故头昏头痛，久之脑脉瘀滞，则久痛不去；心脉阻滞而气不达，故乏力肢凉。舌紫红脉涩，血瘀之征；苔白薄腻，湿滞之象。本证属血瘀阻络为患，病重于心，故首投治通心瘀镇心安神之血府逐瘀汤加磁石，五剂而心跳愈。脑阻次之，再投通脑止痛之柴胡细辛汤，更加苍术燥湿强脾以除苔腻，三剂诸病如失。

（二）心神经官能症案

患者，陈某，男，42 岁，三台长坪乡四村二队农民。1989 年 7 月发病（起因不详），开始突觉两手臂内侧麻木如触电样，迅急沿手臂内侧（中后缘）至锁骨窝而下至胸心，顿觉心紧（闷乱）急（如悬似痛非痛）难忍，倾刻汗出淋漓，约一分钟后缓解，后觉神疲乏力，一日方疏，无分昼夜，一日一次或间日三日皆无定时，近一个月来，频繁发作，经某医院检查诊断为心神经官能症，曾服西药无效，仍时有发作，特求中药治疗。

1989 年 9 月 19 日诊。诊时,精神欠佳,语言清楚,表情忧郁,头昏,睡眠不好,心微烦,悸不明显,饮食二便正常。查:六脉沉细无力,舌质淡,苔白薄,证属心营不足,心及心包脉络失养,故手臂内侧中后缘发麻,迅及胸心;心失营濡则心系紧急而心悬难忍,致迫心液外溢而汗出淋漓,营气郁而忽通忽滞,故时作时止而表情忧郁,治以补益心营,解郁缓急,方用甘麦大枣汤加白芍、苏梗。处方:炙甘草 20g、小麦 30g、大枣 20g、白芍 30g、苏梗 20g,令服 2 剂,水煎远食服。1989 年 11 月 5 日因感头痛再诊,询之,2 剂后近两个月未再复作。

按:甘麦大枣汤系《金匮要略》方,为治妇人脏躁而设,临床用以治疗神经官能症、癔病有较好效果,本病虽系心神经官能症,亦用之。方中甘麦大枣养心安神,和中缓急,更佐芍药酸收益阴和营,配甘草则酸甘化阴以缓心系之急,苏梗理气和血,宣行心脉之郁(注:《药品化义》云:"苏梗,能使郁滞上下宣行,凡顺气诸品,唯此纯良")诸药合用,使营调郁宣,心营足而心急缓解,故中鹄而愈。

二、神经衰弱(失眠)

神经衰弱多因心脾虑损,心肾不交,痰瘀痹阻而致。其病因病机多责之心脾肾虚损或失调者居多,神经衰弱(失眠)表现不一,有的通宵不眠,有的虽睡梦多,不能熟睡,或一夜反复醒睡几次,白天头昏,精神萎靡,思想不集中,有的并发阳痿、早泄、梦交等症。西医学认为系大脑功能活动持续紧张,导致精神活动能力减弱,以精神活动易兴奋和脑力与体力疲劳为特征,临床较常见。

神经衰弱(失眠)属于中医学"虚劳"范畴,心肾二脏阴阳失调,坎离不交,日久则脾胃功能减退,食欲不好,血乏生化之源,肝血虚,肝魂不纳而出现失眠系列症状。治疗亦宗宁心、健脾、益肾诸法。

(一)丹首散

丹首散的方药组成与制法:丹参 300g、何首乌 300g,切细晒干,研为细末。丹首散方中的丹参苦平,入心能调补心血、安神明,首乌色黑苦温,入肾能益肾气生精髓,髓通脑以助养脑力,二药为一偶方,俾水火相交,坎离媾和自能怡然睡眠,其他并发症亦随之消失,此方一般病轻服一剂,重病服 2~3 剂可获大效。

服法:每日服 4 次,每次服 10~15g,饭前温开水服下。

(二)丹参远志汤

药物组成及用法:丹参 30g、远志 12g,水煎服,日服一剂,半个月为一疗程,可连服两个疗程。可获较好疗效。

方中丹参活血祛瘀,除烦安神,《滇南本草》谓其"补心定志,安神宁心,治健忘怔忡,惊悸不寐"等症。远志宁心安神,《别录》有"定心气,止惊悸,益精安神"的记载。二药配用,效宏功著。

(三)复元活血汤

柴胡 30g,当归 15g、白芍 30g、穿山甲 15g、生地 30g、天花粉 30g、桃仁 10g、红花 10g、龙牡各 30g。水煎服,每日一剂,至痊愈为止。

(四)顽固性失眠

酸枣树根皮 30g、丹参 12g,煎 1~2 小时,分两次于午休和晚睡前服。一日一剂。

三、冠心病

(一)经验方

生山楂、首乌(制)、黄精、毛冬青、延胡索、红花、豨莶草,临床证实对冠心病有较好效果。

(二)葛根丹参蒌薤汤

以瓜蒌薤白半夏汤合丹参饮加葛根 30g,疗效满意。

按:冠心病的主要机制是血流不畅,葛根有鼓舞胃气上行的作用,中医的"虚里"乃宗气发源地,胃气充则宗气旺,宗气旺则血脉流畅,而胸痹(即冠心病)自除。

典型病例:徐某,男,57 岁,三台中兴乡人,1982 年 10 月 15 日诊。

胸闷胸痛反复发作已五年,经西医确诊为冠心病,西药治疗症状时隐时现,时轻时重,寻求中医治疗。就诊时见胸腹胁痛,胸闷气短,畏寒肢冷,腹胀酸痛,舌淡黯,苔白腻,脉沉涩。此心肾阳虚,胸阳不振,气滞血瘀,痰湿阻络,拟温通心肾,活血化瘀,理气祛痰治之。

处方:葛根 15g、桂枝 15g、干姜 10g、丹参 30g、檀香 5g、薤白 10g、蒌仁10g、半夏 15g、川芎 20g、红花 5g、枳实 10g、太子参 20g,2 日一剂,水煎温服,连用 10 剂。

20 天后二诊,诸症大减,查苔已不腻,继用前方去半夏、蒌仁,加陈皮、砂仁各 10g 健脾,以绝生痰之源。为节约费用药源,嘱用 10 服制成散剂,开水兑服,每日 2 次,每次 6g。

三个月后因胃脘病就诊,询其旧病已愈,随访 4 年未再复发。

按:冠心病属中医"胸痹""心痛"范畴,多为心、脾、肾虚,功能失调,痰浊瘀血,痹阻胸阳所致,瓜蒌薤白半夏汤合丹参饮加葛根具有温通心肾,活血化瘀,健脾祛痰作用,故临床用之多可获得满意效果。

四、高脂血症

复方降脂汤(验方):由丹参 30g、山楂 30g、枸杞 30g、黄精 20g、首乌 15g、草决明 20g、泽泻 15g,煎服,每 2 日一剂,煎取汁分 6 次服,1 个月为一个疗程,一般 1~2 个疗程可恢复正常。

方歌:复方降脂汤丹参,山楂枸杞与黄精,首乌草决并泽泻,固醇血脂可速清。

第三节 肝 胆 疾 病

一、乙肝

(一) 复方乙肝蜜丸

本蜜丸由人参、北箭芪、杭白芍、川柴胡、西枸杞、白花蛇舌草、半枝莲等多种中药经传统方法与现代科学技术相结合精制而成的纯中药制剂。

功效:本丸具有补虚泻实,清热解毒,除湿祛痰,疏肝柔肝,补肾扶脾,促进机体产生干扰素,增强免疫功能和机体抗力,抑制和清除乙肝病毒之功效。

主治:乙肝表面抗原阳性,e抗原、c抗体阳性及乙肝病毒携带者,对急慢性肝炎均有护肝保肝的良好效果。

服法:每日三次,成人每次两丸,14岁以下、55岁以上每次一丸或遵医嘱,三个月为一疗程。

备注:服药期间适当补充蛋白质和维生素A、B、C,以及青绿蔬菜、豆制品、水果等。不宜食过多高糖类,适当限制脂肪摄入量,禁食辛辣(酒、葱、韭、蒜)及绿豆等物。

药物组成及药组浅析:全方用川柴胡10g、杭白芍12g、川郁金12g、夏枯草15g、黄芩12g、川黄连6g、生丹参15g、赤芍15g、生甘草6g、连翘10g、绵茵陈15g、板蓝根30g、生大黄6g、牡丹皮10g、土茯苓12g、白花蛇舌草15g、半枝莲15g、蚤休6g、紫苏叶12g、虎杖30g、人参15g、北箭芪15g、白术10g、白茯苓10g、仙茅、羊藿各10g、苡仁30g、旱莲、女贞各15g,西杞、淮山各15g,建曲20g,共32味组成。

方中柴胡疏达肝气,亦为引经之味,配郁金疏肝解郁以助肝用,且郁金能消除肝脾肿大。伍夏枯疏宣相合,使肝气条达,气机通畅,湿热易散,且夏枯泄肝经郁热,《本草正义》谓夏枯草"苦能泄降,辛能疏化,温能流通,善于宣肝胆木火之郁室而顺利气血之运行。"配白芍疏肝柔肝制柴胡升阳劫阴之弊,伍黄芩、黄连清热燥湿解毒,能提高机体免疫功能,并能护肝抗炎。黄芩伍连翘有不同程度的对乙肝病毒的抑制作用。丹参养血补血,破宿生新以养肝体。伍白芍养血柔肝,伍连翘有不同程度的降低转氨酶改善肝功能作用。茵陈清热利胆除湿,伍蓝根有增强免疫力;茵陈、蓝根、大黄、丹参、连翘、丹皮有较强的抑制乙肝病毒的作用;再伍土苓、蚤休有抑制和抵抗乙肝病毒。白花蛇舌草、半枝莲入血分,清利血分湿热邪毒,蛇舌草能促进细胞免疫,增强机体的抗炎能力。生甘草伍柴胡(柴甘合剂)则保肝作用更佳。

上药伍苏叶善行气以解表邪兼防病程中之外感,且能醒脾除湿,散血脉之邪,一物而多功。上药组成中有小柴胡汤药组,可护肝利胆,用小柴胡汤治疗肝硬化患者能有效地预防癌变。

黄芪补气固表,能提高机体免疫功能,促进机体产生干扰素,增强机体清除病毒的能力。

为防黄芪阳升过燥,配炒山药以柔之,配白术补脾燥湿,且白术有保肝作用。同伍茯苓、苡仁能增强补脾除湿作用,人参大补元气有增强细胞免疫作用,提高机体抗病能力,提高清除乙肝病毒的作用。仙茅、羊藿补肾阳而不燥,西杞、旱莲、女贞补肾阴而不腻。伍建曲健脾强胃,促进诸药的吸收。全方将补和攻散寒热固因合为一法,名曰复方。使祛邪寓扶正之中,扶正寓祛邪之内,寒温并调,正邪兼顾,使湿热解,疫毒除,乙肝得愈。此方为治乙肝通用方剂。

(二) 随证治之方

1. 乙原散

组成:虎杖 500g、紫草 100g、蜂房(蒸)100g、胆草 100g、槟榔 100g、板蓝根 500g、苦参 200g。共为末,贮存备用。

功效:除湿热,解疫毒,疏肝退疸,健胃强脾。

主治:急性乙型肝炎,急性黄疸型传染性肝炎及乙肝病毒携带者。

服法:急性期单服此散者,成人每日三次,每次 10g,儿童减半,板蓝根煎汤调白蜜送服。

慢性期与复方乙肝蜜丸同服,成人每日三次,每次 5g,儿童酌减,服复方乙肝蜜丸同白蜜调乙原散。

注意:适当休息,勿干重体力劳动,禁酒及辛辣。

2. 矾贝散

组成:白矾 1/4,浙贝 3/4,共为细末贮存备用。

功效:祛痰解郁,除疫解毒,迅速恢复肝功。

主治:乙肝患者湿痰内盛,苔腻痰多,表现为湿痰阻滞表面抗原久久不降者。

用量及服法:成人每日 2 次,每次 3g,儿童酌减,开水调服。

3. 复原散

组成:蜂房 20g、丹皮 15g、紫草 12g、山豆根 6g、黄芪 30g、白矾 3g、青黛 4g、制首乌 20g、郁金 10g(或三七 10g)。为末备用。

功效:兴阳益肾,补气固表,攻毒抗炎,凉血解毒。

主治:乙型病毒性肝炎,血清表面抗原(HBsAg)及 e 抗原(HBeAg)均阳性者。

用量及服法:成人每次 10g,儿童减半,蜜调服,每日三次。与复方乙肝蜜丸同服,成人每次 8g,三个月为一疗程,一般坚持 2~3 个疗程,HBsAg、HBeAg 均可阴转。

注:本治疗,复方乙肝蜜丸为常方(法),乙原散、矾贝散、复原散为随证加服方(法)。

4. 三丹丸　三七、丹参、野菊、朱苓、当归、赤芍、楂肉(活瘀清热)。

5. 西杞　每日一次,每次 10g,晨空服。补肾以增强抗力,加速阴转。

(三) 二号复方乙肝蜜丸

组成:黄芪 300g、红人参 100g、甘草 100g、柴胡 100g、白芍 100g、蜂房 150g、丹参(酒炒)150g、丹皮 150g、紫草 120g、板蓝根 200g、北豆根 60g、明矾 30g。

制服法:共为细末,炼蜜为丸,每丸重 9g。成人每日 3 次,每次 2 丸,饭后半小时白开水送服。十四岁以下儿童减半。遵医嘱加服辅治剂,坚持 2~3 个疗程(3 个月为一疗程),表面抗原阳性及 e 抗原阳性患者,均可转阴。

主治:慢性乙型肝炎表面抗原、e 抗原长期阳性,无任何自觉症状者。

功用:本方具有益气补虚,凉血活血,化痰养肝,增强免疫功能,诱生干扰素,抑制和清除乙肝病毒作用。

宜忌:患者宜多食乳类、蛋类、各种鱼肉及豆制品等含蛋白质较多的食物以及蔬菜、水果。如胡萝卜、西红柿、大豆等含维生素 B 族及 C 类食物,不宜过多吃高糖类食物,少摄取高脂类食物。绝对忌酒,忌食辛辣刺激物,少食豆瓣、土豆、地瓜等容易胀气的食物。忌过度疲劳,以免增加肝脏负担。

方药分析:黄芪、人参、甘草(系古方之保元汤去肉桂)有补气温阳作用,主治:虚损劳怯,元气不足,倦怠乏力,少气畏寒。

方中人参大补元气,对急慢性传染性肝炎,在一定治疗条件下,对防止转变为慢性肝炎有一定积极意义。甘草和药解毒,有免疫促进作用。柴胡疏达肝气,以为引经之用,柴胡配白芍疏肝柔肝,养血敛阴保肝。柴胡与甘草配伍,名为柴甘合剂,保肝作用更佳。白芍与甘草配伍,名为芍甘汤,肝为刚脏,芍甘缓肝之急,敛肝之阴,保护肝细胞。

丹参活瘀生新,配芍药养血柔肝,配板蓝根有抑制乙肝病毒作用。丹参注射液对肝细胞再生,炎症消退,坏死组织的吸收作用迅速。

板蓝根:有增强免疫力,抑制病毒作用。

露蜂房:为助阳壮阳之剂,能有助于提高机体免疫功能。治疗乙肝(特别是对症状和体征不明显的患者)疗效较好。

北豆根:临床验证本品确有抑制及消除表面 e 抗原的作用。

紫草、丹皮:清热解毒,凉血活血。丹皮有较强的抑制乙肝病毒作用,紫草治疗急慢性肝炎,二者对乙肝久久不愈,可加速表抗转阴。

明矾:消痰、燥湿、解毒、杀虫。对传染性肝炎,每次 1g,日服三次,有抗菌消炎,预防传染作用。

诸药合用,清补并用。为乙肝久治不愈之良剂,坚持服用,均可转阴。

辅治剂及说明:

1. 矾贝散　成人每次 1.2g,日服三次,白开水调服。有渗化痰湿之功。对乙肝久治不愈,脏腑失和,体内津液气血化为痰湿,痰湿黏滞难去,临床证明有较好作用,因此,服矾贝散是十分必要的。可提高表面抗原阴转率。

2. 六神丸　原为喉科药,具有解毒、消炎、止痛之功。用于乙型肝炎的治疗,有增强免疫功能,促进早愈作用。用法:每次 10 粒,每日 3 次,连服 2~4 周,肝功能有明显改善,对乙肝表面抗原阳性转阴较快。

治疗步骤:一般第一个月服乙原散加服矾贝散;第二个月服复方乙肝蜜丸加服六神丸;第三个月服二号复方乙肝蜜丸,一个疗程检查肝功、两对半。再据情况两种乙肝蜜丸交替服用,坚持 2~3 个疗程,均可转阴。

1. 对于乙型病毒性肝炎病毒血清表面抗原及 e 抗原均阳性者,用蜂房 15g、丹皮 15g、紫草 12g、山豆根 6g、黄芪 30g、白矾、青黛各 3g 治疗,一般坚持 2~3 个疗程,则表面抗原、e 抗原均可转阴。

2. 露蜂房 15g,半枝莲、白花蛇舌草、山楂各 20g,虎杖、丹参、板蓝根各 12g,香附、郁金、柴胡、鸡内金各 10g,水煎服,日 1 剂,分 3 次服,疗程为 2~3 个月,症状缓解后,上方加黄芪 30g 扶助正气,提高免疫力,促进肝炎阳性转阴。

3. 蜻蜓 60g、蛤蚧 50g、冬虫夏草 60g、蜜蜂尸 175g、生黄芪 65g、守宫 30g、北山豆根 40g、虎杖 40g、大黄炭 40g、制土鳖 35g,上药共研成细药面,过 120 目筛,贮存瓶内备用,每次服 5g,白开水送服,每日 2 次,早晚服用,30 天为 1 疗程,1 疗程后检查肝功能 1 次,一般 3 个疗程即可根治,最长者不超过 5 个疗程,本方对治疗肝硬化腹水亦有很好效果。

注意事项:治疗期间及愈后半年内忌烟酒、辣椒、肥肉,保持心情舒畅,多注意休息。

按:乙肝已是目前常见病之一,亦是疑难病之一,其病程长,短时很难达到治疗目的。白老数十年临床经验总结出乙肝系列方,既有补虚一面,增强人体免疫力,又有泻实一面,解除体内湿邪疫毒,临床若能随证加服乙原散、矾贝散、复原散,坚持 2~3 个疗程,乙肝多可痊愈。

二、急性传染性肝炎

(一)常用中药

银花、板蓝根、大青叶、黄柏、黄芩、佩兰、泽泻、木通、茵陈、藿香、麦芽、神曲、陈皮。

(二)虎茵汤

茵陈、大枣各 30g,虎杖 30g。先煎虎杖、大枣 3~5 个小时,另煎茵陈,沸后 15~30 分钟,二汁混合,加糖适量,一日分两次服尽。

(三)凤白汤

凤尾草(鲜 60~120g,全干 30~60g),白芍 30g,水煎,分 3~4 次服尽,一日一剂,至痊愈。

(四)虎茵蓝根汤

虎杖为临床常用中药,药源广,价格低,疗效确切。因其具有清热解毒,活血化瘀,消肿止痛,利胆退黄等功能,常用于治疗急性黄疸型肝炎,每获佳效,现就其临床应用介绍如下:

虎杖 50g,茵陈、紫金牛、陆英各 20g,大黄、板蓝根、甘草各 10g,每日一剂,水煎服,一般 3 剂后开始退黄,7~10 剂肝功能恢复正常,而后原方去茵陈、大黄、板蓝根,加苡米 20g,白术 10g,淮山 15g,以健脾益气而善后。

三、慢性肝炎(活动型和迁延型)

丹虎柴胡汤:丹参 15g、虎杖 20g、柴胡 6g,水煎分 2 次服,每日一剂,治疗慢性肝炎 1 个月后,肝功检查各项指数可恢复正常。

四、转氨酶增高症

(一)五味子蜜丸

北五味,研细炼蜜为丸,蜜与药比为 1∶1.5。每丸重 10g(含生药 6g),每天服一丸,日 3 次,少数病可口服 2~4 丸。

(二)健肝汤

柴胡、白芍、瓜蒌、焦楂、甘草、栀子、红花煎服,每日一剂。

方歌:健肝汤治肝病佳,转氨酶高效堪夸,柴芍瓜蒌焦山楂,甘草栀子与红花。

五、肝脾肿大

丹参散肝散治疗肝硬化腹水。药物:丹参(有软肝脾和抗癌作用)、胡桃仁、大枣（去核）、黑大豆、白矾、谷芽、车前子各 500g，杏仁 180g。

用法：上药烘干为末，瓶装备用，每日 2 次，每次 10g，白开水送服，服至腹水消失，服药 30 日查肝功、B 超 1 次。服药期间忌辛辣、酒、母猪肉，少吃盐。

六、肝硬化腹水

（一）治肝散（验方）

组成：核桃仁、大枣（去核）、黑豆、白矾、谷芽、车前子各 500g，杏仁 18g。

制服法：将上药烘干，研末，装瓶备用。每日 2 次，每次 10g，白开水送服，服至腹水消失。

禁忌：忌辛辣、酒、盐及老母猪肉。

疗效：10~20 天腹水渐消。30 天为一疗程，查肝功一次，可给予柴甘合剂等保肝药。

（二）蝼桂知柏方

处方：蝼蛄 20g、肉桂 5g、盐水炒黄柏 10g、盐水炒知母 10g。

用法：可以内服，亦可外敷。其内服将上药共研细末，每服 10g，6 小时服 1 次，轻者 8 小时服 1 次。

外敷法：将上药细末适量，加葱 7 根，生姜少许，共捣成饼，纳脐部，外用纱布扎之，6~8 小时换 1 次。

按：此方经临床验证消水作用良好，优于从大便泻水法，且泻水后不会引起低蛋白血症。

（三）鸡金参七散（验方）

方药：西洋参 30g、三七 60g、鸡内金 90g。

制服：共为末，分 30 包，每日一包，每包分 3 次，早中晚白水送服，一个月为一疗程。

功效：益元气，活瘀生新，消癥化积。

主治：早期肝硬化，肝脾肿大及轻中度腹水；并治结核性腹膜炎伴积液；肝癌。

典型病例 1:陈某,女,62 岁,三台观桥人,1997 年 4 月 16 日诊。患肝病已 7 年,经中西医治疗未愈已半年,渐现头晕乏力,脘腹胀满,口渴纳差,小便短少,大便溏薄,诊见面色晦滞,腹胀如鼓,脐心高突,唇、睑色淡,舌质淡黯,苔薄少津,脉象弦硬,血常规检查血红蛋白仅 60 克,空腹血糖高达 19mmol/L;血压 180/100mmHg,B 超示肝硬化伴大量腹水,此为多种重病集于一身,初治之时,一面补益元气,活血化瘀,消癥化积,用鸡金参七散治其本,一面利水祛湿,行气消胀治其标,并兼顾它病。处方:陈皮 10g、大腹皮 30g、枳实 10g、木香 15g、香附 15g、白术 20g、茯苓 20g、泽泻 20g、益母草 20g、丹参 20g、黄芪 30g、天花粉 30g,两药合用,先服一个月。

5 月 28 日二诊,服上方药后,尿量增多,腹水明显消退,脐已不突,食量稍增,面色及舌黯无明显变化,脉沉细涩,血压 150/90mmHg,血糖已降至 12mmol/L,此药已中的,标症消退过半,但肝硬化之虚瘀仍存,治用参芪鸡金散补元气,活血瘀,消积块,嘱其续服 2 个月。

7 月 30 日三诊,腹已不胀,饮食及二便均正常,面色渐转荣润,舌脉同前,血压 130/90mmHg,血糖 9.6mmol/L,B 超检查腹水消失,唯肝实质增粗,为巩固疗效,予鸡金参七散,每次 5g,日服 2 次,继服 3 个月,于 11 月 6 日 B 超复查"肝实质正常",病已痊愈。

典型病例 2:陈某,男,38 岁,三台芦溪镇人,1986 年 3 月 19 日诊。

患乙肝已 3 年,数易中西医治疗未愈。因劳累后出现面色发黄,乏力厌食,胁肋隐痛,住院检查诊断为"乙型肝炎急发",治疗一个月其效不佳,他人推荐求白老诊治,诊时见面色、白珠、皮肤皆黄,头晕乏力,食少厌油,肝区疼痛,舌质稍红,苔黄腻,脉濡数。此脾虚生湿蕴热,胆汁熏蒸于外所致,虑其有乙肝病,故以补虚泻实为大法,予乙肝蜜丸,每日 2 次,每次 2 丸,另用鸡金参七散每日 3 次,每次 10g,嘱其适当休息,勿过度劳累,多食青绿蔬菜及豆制品,忌酒及辛辣。

4 月 21 日二诊,服上药 1 个月,诸黄减退,肝脏疼痛已不明显,厌油减轻,食量稍增,头晕乏力未减,伴咳嗽咳痰,诊得舌淡,苔腻,脉濡,查乙肝表抗原阳性,e 抗原阳性,c 抗体阳性,肝功谷丙转氨酶增高,此服药后热邪退,疫毒解,但乙肝病毒及脾虚湿毒未尽,续服乙肝蜜丸,加配矾贝散,增强健脾祛痰之功。

6 月 27 日三诊,诸症均减,面色如常,已不厌油食,食量正常。

按:肝硬化腹水属中医"鼓胀"范畴,系重症顽疾,其病程长,病势缠绵,治疗难收速放,在临床治疗时要把握好虚实缓急,缓则为本,急则为标,若能遵照"急则治标,缓则治本"和"补泻兼施"的治疗原则,亦能收到较好的效果。本案病患集多种疾病于一身,开始本虚明显,标实亦急,故采用散剂治本,汤剂治标兼治它病,待标急缓解后,单用鸡金参七散益气活血,化瘀消积,且能坚持服药,故而收到了良好的效果。

(四) 甘遂

1. 甘遂 15g,研末,用温开水调成糊,敷在脐部及脐下三寸处(关元穴),同时内服甘草汤(甘草 6g 水煎),待大泻水后即去掉敷药。

2. 甘遂或大戟研末,合行气利水之沉香、琥珀粉空服,用大枣煎汤吞服。用量宜小量开始,每次 1~2g,不泻水再增至 2~4g。经过观察认为反应小,作用较理想。但使用要短暂。

附:

1. 西洋参 30g、三七 60g、蜂房 90g、九香虫 90g,共为末,分 30 包,每日一包,分三次口服。治肺癌。

2. 复方水蛭胶囊(益气化癥胶囊)

组方:黄芪 50g、当归 10g、醋制玄胡 40g、水蛭(隔纸低温烘干)100g。

制法:前三药共细 80 目筛去纤,再与水蛭极细粉和匀,红外线消毒后装入胶囊,每丸 0.5g。

功用:补益气血,活瘀(消癥)定痛。

主治:癥瘕积聚,前列腺肿大、肥大、炎变,子宫肌瘤、卵巢囊肿及早期癌肿。其他如肾病综合征,瘀血所致之包块,闭经可参用。

服法:成人每次 0.5~1.5g,日 2 次,白开水或随证治之之汤药同服。小儿酌减。

禁忌：无瘀者及孕妇忌服。大虚者慎服。

3. 水蛭胶囊（每粒含 0.4g）

功用主治：破血通瘀，通经，利尿消肿。主治癥瘕积聚、风（冠）心病、高血压、前列腺增生、炎变、子宫肌瘤、卵巢囊肿、早期癌肿及肾病综合征、肝脾肿大等瘀血之症。

服法禁忌：成人：每次服 1~2 粒（0.5~1g），日两次，白开水或补气血汤送服。体弱及虚者慎用，无瘀血停聚及孕妇忌服，血小板减少者停服。

七、重症肝炎

典型病例：何某，男，36 岁，三台城郊乡人，1977 年 3 月 17 日诊。有肝病史 3 年，纳差乏力，肝区疼痛半个月，皮肤、白珠黄染 5 天，住院检查诊断为"重症肝炎"，西医静滴葡萄糖，补充维生素，输白蛋白等综合治疗，其效不佳，邀白老会诊。诊时见舌红边黯，苔黄腻，脉沉弦，腹胀大，脐高突，叩之浊音，询其尿少色赤，大便初硬不畅，扣触肝脾肋下均大，化验检查亦肝功能损害明显。根据病史，结合脉症分析，诊断肝病无疑，辨证为湿热中阻，胆汁瘀积，拟清热利湿，利胆退黄，攻下逐瘀，用大承气汤合茵陈蒿加减。处方：大黄 10g（后下）、芒硝 10g（冲服）、厚朴 15g、枳壳 10g、茵陈 50g、栀子 10g、黄芩 15g、野菊 20g、丹参 20g、金钱草 20g、水蛭 10g，书予 5 剂，水煎服，一日一剂，日服三次，西医继续综合治疗。

3 月 22 日二诊，5 剂药尽，大便稀薄，日行 4~6 次，倦怠乏力，但腹胀明显减轻，脐突稍平，黄疸未退，肝大如前。此中阻渐去，湿瘀仍存。原方去芒硝，枳实易枳壳，大黄量减半，黄芩改板蓝根，加黄芪 30g，续服 10 剂。

4 月 2 日三诊，二诊药尽，大便成形，每日 2~3 次，乏力减轻，腹不胀，脐不突，腹部叩诊无移动浊音，小便量明显增加，尿色稍黄，黄疸退已过半，舌边稍黯，苔中薄腻，脉沉细弦。此中阻已除，湿瘀未尽，脾虚证现，药已投症，法不另辙，继用原方加减。处方：银花 30g、野菊 20g、板蓝根 30g、厚朴 10g、枳壳 10g、青黛 10g（布包煎）、丹参 20g、郁金 20g、黄芪 30g、白术 20g、三七粉 5g（冲服）、水蛭 10g，再进 10 剂，两日一剂，日服三次。

4 月 23 日四诊，患者病情稳定，黄疸尽退，腹水消失，二便正常，肝肋下触及质软，肝功检查正常，唯稍感乏力，饮食量不如前。予香砂六君子方加丹参、郁金、三七、鸡内金作为出院前带药。为方便服药，将药制成散剂，温开水兑服，每次 10g，日服两次，坚持服用 2 个月。

按：肝病初期失治或误治，到了后期大多病重，痞满燥实，中西难治。白老数十年临床，知遇颇多，总结出利湿退黄，攻下逐瘀，时时扶正的方法，治疗此病确有疗效。尤其攻下逐瘀，必见痞满燥实，所谓痞者，心下痞塞坚硬，则用枳实破气结；满者，胁肋腹满，则用厚朴清气满；燥，便结难解，则用芒硝润燥结；实者，腹痛满拒按，则用大黄泻积热；瘀者，肝大舌黯，则用丹参、水蛭、三七破瘀结。在此基础上，若能辨清体质虚实，湿瘀轻重，增减药物及用量得当，其效更佳。

八、肝囊肿

典型病例：廖某，男，46 岁，绵阳丰谷乡人，1986 年 9 月 13 日诊。患者 1 个月前右胁隐痛不适，伴头昏重，食欲减退，经西医医院检查诊断为"肝囊肿"，除手术外无特殊药物治疗，患者不愿手术，访求中医治疗。白老诊见面色萎黄，精神疲倦，右胁胀痛，痛处不移，伴口干苦，渴不欲饮，纳差脘胀，小便色黄，大便初硬后溏。舌质偏黯，舌苔微腻，脉濡微弦。脉症合参，此乃肝失疏泄，气机失调，脾虚不运，水湿内聚所致，治宜疏泄肝气，运湿化浊。处方：柴胡 10g、枳壳 15g、黄芩 15g、陈皮 10g、赤芍 20g、茯苓 15g、苡仁 20g、桃仁 10g、延胡 20g、青皮 15g、甘草 5g。5 剂，水煎服，两日一剂，日服三次。

9 月 24 日二诊，胁痛减轻，头昏不重，食欲稍增，二便正常，余症仍存。此药已对症，湿邪渐去，肝气渐疏，再宗前意，原方去黄芩、青皮、赤芍，加当归 15g、没药 10g、枸杞 15g，以兼养肝活血畅络，因病变部位特殊，短时难奏速效，予服 10 剂后再诊。

9月15日三诊,右胁已不痛,面色已转润,神倦明显好转,口和不渴,但食量尚不如前,B超复查示囊肿明显缩小,边缘清楚,内无液性暗区。舌质淡,苔薄润,脉沉细。此肝之疏泄虽复,但脾胃功能不足,拟健脾和胃,化湿助运。处方:炒白术20g、山药30g、炒扁豆20g、茯苓15g、当归15g、砂仁10g、陈皮10g、炒谷芽15g、太子参20g、桔梗10g、丹参20g、炙甘草8g。再进10剂,将药制成散剂,每次10g,每日两次,温开水兑服。药尽诸症悉除,超声检查囊肿消失。随访半年,未见复发。

按:肝囊肿属西医学病名,中医无相应病名。本病病位虽在肝,但受病在脾,故其治疗应疏肝气,健脾胃,化水饮为主。本例患者白老辨证准确,遣药精当,先用四逆散疏肝,五苓散化湿,佐黄芩清热,待湿去肝疏时,重点健脾助运,故囊肿得消,此仲景所谓"见肝之病,知肝传脾"之意。

九、高血压（类肝阳亢旺）

（一）丹菊饮

丹参15g、菊花30g,水煎分2次服,每日1剂,治疗原发性高血压,2周为一疗程,经临床观察,血压可恢复正常。

（二）地龙粉

地龙具有显著的降压作用。凡高血压患者,均可用广地龙研末装于胶囊,每服4粒,一日三次,亦可取地龙5g用水煎服。

（三）单味药方

野菊、石决、草决、胆草、黄柏、杜仲、槐花、海藻、钩藤、莲心、桑白皮、夏枯草、茺蔚子都有降压作用。

（四）二决汤

方药:草决明、石决明各30g,钩藤30g,夏枯草30g,水煎服,一日一剂。

方歌:高血压病二决汤,草石决与夏枯良,钩藤煎服日一剂,十二剂服可复常。

典型病例:兰某,42岁,绵阳丰谷镇人,1996年10月17日诊。患高血压病 6 年，曾服西药北京降压灵、罗布麻片及卡托普利等，其效均不佳。就诊时见头晕健忘，头顶胀痛，回话快急，失眠多梦，面部潮红，心烦口苦，舌质红，苔薄黄，脉沉弦硬，测血压：180/100mmHg，此肝阳上亢，风阳上扰所致，以平肝潜阳，清火息风法论治。处方：石决明 30g、决明子 30g、夏枯草 30g、钩藤 30g、黄芩 15g、牛膝 10g、益母草 30g、夜交藤 20g，煎水内服，每两日一剂，早中晚各服一次，嘱忌辛辣烟酒，保持心情舒畅。

10 月 30 日二诊，上方服用 6 剂，头顶胀痛，面色潮红，心烦口苦消失，头晕健忘，失眠多梦减缓，舌质稍红，苔薄少津，脉沉偏硬，测血压 150/90mmHg，药后肝热症除，风阳仍在，续用潜阳息风法治，原方去黄芩，予服 3 剂。

11 月 6 日三诊，诸症已无明显感觉，偶有头晕，时现胀痛，测血压 135/85mmHg，为巩固疗效，使血压完全恢复正常，予二诊原方 3 剂，嘱其每周监测血压 2 次，以后若有头晕胀痛可依原方诊疗，忌烟酒、少激动，保持心态平衡。随访 3 年，血压正常。

按：高血压病属于中医"眩晕"范畴，为中老年人的常见多发病，其发病原因与烟酒、情绪有关，病机多为肝阳上亢，风阳上扰，治以平肝潜阳，清火息风法，治疗肝阳上亢的高血压，多获良效，年龄偏大可加丹参、川芎；肝热明显加黄芩、栀子；血压过高加牛膝、益母草，若能如此灵活，则疗效更佳。

十、中风先兆

（一）加味建瓴汤治愈中风先兆

建瓴汤系清代名医张锡纯方，由生地、山药、怀牛膝、生赭石、生龙骨、生牡蛎、生白芍、柏子仁八味药组成。白老用此方加味治疗中风先兆之证，使脑中之血有如建瓴之水下行，则脑充血之证自愈。先兆症，有高血压病史，常头昏失眠，体多胖，脉弦硬，寸盛尺虚，脑昏愦，多健忘。常有热气上冲，面色如妆，时时心烦面热，或舌颤斜，肢麻不遂，行动脚步不稳，自觉头重足轻，脚底如踩海绵。上证若有一二，兼见脉弦硬，便视为中风先兆之征，即可择方治之。

典型病例:羊某,女,62岁,退休职工,家住三台后北街,其人素胖,面色如妆,常有高血压发作。1984年4月8日,血压上升至188/120mmHg,自觉头昏,行路不稳,烦心失眠,急请某中医诊治,曰:"中风先兆,恐成偏瘫",与镇肝熄风汤,连服四剂,未见减轻,精神压力增大,翌日转求白老治。由于体胖,怕偏瘫而其罪难受,情绪悲观,面赤语颤,头昏胀,夜不眠,手足发麻,头重足轻,行动无主,查脉弦有力,舌质红,苔少。与建瓴汤,令服三剂。

10日再诊,言服药收效不明显,症状无大减轻。反复问医曰:"有治否?会不会瘫?"白老思之,此精神压力过重,非药力之所为也,便曰:"今开其方,服后立效,断不会瘫。"病者顿喜,携方离去(原方加山楂、珍珠母各30g)。

二诊果一剂减,三诊时喜而告曰:"先生之言真也",病已去其八,精神爽朗,情绪舒畅,夜可入眠,唯头昏偶存,余无不适,续与原方,十剂而平。

四诊继上方五剂,另嘱珍珠母、山楂、女贞、旱莲常服。1988年暑假往视,痼疾未再发。

按:本例中风先兆重证,初以药治周效,继之配合心理治疗,则收效迅捷,此医道之法矣。

(二)蝉衣升降散(平肝治中风)

蝉衣入肝经,功能息风止痉,善治"头痛眩晕",乃平肝要药。根据三化汤(枳实、大黄、厚朴、羌活)治"气实风邪中腑"之义,对中风复苏后之头痛眩晕,二便秘涩等肝阳偏亢,阳明腑实证,常以升降散(蝉衣、僵蚕、姜黄、大黄)为基础方,将蝉衣用至15g以上,使该方于升清降浊通腑之中,增强平肝息风之力,且无三化汤内羌活辛温燥烈之弊。

肝经风阳逆升过甚,不仅使胃降无权,还加速气血并走于上,促使病情发展,服此方2~3剂后,往往因肝风平息,气降腑通,诸症皆缓。

典型病例:田某,女,50岁,三台县人,中风复苏后,住院治疗月余,仍口眼歪斜,语言不利,右半身不遂,于1998年12月16日来诊,尚兼头痛、眩晕、面赤、神昏、腰胀满,大便秘结,小便短赤,脉弦数,舌红、苔黄厚微腻,血压180/100mmHg气实风邪中腑,且兼痰阻之象,药用蝉衣18g,僵蚕、姜黄、瓜蒌仁、菊花各 10g,石决明(先煎)、蛤粉各 20g,青黛、大黄各 6g,水煎两次,共取 600ml,趁热溶元明粉 15g,兑鲜竹沥 100ml 于内,分 3 次一日服完。服药 2 剂,即便通神清症减,遂于上方去硝、黄,瓜蒌用皮,再服 10 剂,血压明显下降,可搀扶下床便溺,续予育阴潜阳,化痰通络之剂,调理月余,已能携杖而行。

第四节 胃肠疾病

一、胃脘痛

(一)枳实芷灵粉治疗慢性胃炎伴发胃溃疡

枳实 100g、白芷 100g、痢特灵 60 片(每片含 0.1g)。方解:枳实破气消积,化痰行痞;白芷散寒止痛;痢特灵抑制溃疡病及胃幽门螺杆菌感染。

用法:先将前二药为细末,分成 20 包,每天上下午空腹一包,三分钟后服痢特灵 3 片。10 天为一疗程,禁食生冷辛辣,严重者 3~4 个疗程可愈。

(二)良姜灵脂粉治疗胃脘痛

高良姜、五灵脂等分,共细末冲服,每次 3g,每日 2~3 次。治寒性胃痛,痛喜热喜按,或胃有冷感。

二、慢性胃炎

(一)葛根六君沙麦汤治慢性胃炎

治疗慢性胃炎、胃窦炎时,在辨证基础上,每以香砂六君汤、沙参麦冬汤配伍葛根 30g,菝葜 30g,蒲公英 15g,获得显著疗效。

按:葛根入胃经,能鼓舞胃气回升津液,尤以煨葛根解表之力已衰而鼓舞胃气之力倍增,慢性胃炎、胃窦炎多为胃气不振、腐熟无力,津液内亏,重用煨葛根以振兴胃气而升腾津液,故疗效显著。

(二)复方萸连汤治心下痞,按之痛,或烧心、反酸,反复发作

药物组成:吴萸、黄连、瓜蒌仁、木香、砂仁、党参、半夏、蒸薤白、生姜、陈

皮、甘草,水煎,饭后服。

方歌:复方萸连胃痛方,蒌仁薤白广木香,陈皮半夏生姜草,党参砂仁效力彰。

加减:

1. 烧心加黄芩,甚者加山栀仁,萸连用量1:2。

2. 胃脘冷痛,喜热饮加荜澄茄或良姜,萸连用量1:1。

3. 胃脘胀痛,心烧如焚,口有血腥臭,伴数日不大便,合大黄黄连泻心汤。

4. 胃酸过多,胃痛,严重烧心、反酸,甚则吐酸水,合半夏泻心汤。并服乌贝散,每日三次,每次3~6g,饭后服。乌贝散:乌贼骨30g、浙贝10g,研末备用,可装为6g一袋。

5. 胃酸缺乏,胃痛,消化不好,胸痞胀,干噫食臭打火呔嗝,或腹中雷鸣下利,合生姜泻心汤加乌梅。

6. 胃寒食滞,暴发胃脘疼痛,胸腹胀嗳腐、恶寒,苔薄白,治宜藿香正气散加台乌、木香。若因暴食诱发腹胀满者,宜调胃承气汤。

7. 气滞胃痛、嗳气频频,嗳气痛减,合四磨饮。

8. 肝气犯胃,胃脘痛引两胁而胀,易怒,触气即发,合柴胡疏肝散,若肝区压痛,合丹参饮、柴芍枳甘散。逍遥散后调其中。

9. 中焦虚寒,病史较长,反复发作,定时而痛,得热食则缓解。与香砂六君子合小建中汤。若伴吐黑水或血,解黑便(溃疡出血),更佐加味乌贝散,即党参30g、仙鹤草30g、乌贼30g、浙贝10g、鸡内金10g、甘草6g,颠茄片15片,共研为末,每服6g,饭后服。

典型病例:王某,女,38岁,绵阳普明乡人,1992年2月19日诊。脘胀泛酸疼痛,反复发作5年,数易中西医治疗,其效不佳。白老诊见痛苦面容,触按胃脘疼痛更甚,饮食喜热,食后烧心,若食土豆、红苕、玉米后则脘胀疼痛加重,若食泡酸菜、醋则反酸更甚。舌质稍红,苔薄微腻,脉沉细弦。脉症合参,诊断"胃脘痛"无疑,辨证为脾胃虚弱,寒热错杂,拟健脾养胃,和调寒热法治之,白老用经验方复方萸连汤加减,水煎服,另用乌贝散温开水兑服。

嘱其饮食宜软,忌生、冷、硬、高淀粉及酸味饮食。5 剂症减,10 剂而愈。

按: 胃痛常见,根治较难,白老临床数十年,总结出疗效满意的经验方即复方萸莲汤,若能加减得当,可用治各种胃痛症。

三、消化性溃疡

(一)胃及十二指肠溃疡散

组成:白芍 3g、甘草 6g、三七 3g、乌贼 6g、陈皮 6g、煅瓦楞 6g,共为末,每服 10g,白蜜调服(上量为 1 日量,共 30g,分三次,即一次 10g)。

甘草与芍药相配,名"芍甘汤",对骨骼肌痉挛、肌痛、神经痛、平滑肌痉挛所致的内脏痛等均有镇痛作用。

田三七粉(治消化道溃疡)1.5g,每日 2 次,连服 20 天,能促进溃疡局部血液循环,消除溃疡及其周围组织的炎症,促进胃及十二指肠黏膜再生,加快修复。同时还能起到迅速止痛、预防溃疡复发的作用。

乌贼有制酸止痛、收敛止血之功,常用于胃痛吐酸者。瓦楞有化瘀散结、制酸止痛功效,常与陈皮、乌贼配伍应用。陈皮理气调中,能行能降,具有理气、运脾、健胃、快膈之功。白蜜保护胃黏膜,与楞、贼同用为酸碱中和用法。

诸药合用有解痉镇痛,活络抗炎,理气调中,修复溃疡作用,且无碍胃助热凝滞之弊。一般服 20 天为一疗程,休息一周,再续服以资巩固。

(二)甘草粉(膏、丸)治疗消化性溃疡

甘草可有效地防治胃溃疡,用甘草治疗胃、十二指肠溃疡,有较好的近期疗效。尤以对活动期有疼痛症状者,疗效更佳。一般在服药 1~3 周内疼痛消失或显著减轻,大便潜血转阴,半数以上 X 线显示壁龛消失。甘草对胃溃疡的疗效优于十二指肠溃疡;对新鲜溃疡较陈旧者为好。临床上常用甘草流浸膏,甘草浸膏煎液,甘草粉,甘草丸等。如以甘草为主,再配合其他药物,如乌贼骨、瓦楞子、陈皮、蜂蜜等疗效更佳。

（三）溃疡一号

甘草粉、海螵蛸各 2g，维 C100mg，阿托品 0.2mg，双氢克尿噻 12.5mg，白药粉 1g（以上为一次量），共为细末（如对甘草有反应者，可减甘草为 1g），温开水送服。

适应证：新鲜溃疡或症状较重的活动期，合并出血者，泻心汤送服。

病案举例：汪某，男，32 岁，安县黄土乡人，1988 年 3 月 16 日诊。脘痛反酸伴嘈杂 3 年余，疼痛多在食后 3 小时左右发作，待进食后缓解，以进食—舒适—疼痛为循环规律。西医经胃液、X 线、胃镜检查，确诊为"十二指肠球部溃疡"，用胃舒平、普鲁本辛、硫糖铝治疗，其效不佳，中医用半夏泻心汤、大建中汤，效亦不著。就诊时除上述症外，询其进硬食、高淀粉酶及酒、辛、劳累后诸症加重，且伴口苦、脘部灼热。诊得舌质红、苔薄黄，脉弦数。即用芍甘泻心汤：炒白芍 30g、甘草 8g、黄芩 15g、黄连 8g、大黄 5g、延胡索 20g、鸡矢藤 20g、砂仁 10g、仙鹤草 30g，嘱服 3 剂。

3 月 24 日二诊，服上药后脘痛稀疏，泛酸减少，嘈杂减轻，口苦、胃脘灼热消失，诊得舌质稍红，苔已正常，脉沉偏弦。此药已投症，法不另辙，原方稍加调整，去苦泻之大黄，黄连减至 3g，加白术 20g、瓦楞子 20g、白及 15g，嘱其连服 10 剂。宜少渣、柔软食物，忌坚硬、油炸、酒辣、浓茶、香料食物半年。事隔 8 月余，因感冒求诊，述其胃痛未再复发。

按：消化性溃疡（胃脘痛）多因饮食劳累，伤及脾胃所致，其治饮食宜忌，适当休息虽很重要，但药物调治亦不可少。方中芍药、甘草缓急，配延胡索行气有较好的止痛作用；芩、连、大黄泻胃中积热，配仙鹤草清热益气，防溃疡出血；鸡矢藤、砂仁健脾胃、助消化以求治本。后期加白术合鸡矢藤、砂仁更助脾胃功能恢复，加瓦楞子制酸防溃疡加重，加白及生肌助溃疡修复。本方治消化性溃疡属脾虚胃热者，岂有不愈耶。

四、蜣螂通幽说及验案

蜣螂，俗称"推车客""推屎爬"。每年四月至八月始出，余时多入土而藏。常夜出觅食,昼日潜藏,喜栖息于猪、牛及人粪堆中掘穴藏居,吸食动物尸体及粪尿等。据《汤液本草》载:"气寒、味酸、有毒。"《纲目》载:"入手足阳明、足厥阴肝经。"《金匮要略》鳖甲煎丸用蜣螂"以破瘀开结",《孙天仁集效方》用以"治膈气吐食"。

幽门为胃之下口,小肠之上口,食谷入胃,腐熟后必出幽门入于小肠,有如粪堆之所,故取蜣螂喜掘粪穴居以通其幽,有如水蛭之嗜血而祛瘀,地龙善凿隧而通络也。孙天仁氏用以治膈气吐食,与今幽门梗阻病症无异,笔者据此,以蜣螂配伍于随证方中,治愈幽门梗阻呕吐证:

典型病例一:患者雷某,女,57岁,三台县禾加乡六村二队农妇,1970年2月22日初诊。主诉:三月前偶觉食后脘胀,嗳气,继则呕吐未消化食物,日复一日,食后呕吐益甚。即赴绵阳某医院诊治,经检查诊断为"幽门狭窄",治疗2个月,初愈返里。三日前脘胀呕吐发作,求治于白老。诊时呕吐如前已三日;形体衰惫,精神抑郁,时有嗳气,吐后胃空心难,大便干燥,二日未解,小便少。查:舌淡有瘀点,苔薄白,脉细弱。属中医"反胃",证属幽门瘀阻,胃虚气逆,予活瘀通幽,补虚开结之通幽汤合旋覆代赭石汤加蜣螂治之,处方:熟地10g、旋覆花8g、赭石30g、半夏15g、生姜10g、党参20g、桃仁6g、红花3g、炙甘草5g、贝母6g,蜣螂3个(与巴豆同炒去巴豆),水煎服。

3月20日二诊云:服上方一剂后收效,胀消吐止。病者自认药已投方,又进二剂后,吐胀消失,饮食复常,已半月余无痛苦感。近日因与邻居争吵后,又觉胃胸不适,旧病复发,故再求治。诊时精神较好,自觉胸胁微胀,偶有嗳气,大便微燥,小便正常。舌淡,苔薄白,与疏肝扶脾之柴芍六君子加火麻仁,令服两剂。后随访一年未复发。

典型病例二:白某,女,47岁,三台县中心乡八村五队农民,1972年2月5日初诊。其夫代诉,一个月前因食牛肉后呕吐,继则食后脘胀,良久方吐出未消化食物,日重一日。曾多处求治,未见好转,一周前去三台某医院住院治疗六天。诊断为:幽门痉挛性梗阻,经输液及药物治疗(药名不详)仍吐,便自动出院,遂求白老治。诊时面㿠白无华,神疲抑郁,靠椅欲寐,声低息弱,不烦不渴,尿少,大便二日未行。脘部软,无痛感,脉虚细无力,舌淡,苔白。中医诊断为"反胃",证属脾胃虚寒,幽阻胃逆,与温中补虚,降逆通幽之砂半理中汤加蜣螂。处方:潞党参 20g、焦白术 10g、干姜 10g、半夏 15g、砂仁 6g、炙甘草 6g、生姜 10g、蜣螂 3 个(与巴豆同炒去巴豆),水煎,令服一剂后再诊。

2 月 20 日再诊云:服前药三服,当日便未呕吐。又将处方于当地药店购买两剂,却缺蜣螂,煎服后,次日又觉食后脘部不适,至晚复吐出未消化食物。自认为因缺蜣螂而不效,便多个药店购买蜣螂不得。遇巧,是日上午其夫除沙沟,挖出冬藏蜣螂两个,喜加药中煎服,三服后腹温肠鸣,脘部觉舒,当日未再呕吐。后以益胃扶脾之香砂六君子汤调治半月而病瘥。

按:上二例均为幽门梗阻不通病变,中医属"反胃"范畴。例一为幽门瘀阻,胃虚气逆;例二为脾胃虚寒,幽阻胃逆。二者病因有异,幽阻则一。前者活瘀降逆以通幽,后者温中降逆以通幽,借助蜣螂通幽之力。特别后者有蜣螂则病向愈,缺蜣螂则病不退。可见蜣螂实有通幽之效。

五、血府逐瘀汤治疗"食不知味"验案一例

病例:杨某,女,30 岁,食不知味一月余,别无不适。脉弦缓,舌质黯红,治拟活血化瘀,佐以清化郁热。

柴胡、川芎、红花各 7g,赤芍、当归、光桃仁、郁金各 9g,茵陈 12g、丹参 15g、菖蒲 5g,服三剂,知咸辣味。原方略为加减,迭进七剂而愈。

按:此症名舌痹。见《赤水玄珠》。《内经》云:"心气通于舌,心和则能知味矣。"患者因境遇拂夺,心情郁结,致心火灼痰,痰热壅结,阻滞脉络,心气不能上通于舌而为病,故投与血府逐瘀汤加减而奏效。

六、香苏散治口中异味

香附、苏叶各 120g,甘草 30g,陈皮 60g 为粗末。具有疏风散寒、理气和中功效,主治外感风寒、内有气滞之症,用药方法:每天 7.5g,分三次口服,连服 3~4 周以上。

七、慢性肠炎

（一）葛根治疗慢性肠炎、结肠炎

半夏泻心汤、香砂六君汤配伍煨葛根 30g，蛇舌草 30g，一般 20 剂可愈，对慢性结肠炎常配合使用蛇舌草 100g，蒲公英 30g，黄连 10g，煎成 100ml 加云南白药半瓶，保留灌肠，每晚一次疗效更佳。

按：《本草从新》云葛根"为治清气下陷泄泻之圣药"，《内经》云"清气在下，则生飧泄"，慢性肠炎、慢性结肠炎乃胃肠气机不利，传导失司，清气不得上升之故，重用葛根鼓舞胃气而升清气，使胃肠功能调和而病自愈。

（二）红藤苦连汤治慢性结肠炎

组方：红藤 30g，苦参 30g，黄连 10g，木香 6g，白芍 20g，水煎服，一日一剂。痛泻加防风、白术、柴胡；脾虚便溏加党参、白术、升麻（少许）；腹胀矢气加苏梗、腹皮、厚朴；食少加焦三仙。

（三）乌梅丸治慢性肠炎

乌梅丸载于《伤寒论》。由乌梅、细辛、干姜、黄连、当归、附子、蜀椒、桂枝、人参、黄柏组成。传统主要用于温脏安蛔，近几年来乌梅丸广泛运用治疗其他疾病，疗效满意。

1. 非特异性溃疡性结肠炎　用本方去桂枝、当归，加川贝、吴茱萸、白头翁，煎服 20 剂，诸症消失。

2. 慢性肠炎　用乌梅丸随症加减，分别服药 21~30 剂而愈，属寒热错杂之证，均可用本方治疗。乌红败酱方治疗慢性结肠炎。方药：乌梅 20g、红藤 20g、败酱草 20g、黄连 6g、木香 10g、炒白芍 20g、当归 15g、茯苓 15g、煨葛根 15g、山药 20g、太子参 20g、薏苡仁 20g。

典型病例：江某，女，42 岁，三台北坝乡人，1983 年 9 月 17 日初诊。便次增多，便不成形已 6 年，诊时仍述大便每日 3~4 次，若遇食生冷或劳累过度，或情绪不畅则 6~7 次，便时多夹黏液，时带脓血，伴肠鸣腹痛，肛门坠胀，腹胀乏力。诊见面色萎黄，形体偏瘦，舌质淡黯，苔薄黄腻，脉弦缓滑。此肝

胆脾虚,湿毒滞肠所致,拟健脾抑肝,清热化湿,佐以调气行血,予乌红败酱方5剂,每两日一剂,日服三次,嘱忌生冷、油腻,勿过劳累,保持心情舒畅。

9月28日二诊,大便每日2~3次,黏液脓血已无,腹痛减轻,时有肠鸣,仍感乏力,舌质淡黯,苔已不腻,脉沉细缓。此药已中病,湿滞已除,但虚瘀明显,原方去红藤、败酱、黄连,加炒白术20g、补骨脂20g、丹参20g,续服10剂。

10月26日三诊,带一同病患者求诊,述其二诊6剂后多年老病痊愈,现仅不耐劳累,若食生冷,仅当日大便2次,为巩固疗效,以求远期效果,予参苓白术散方制成散剂连服一个月,嘱忌生冷油腻半年。次年10月因咽痛发热求诊,询其肠炎未再复发。

按:乌红败酱方中太子参、茯苓、山药健脾益气,使脾健水湿,运化有权,不止泻而泻止;乌梅、白芍柔肝缓急,止痛止泻;木香、黄连擅治泻利;红藤、败酱草辛苦微寒,解毒排脓,亦善止痛;煨葛根辛温气平,升阳止泻;当归性温,养血活血,可祛病久入络之瘀。全方共奏健脾抑肝,清热利湿,行气行血,止痛止泻之功。慢性肠炎属中医"久泻"范畴,其病缠绵,易于复发,治疗颇为棘手。其病例既有湿毒滞肠,又有病久脾虚,还有气滞血瘀,故治疗既要扶正,又要祛邪,还要兼以行血。乌红败酱方即为扶正祛邪、行血兼施的代表方,故用于慢性结肠炎多获良效。

八、痛泻验案

方药:痛泻要方由白术、白芍、陈皮、防风组成。有疏肝补脾之功,前人曰:"痛责之肝,泻责之脾。"主治肝郁脾虚、肠鸣腹痛、大便泄泻、泻必腹痛、苔薄白、脉弦缓。白老常以此方加减治疗慢性痛泻有良好效果。

典型病例:吴某,女,52岁,2004年2月16日诊,患者自述云:"腹痛即泻,泻后方舒,能食不胀,曾西医诊断为慢性结肠炎,服西药未见好转。"故求服中药。诊时痛泻如上所云,查舌苔薄白,脉弦缓,与痛泻要方加减治之。

处方:陈皮10g、白芍20g、白术(炒)15g、防风10g、姜黄10g、柴胡10g、甘松8g、红藤30g、甘草10g,水煎服,三剂告愈,继以柴芍七味白术散巩固疗效。

按：痛泻一证，前人早有定论，乃肝郁脾虚，木旺侮土，肝木乘脾，即所谓"痛责之肝，泻责之脾"，故以疏肝补脾之法，用痛泻要方加甘草 10g，配白芍（芍甘汤）和里缓急止痛之意，再配姜黄（扩胆管，疏泄胆汁）以加强柴胡与芍甘之疏肝作用。甘草配白术增强补脾之功，更以红藤清肠胃之热（红藤为肠胃清热消炎之要药，故张景岳有红藤煎以治肠痈），更加甘松配防风，理肠道之风而痛泻止。甘松为肠鸣下泻清稀风涎之要药。诸药合用，故收良效。善后与柴芍七味白术散疏肝补脾而和胃肠，胃家和而肝不侮脾也。

九、顽固性便秘

多年便秘，经多方治疗而无效者。处方：柴胡 10g、黄芩 30g、半夏 10g、枳壳 20g、火麻仁 30g、生地 16g、玄参 20g、麦冬 20g、甘草 6g，肛门出血加槐角、槐花各 20g，水煎再送服麻仁丸 6g，日三次，有特效。1998 年 12 月 19 日曾治三台一女患者，一剂而愈。

按：方由小柴胡重用黄芩，合增液汤加枳壳而成。小柴胡汤治便秘参见"方药运用"小柴胡汤条下。

小柴胡汤合增液汤加减方治疗顽固性便秘案。方药：柴胡 10g、黄芩 30g、法半夏 10g、草决明 30g、白术 50g、生地 50g、玄参 20g、麦冬 20g、火麻仁 30g、炙甘草 8g。

典型病例：程某，女，49 岁，三台慕禹乡人，1975 年 3 月 16 日诊。反复便秘，数日一行已 8 年。诊时自述大便 3~5 天甚或 7~8 天一次，常为干硬团块或如羊屎，伴胸胁脘腹胀满，口苦口干，便结严重时需开塞露、灌肠甚或手抠方能排出，曾用大黄、番泻叶、芒硝泡水服，亦用牛黄解毒片、黄连上清丸、麻仁丸及西药果导、酚酞等，皆为初始有效，后亦复常。查其舌质偏红，苔薄黄少津，脉沉细弦。此为肝胆郁热，脾虚胃气不和，大肠津液匮乏所致，治当疏泄肝胆，健脾和胃，增液润肠，药用小柴胡汤合增液汤加减方，嘱服 5 剂，每两日一剂，每日服三次，三餐按时，晨起排便。

3 月 27 日二诊，服上方药三剂明显见效，间日大便一次，且已不成羊屎状,只排时费力,口苦、口干、胁腹胀满明显减轻,诊得舌质稍红,苔薄少津,脉象沉细。此药已合症,方药不改弦另辙,但因肝胆郁热不重,为防苦寒伤阴,原方黄芩用量减半,继服 5 剂,每日服两次。

4 月 10 日三诊,现已能每天晨起排便,且已滋润,仅排便时间稍长(大约 10 分钟),余症已失,舌质稍淡,苔薄润不燥,脉沉细。此肝胆郁热已除,胃气亦和,脾肺气虚证明显,治以补气润肠为主,原方去柴、芩、半夏,加黄芪 20g、南沙参 20g、枳实 10g 以善后巩固疗效,嘱其每天服一次,坚持 20 天。

按:便秘,原为症,可在多种疾病中出现,且多对症治疗,随着医学的发展,现已定名为病,临床亦很常见,涉及顽固性便秘,临床颇为难治。白老以小柴胡汤合增液汤加减治之,取小柴胡汤重用黄芩疏利肝胆郁热以和胃气,增液汤滋阴清热,使舟得水行,重用白术、炙甘草健脾养阴,增强肠蠕动,火麻仁润肠通便,全方共奏利胆和胃、增水行舟之功,正和仲景"上焦得通,津液得下,胃气因和"之意,则大便自畅矣。

十、消渴

(一)金胰参麦饮治疗消渴

金胰参麦饮是受张锡纯氏滋胰饮启示,结合临床实践,加减组合而成。

主方:鸡内金 10g,生猪胰粉 6g,怀山药 20g,生地黄 15g,枣皮 10g,西杞 10g,人参 6g,麦冬 10g,五味 6g,覆盆 10g,胡芦巴 10g。

上十一味,先将八物杵粗细,以水 1200ml,微火煮取 300ml,远食三次分服,一日一剂。另生猪胰(一具酒浸一宿,使碎,在 60℃下减压干燥,为末)6g,生鸡内金(焙,为末)10g,净怀山药(末)20g,三物均匀,分三次冲服。主治下消。

加减:上消多饮,加黄芪 20g,助脾生气,以散精达肺。中上二焦,实热,脉洪实,先与人参、石膏、知母,清热生津,令实热去其过半,更服上方。湿邪郁于中焦,舌苔薄黄板。先与苍柏二妙散,令湿热消半,苔活不腻,更服上方。

中消多食,实热,脉沉实有力,大便秘,宜调胃承气汤荡实,若其人大气下陷,脉象微弱,食频,不食即心空难,宜升下陷之气,可与张锡纯氏升陷汤,饥稍止,再投上方。

本方最适于下消。饮一溲一或饮溲不甚,基于常人,但夜尿亦多,劳(动)则渴饮,尿味甜(尿糖强阳性),体渐消瘦,脉细弦或细数,舌红少苔或舌底有裂纹者。

消渴,即今之糖尿病。古有上、中、下消之分。常有上消治肺,中消治胃,下消治肾之方。西医学谓此胰岛功能紊乱,以补充胰岛素为治疗常法。究之消渴,证起于中焦无疑。《圣济总录》有"渴而多饮,小便中有脂,似麸而甘"的特征记载,西医查尿中含糖,患者自尝尿味甘甜可证。尿中含糖者,实系中焦弱,失于摄精散精之职,出于水道而成。脾弱不能散精上归于肺,而为肺热多饮成为上消;脾不能为胃行其津液,胃中积热消谷多食而成中消;脾不摄精,下达膀胱,累及于肾,久则阳损阴亏,失于制约,多尿而成下消。经曰:脾气散精,上归于肺,通调水道,下输膀胱。又曰:肾,统水府,将两脏也。

尿味甘者,出之于脾,经曰:脾属中土,其色黄,其味甘也。脾因于劳逸饥饱伤其中,久耗其脾阴而发病。脾阴脱耗,阴火内灼,首上刑金,次及于胃肾之阴。脾化味甘者,赖副脏之"散膏"(《难经》曰"散膏",张锡纯氏谓曰"膵",实今之胰)发酵,酿制甜味。脾弱不能摄取以散精养其五脏,由水道而下输,故其人小便遂有糖质。而人之胰,中医以五脏为中心,统之于脾也。结合中西之理而制方;首用鸡内金者,助脾胃强健,化饮食糖质为津液也。(《本草述》内金"治消瘅",《圣惠方》"治消肾"——即下消,肾消,"小便滑数白浊,令人消瘦,鸡内金(炙)一两,黄芪半两,五味子半两,上药粗捣,以水三大盏,煎至一盏半,去滓,食前分温三服"。次用猪胰,仿西人之胰岛素治疗,中医谓"脏器疗法",以脏补脏。重用怀山药,赖以补脾阴而固肾以缩小便,内含糖蛋白以滋散膏,且色白润生水,以止消渴。选用生地助肾中之真阴,上消以润肺,又偕山茱萸、五味子封固肾关,人参(西洋参最佳)、麦冬大补元气,生津止渴,西杞滋肝肾之阴润肺,且疗消渴(《本草述》治消瘅)。覆盆甘酸平补肝肾,缩小便,(《本经述》治消瘅)。胡芦巴,苦温,助阳,有"益右肾,暖丹田"之功,用以寓阳药于阴药中,取阴生阳长之义,宗物质转化功能之律。诸药合用,有润肺生津,补益脾胰,滋补肝肾,三消同治之功,为下消之良方也。

典型病例:里人,消渴已年余,面憔悴而体消瘦,经住院治疗后,嘱饮食疗法(素餐)已近三个月,虽渴减,尿次正常,但劳则喜饮,饮则多尿,复查尿糖(++),自尝之味甜,精神疲倦,行动乏力,延白老诊治,脉细数,舌质红、有轻度裂纹,与上方十数剂,尿糖(-),自觉症状大减,体重略增。继服三个月基本复常,又原方丸服三个月而告愈。

(二)参连消糖散

参连消糖散,由白人参 120g、黄连 120g、鸡内金 120g、西枸杞 120g、花粉 60g,丹参、泽泻各 60g 组成。制法:上药为末过 100 目筛,分 30 包,每包 20g,分两次早晚白开水送服,一个月为一疗程。血糖降至正常后,每次 5g,日服 2 次维持。

主治:2 型糖尿病,尿糖阳性(+~++),血糖偏高(空腹血糖≥140mg/dl 或 7.8mmol/L),任何一次血糖值≥200mg/dl(11.1mmol/L)者。临床表现以多饮、多食、多尿,消瘦或尿甜为基本特征,或不甚渴饮,消瘦亦不明显;或视力下降,或疲劳乏力,或不多饮而咽干舌燥等。服药后反应:药后有阵发性肠鸣音,但不下利。本方由人参 100g、黄连 120、花粉 60g、泽泻 60g 四药组成。此方组成之人参确有治消渴(糖尿病)之记载。如《中西医结合治疗糖尿病》"人参饮——人参益气生津,善治消渴,现代药理研究证实,人参具有较好的降低血糖作用"。取人参 10g,水煎 40 分钟至 500ml,然后频频多次饮之,代茶饮,晚上睡觉前连渣吃下。能生津止渴,对糖尿病,疲乏无力,口干口渴者效果尤佳。人参粉:人参干燥后研为细粉,每次 1g,日三次,温开水冲服。长期服用能增强机体抵抗力,减少和预防并发症。《纲目》人参末,蛋清调服一钱,日三次口服,治消渴引饮。《普济方》玉壶丸:人参、瓜蒌根各等份,研末,炼为蜜丸,如梧子大,每服 30 丸,温开水或麦冬煎汤送服,治糖尿病、消渴、饮水无度。《圣济总录》人参煎:人参 30g、葛根 20g、共研末,每服 9g,入白蜜

60g,加水 1000ml,慢火熬至 300ml,频饮之。含化咽津,治糖尿病口渴口干多收良效。

黄连:黄连治消渴古早有记载,如:《医学纲目》黄连丸:黄连 250g(酒浸一宿,重汤蒸一小时)晒干为末,制成水丸或蜜丸,每次服 6g,日三次,温开水送服。《普济方》三消丸:黄连三研为末,取冬瓜自然汁,调成膏,阴干为末,再用冬瓜汁浸和成饼,如此七遍,最后用冬瓜汁为丸,如梧桐子大,每服 30~40 丸,每次用冬瓜汁煎大麦汤送服。《圣惠方》圣惠黄连膏:黄连 150g,生地黄 30g,蜜 5 合。入银器中,慢火熬成膏,瓷器收贮。食后煎竹叶麦冬汤,取弹子大服之。《外台秘要》黄连散:黄连、豆豉各 30g 为末,每服 15g;《普济方》普济黄连丸:黄连、瓜蒌捣细,生地汁和剂捣匀为丸。临床证实:黄连素每日服 1.5~3.0g,分三次口服,一个月为一疗程,血糖降至正常后改用每次0.5g,每日三次维持。人参、黄连素或单用或配伍它药均能有效地运用于临床,故用量大至每月 120g,每日平均 4g。而且人参味甘,益元气而生津液,以治其"虚",为补肺肾之要药,正中消渴"本虚"之鹄,黄连味苦寒而清热解毒,以治其"实",为胃肠清热之妙品,恰合"标实"之的。俾二药一补一清,清补并用,对肺燥、胃热、肾虚之病机的对病对症均可言其至要。伍花粉生津、泽泻利湿泄热而不伤阴,以助人参、黄连之力。且天花粉古代医家称其为"消渴之神药",《千金要方》《普济方》《圣济总录》皆载有用以治疗消渴之例。如千金栝蒌粉散(栝楼根为末,每次 30g,煎服),圣惠黄连丸(天花粉、黄连等份为末,麦冬去心煮烂捣研为丸如梧子大,每服三十丸)。《圣济总录》鸡内金丸(鸡内金、天花粉等份为末,水泛为丸如梧子大,每服二十丸),《普济方》救活丸(天花粉、大黑豆等份,细末水泛为丸如梧子大,每服三十丸,黑豆煎汤下),《千金要方》浮萍丸(天花粉、干浮萍各等份,细末人乳汁为丸,如梧子大,每次空服三十丸,日三次)。

泽泻味甘寒,渗湿,泄热,《别录》"补虚损五劳,除消渴";《医学启源》"渗泄止渴"。人参伍泽泻:人参益肾中之元气,泽泻泻肾中之水邪。《医经溯洄集》:"泽泻虽咸以泻肾,乃泻肾邪,非泻肾之本也。"《药品化义》泽泻"因能利水道,令邪水去,则真水得养,故消渴能止"。取一补一泻,使补泻无偏颇之虞,且花粉、泽泻仅为人参、黄连之半量,其用量主次之要也,无损主药之功。临证若能据病势而添服它药,至善之法也。若尿糖久久不降,可加服鸡内金粉,每日 6g,分三次服。《医学衷中参西录》谓:"鸡内金可以助脾胃强健,化饮食中糖质为津液也"。若血糖久高不下可加服枸杞子。枸杞有降血糖,保护肾、肺功能作用。每日 20g,早晚空服嚼服各 10g。若渴甚,可另加煎服生脉散(西洋参、麦冬、五味)生津止渴;若消瘦,另煎服白虎加参汤(石膏、知母、粳米、甘草、西洋参)以清胃热而滋肾生津;若尿多或饮一溲一,另煎服都气丸(六味地黄丸加五味子)滋肾阴而纳肾气。

典型病例 1:谢某,男,72 岁,1994 年 11 月 21 日初诊,退休教师,患糖尿病已 4 年,经多方治疗,现病情稳定,无明显三多症状,查尿糖(-),空腹血糖 180mg/dl,无消瘦,不肥胖,微有疲乏,视物轻度模糊,舌红津偏少,脉象沉细,此肝肾阴虚而夹实热,与上方:西洋参 120g,黄连 120g,花粉 60g,泽泻 60g 为末,分 30 包,每日一包,分两次早晚服,另用生地、枸杞(仿杞菊地黄丸之意)煎服上药末,令服一个月。并嘱服煎剂后,若无疲乏,视物清晰可停服煎剂或仅服枸杞,每日 10g 泡开水当茶饮。

1994 年 12 月 30 日,二诊,云:服上药后 10~20 分钟有肠鸣感,但无腹泻,煎剂服五剂后停,仅服用枸杞,一个月的药末已服完,无明显自觉症状,视物清晰,精神饱满,饮食二便、睡眠无异常,舌质红润,苔薄白、脉象细缓。1994 年 12 月 22 日,去医院检查血糖已降至 80mg/dl,尿糖(-)。要求巩固,与上方西洋参改用红参(余如上方),服法如前,为了保护肝、肾,继续令服西杞。1996 年 3 月 18 日因感冒来诊云:糖尿病经检查血糖未再升高,已趋稳定。患者询问是否算治愈,白老云:"此病属慢性疑难范围,若需巩固,治疗需坚持。"

典型病例 2:康某,男,57 岁,三台中心乡七村农民,1995 年 4 月 13 日初诊:患胃痛、口渴多饮已半年,视其形体消瘦,脘痛拒按,有撑塞感,舌光红少津,脉细弦兼数,食少,尿多,细询之,尿时桶内有泡,乏力神疲。此肝肾阴虚,痰热结于心下,择方小陷胸加枳实和玉女煎加减,处方:蒌仁 10g、黄连 15g、半夏 10g、枳实 10g、沙参 30g、麦冬 30g、知母 15g、石膏 40g、生熟地各 12g、建曲 30g,令服 3 剂。另与盐酸黄连素 0.5g,日 3 次,服半月,自觉症状消失,嘱用枸杞子善后。

(三)僵蚕

僵蚕适量,研细为末,每次服 5g,每天 3 次,饭前白开水送下,2 个月为一疗程,休息半个月,再进行第二个疗程。治疗期间停服其他降糖药物,并配合饮食疗法,即控制饮食,主治成人非胰岛素依赖性糖尿病。

僵蚕为蚕蛾科昆虫家蚕的 4~5 龄幼虫,感染一种丝状白僵菌而致死的干燥虫体,僵蚕性平味辛咸,有化痰止痉,祛风泄热,消肿散结之功,临床常用于治疗小儿急惊,痰喘痉挛,风热头痛,风热喉痛,迎风流泪、皮肤风疹瘙痒、瘰疬痰核及乳痈等病症,近年临床实践,用以治疗糖尿病,有较好的疗效。

(四)单方

以下为单方治疗糖尿病:

1. 苦瓜 1000g

方法:将新鲜苦瓜洗净、晾干,然后研成粉末,用瓶装好备用。每天服 3 次,每次饭前服 10g,15~20 天为 1 疗程。

按语:此方要连续服用 6 个月后血糖才可逐渐降低,1 年后血糖明显下降,长期服用,无副作用。

2. 荔枝核 500g

方法:将荔枝核烘干研细末,每天 3 次,每次服 10g,饭前 30 分钟温开水送服。

按语:此方用于治疗 40 岁以上中老年非胰岛素依赖型糖尿病,效果较好。

3. 猪胰 600g、淮山药 400g、生黄芪 200g

方法:将猪胰烘干,共研细粉制丸或压片,10 岁以下每次服 10g,每天 3 次,可同时服用六味地黄汤或丸。

典型病例:孙某,男,9 岁,1979 年 9 月 16 日就诊,患儿近月口渴欲饮,纳食增多,昼夜约饮 2 瓶水,但仍不解渴,尿检示尿糖(+++),西医诊断为糖尿病,给服少量降糖灵,但症状不能控制,按上方配制成丸,同时服六味地黄丸,3天后症状明显减轻,口渴改善,饮水减少,纳食亦减,坚持服药半个月,尿糖(±)。

4. 地骨皮 50g

方法:上药加水 1000ml,慢火煎至 500ml 即可,留置瓶中,少量频饮代茶,每天 1 剂,另外辅以维生素 C、维生素 B₁ 肌肉注射,每天 1 次。

按语:临床用此方治疗糖尿病 20 例,多饮、多食、疲乏等临床症状均在 1 周左右基本控制,血糖恢复正常,尿糖阴性,10 例随访 1 年未见复发。

第五节 肾(膀胱)疾病

一、肾炎

(一)益夏车前汤治疗急性肾小球肾炎

益母草 30~50g,夏枯草 30g,车前草 30g 煎服。治疗急性肾小球肾炎。

加减:

1. 蛋白尿不退,从(+)增至(++),加石韦 15~30g。

2. 红细胞(++),加白茅根、夜交藤 30g,或旱莲 15g,茜草 10g。肉眼可见血尿时加乌敛莓(小母猪藤)、大蓟根各 30g,或铁苋菜 12g,生侧柏叶 15~30g。

3. 白细胞(++),加蒲公英 15g,或银花 10g,或凤尾草 30g,如白细胞增为(+++)加蒲公英 30g,或白花蛇舌草 30g、银花 12g。

4. 透明或颗粒管型不退加泽泻、防己各 10g,或葎草(锯锯藤)30g,白英 12g。

5. 黏丝连续不减退加苍耳草 10~15g。

6. 急性期出现呕吐,头晕、尿频、尿少可加益母草 30~60g,部分尿量增多而色清白的慢性或迁延期患者,加淮山药、乌药等。

（二）复方芥菜汤治疗肾炎

芥菜花（枕头草、烟盒草）、萹蓄各30g，马蹄金、车前草各15~30g，煎服5~10天为一疗程。

（三）丹参枝莲饮治疗紫癜性肾炎

丹参15g，半枝莲12g，水煎分2次服，每日1剂，治疗儿童紫癜性肾炎，经临床观察，一般用药一周，临床症状消失，尿检正常。

典型病例：王某，女，39岁，三台灵兴人，1983年10月17日诊。下地劳动后当夜感恶寒、身痛、咽痛、睑面浮肿，小便量少，第二天随即出现腰酸乏力，不欲饮食，即来就诊，查血压180/100mmHg，尿常规检查，尿中有白细胞、红细胞管型及蛋白，西医诊断为"急性肾小球肾炎"，因病员不愿打针输液，故而寻求中医治疗。诊得舌质稍红，苔薄黄，脉浮弦。此劳作感邪，脉络受损，水气不利所致，治拟宣肺祛邪，利水排毒，凉血止血，药用益夏车前汤加味：益母草30g、夏枯草30g、车前草30g、炙麻黄10g、石韦15g、白茅根15g、石决明30g、蒲公英30g，每日一剂，嘱服3剂，注意休息，低盐饮食，多饮水。

10月21日二诊，恶寒、身痛、咽痛已消失，小便量增多，睑面浮肿消退过半，食量渐增，唯腰酸乏力仍存，测得血压150/90mmHg，舌已不红，苔薄不黄，脉沉弦。此药到病退，宜乘胜追之，但邪毒已去，原方去炙麻黄、蒲公英，加大蓟20g、泽泻10g、蒲黄炭5g以增强利尿止血之功，每两日一剂，嘱服五剂再诊。

10月31日三诊，病员喜曰：二诊四剂后小便正常，浮肿亦消，饮食有味，已能干轻松活，仅不耐劳累。测血压120/85mmHg，尿常规检查已无红细胞，亦无管型，仅蛋白（+），诊见舌质淡，苔薄润，脉沉细。此病邪已去，但正气未复，尚不能停药，二诊方去石决明、夏枯草、白茅根，加黄芪30g、山药30g、白术20g、蚕茧壳2个（烧灰存性）5剂，以健脾益气，固本善后。

按：急性肾小球肾炎，为感邪后急发，若诊治及时则病程短，预后好，但若失治或治不及时，久延成慢性，治疗就很棘手，且病程长，预后差。益夏车前汤利尿止血、祛邪解毒功能很强，若能随其症而灵活加减，临床治疗肾小球肾炎多可获良效。

二、肾性水肿

1. 炙甘遂末　每次 2~3g,每日 2 次。

2. 商陆　每日 3g,猪肉(五花肉)100g,加水 400ml,煎至 300ml,分 3 次服,有显著利水功能。亦可治心包积液、腹水。

3. 连翘　急性肾炎、肾结核有效。

4. 白茅根　有利尿消肿作用。

5. 益母草　利尿消肿,改善全身症状。

6. 甲珠　治疗血尿有一定疗效,内服能使白细胞增加。

7. 黄芪、党参、蚕茧壳治疗肾炎蛋白尿。

8. 蝼蛄粉 0.6g,蟋蟀粉 0.9g,为一次量,吞服,一日 1~2 次,心肾型严重水肿。

9. 黄芪羊藿消肿汤　黄芪羊藿消肿汤(自拟方):由黄芪、淫羊藿、防己、茯苓、黑大豆组成。有益气温阳利水消肿之功。主治老年性气阳两虚,不明原因下肢浮肿,诸药无效者。

方药考:黄芪:甘微温,生用益气固表,利水消肿,治自汗、盗汗、血痹、浮肿。炙用补中益气,治一切气衰血虚之证。淫羊藿:辛、甘温补肾壮阳,有振奋亢阳"兴奋性功能",坚筋骨、益气、强志之功,温阳而不燥。二药合用,既能益气温阳利水消肿,又能增强抗力,提高免疫功能。配黄芪、防己、茯苓,加强利水消肿之功。黑大豆,性味甘平,有活血利水,祛风解毒之功,治水肿风毒脚气。

典型病例:范某,男,65 岁,三台人,患下肢浮肿已三年,经医院检查:肾功能正常,曾中西药治疗无效。2003 年 4 月诊时,下肢浮肿至踝上,按之微陷,皮色不变无角化,温度偏低,自觉行路偏重乏力,尿短少,能食,睡眠偏多,口不渴,舌质偏淡,脉细软无力,精神尚可,属气阳两虚,阳不化水,水气潴留而脚跗肿,与益气温阳利水之黄芪羊藿消肿汤:黄芪 20g、淫羊藿 20g、防己 12g、茯苓 20g、黑大豆 50g、煎服，2 日 1 剂，令服 5 剂，并嘱少进咸食。5
剂尽，肿消过半，只留每日午后有余浮，原方加生姜（温胃散水）10g，再服 5
剂，肿消尽，续服 5 剂，半年未再复发。

三、泌尿系结石的治疗

1. 排石汤治疗泌尿系结石　基础方药：金钱草 30~120g、车前仁 10g（可
用鲜车前草 30~60g）、通草 6g、甘草梢 3~9g、木香 6g，水五盏煎至三盏，分
2~3 次内服，每天一剂。

加减：腰腹剧痛加灵脂、玄胡各 10g；有血尿加地榆炭、侧柏炭各 10g；尿
频尿痛加滑石 30g、黄柏 10g、白茅根 15~30g；腹痛便秘加川军、枳壳各 10g；
体弱或老年加党参 10g、黄芪 10~15g；血虚加当归 10g、川芎 6g、首乌 12g、熟
地 12g；食欲不佳加建曲 20~30g、陈皮 10g。

2. 鸡内金　将鸡内金烘干为末，每服 6~10g，金钱草煎汤送服，一日两
次，观察尿液中有泥沙排出，服至症状消失。对各种内脏器官结石均有效。

3. 金茅骨皮饮治疗肾结石

肾结石虽不是绝症，但也常把病人折磨得痛苦不堪，金茅骨皮饮具有服
用方便，疗效确切，疗程短，见效快，无毒副作用之优点，其主方如下：

金钱草 15g（鲜草 30g）、白茅根 60g、地骨皮 45g，加水 2000~2500ml，煎
沸后文火煎 10~15 分钟，滤出汁液，放温后代茶饮，一次饮不完，装进保温瓶
里，每天饮数次，每剂药煎两次，煎第二次时适当少添些水，一般一天一剂。
菠菜籽 1500g，放锅内文火焙黄、研细面过箩，干吃或温开水冲服，每天 3~4
次，服 60~90g，七天为一个疗程，轻者一个疗程，重者两个疗程，若无特殊情
况，一般不超过三个疗程，即可治愈。

注意事项：患者服药期间忌房事，忌食生冷荤腥食物，宜多休息，多食素
食和新鲜蔬菜。

4. 金金消石汤方　方由生鸡内金（洗净、烘干）研细粉 10g，金钱草 10g
（四川大金钱草佳）。煎服法：鸡内金粉，每次 10g，金钱草 30g，水 450ml，煎

至160ml去渣,分三次,送服鸡内金粉。远食服。有磨积消坚,利水涤石之功。主治内脏结石或术后结石残留。如肝胆结石、肾结石、尿路结石、膀胱结石等。

方中鸡内金,甘酸微温,有消积滞,利水涤石之功。主治各内脏结石及淋病、水肿等。《要药方剂》载内金"入肝而除肝热,入脾而除脾积"。《本草经疏》"肫是鸡之脾,乃消化水谷之所"。《医学衷中参西录》"鸡内金,鸡之脾胃也,其中含有稀盐酸,故其味酸而性微温,中有瓷、石铜、铁皆能消化,其善化有形瘀积可知"。又云:"鸡内金为脏器疗法,无论脏腑何处有积,鸡内金皆能消之。"

金钱草,甘、微寒,入肝、胆、肾、膀胱经。有清热化结,活血消坚,利水通淋作用。主治泌尿系结石、胆管结石、砂淋、肝硬化腹水等。《四川绵阳中草药手册》"清热化结"。《江西赤医手册》"利水、活血通络"。北京广安门医院《常见病医疗手册》"清热消肾,行水通淋,主治尿路、胆管结石,砂淋、石淋"。《中医药新编》"主治泌尿系结石、胆管结石、肝硬化腹水,有促进肝细胞的胆汁分泌,使胆汁增多,促进排出作用","有使小便变为酸性作用,促使碱性结石溶解,又能利尿,亦治肝胆结石"。

上二药合用:凡对已确诊为内脏结石者,术前与服,有利手术进行,减少砂石清除,术后与服,有利消涤砂石残留,久服有预防砂石复结之效。1972年来,凡内脏结石者,求治后,皆收满意效果。举例如下:

典型病例1:苏某,男,48岁,三台县委机关伙食团炊事员。1982年3月诊,主诉:半年前突发胃脘引右胁痛,阵发性加剧,即去县某医院诊治。经检查诊断:急性胆囊炎伴胆石症,收院治疗,经手术治疗,两个月出院。近几个月来右胁胆区常呈隐痛,经再度检查,为术后粘连,胆囊泥沙样结石残留,嘱中药治疗。诊时,右胁隐痛,饮食尚可,二便正常,余无不适。查:舌苔薄白,脉细而弦。证属胆腑瘀滞,肝气失畅,治宜疏肝利胆,消瘀缓痛治之。处方:柴胡、黄芩、大黄(同煎)、枳实各10g,白芍药20g、金钱草30g、甘草10g、三七粉8g(冲服)。水煎服三剂后,症状消失。令常服金金汤三个月。经服用四个月,疼痛未再复作。经超声波检查,胆内已无结石残留。

典型病例 2:白某,男,38 岁,三台县中心乡八村六队农民。1981 年因胆结石经手术治疗后的一年多来,胆区常反复隐痛,有时加重。去医院检查为泥沙样结石残留,求治于白老,嘱常服金金汤。连续服三个月,痛未再作。

四、血尿治验

范某,男,28 岁。患者于 1980 年 8 月 12 日下午突然血尿,但无痛逼感。急到当地医院求治,查小便为"肉眼血尿",RBC(++++)。疑为结石,给颠茄合剂 10ml,小苏打 0.6g,日服三次。继用仙鹤草片 2 片,一日三次,用药半月余,症状不见好转。即到县医院作静脉肾盂造影,报告为"膀胱炎"。医生根据现有症状、体征(全身乏力,不思饮食等)认为结核不能排除,故给异烟肼 0.1g,维生素 B_6 20mg,日服三次,卡那霉素 1.0g,肌注,每天一次,用药半个月,病情仍无好转,小便镜检:RBC(++++)。9 月 20 日来绵阳中医校学习,求白老救治。主诉血尿时无痛逼等不适感,自觉全身乏力,不思饮食,口时苦时酸,大便正常。诊其脉缓弱,舌淡,苔微腻而黄。此乃湿热未去,正气已伤,治以清热除湿、益气止血药。用小蓟 20g、红藤 20g、白及 20g、夜交藤 20g、夏枯草 30g、黄芪 20g、知母 10g、茅根 15g、淮山 30g、三七粉 10g、陈皮 10g、甘草 3g。

9 月 25 日复诊:上药连服 2 剂,血尿明显好转,RBC(+),全身症状稍有减轻,尿呈微黄色,处以黄芪 20g、知母 10g、山药 30g、车前仁 10g、夜交藤 30g、夏枯草 30g、红藤 30g、小蓟 10g、陈皮 10g、白及 10g、甘草 3g。

9 月 29 日三诊:上药服 2 剂,小便已正常,镜检血尿阴性,口酸已不明显,唯全身乏力,夜间腰痛,睡眠欠佳。处以佩兰 10g、车前仁 30g、山药 30g、续断 30g、夜交藤 30g、夏枯草 30g、红藤 30g、黄芪 20g、党参 20g、知母 10g、甘草 3g。

上方服 2 剂后,症状完全消失,遂停药观察,后经多次检查尿均无异常反应,及今已历四个月,血尿未见复发。

按:血尿,中医称为"溲血""溺血",多因湿热之邪,扰及血分,脉络损伤,血液下注膀胱所致。故《诸病源候论》说:"心主于血,与小肠合,若心家有热,结于小肠,故小便血也。"钱仲阳云:"血之流行,周遍经络,循环脏腑,若热聚膀胱,血渗于脬,故从小便出也。"然而,脾虚失运,血随气陷,迫血妄行而从小便出者,亦不少见。由此。血尿一症,有虚有实,亦有虚实夹杂者。

本例患者,正是因为湿热久聚膀胱,损伤经脉,迫血外溢,日久致虚;气虚则脾气易陷;脾气陷则不能统血,加重失血之症。如此往复,形成恶性循环。纯利湿则正气愈虚,血亦难止;纯补虚则湿热之邪,无道可出,血尿之因仍在,唯取"攻补兼施"之法,使脾气复其上升之性,膀胱不再容邪,正复邪去则血尿自止矣。

五、肾功能衰竭及尿毒症

1. 温阳降浊　附子大黄汤:熟附子、大黄为治疗尿毒症的主药。

2. 益气利湿　防己、石韦、车前子,利尿排毒。生黄芪益气,苍术、黄精保护肾功能。红人参、石韦改善蛋白尿。

3. 软坚散结　白芷、夏枯草,改善肾内梗阻,保护肾功能单位,降低血压,常用于多囊肾。

4. 活血化瘀　丹参、王不留行、川芎、苏木,改善肾血流量。天麻可改善脑症状,地龙改善血管硬化症状。

六、肾病综合征

慢肾方主治肾病综合征:西洋参 6g、黄芪 30g、白术 10g、茯苓 10g、桂枝 5g、炙草 6g、枳实 10g、仙灵脾 10g、巴戟 10g、鹿角胶 6g,旱莲、女贞、西杞、丹参、车前子、熟地、枣皮各 10g,阿胶、龟胶、红花、黄柏各 6g,益母草、夏枯草各 20g。为末,炼蜜为丸,每丸重 10g,每次一丸,日 3 次。禁高盐、高蛋白,宜高糖。

肾病综合征主要临床指针:大量蛋白尿,高度水肿,低蛋白血症,是诊断本病的依据。

上药量为一剂量共 237g,四剂为丸,可服一个月。坚持服用可恢复肾功能。

典型病例:杨某,男,41 岁,三台幸福乡人,1990 年 3 月 16 日诊。患肾炎 6 年,西医治疗后常有反复,近因发热、水肿、尿少而到三台某医院检查,诊断为"慢性肾炎、肾病综合征"而住院 2 个月,曾先后用激素、雷公藤片及补充血浆蛋白治疗,热虽退而水肿尿少症明显,遂求白老诊治。视病人面色苍白,眼周晦暗,面呈满月,精神萎靡,全身水肿,尿量 24 小时不足 500 毫升,纳呆食少,时有恶心,大便溏泻,渴不多饮,倦怠短气。尿常规:蛋白(+++),红细胞 3~6 个 /L,白细胞 2~3 个 /L,颗粒管型 1~2 个 /L,血浆蛋白 4.0g,白蛋白 1.6g,球蛋白 2.5g,血肌酐 68.4 毫克,尿素氮 95 毫克。符合肾病综合征伴肾功损害。舌质淡红边有瘀点,舌下脉络淡紫,舌苔薄润,脉象沉涩。脉症合参,证系脾肾两虚,湿瘀互结,蕴滞三焦,水气互结所致,治以健脾温肾,益气化瘀,淡渗利水,佐以扶阳,予慢肾方加减:西洋参 6g、三七粉 6g(冲服)、黄芪 30g、炒白术 10g、茯苓 10g、桂枝 10g、仙灵脾 10g、巴戟 10g、旱莲草 10g、枸杞 10g、丹参 20g、熟地 15g、鹿角胶 6g、益母草 30g,水煎服,日 1 剂。服药 10 剂后,小便增多,水肿渐消,大便正常,饮食亦增,药已投症,病亦渐去,原方去旱莲、桂枝,西洋参易太子参,鹿角胶易鹿角霜,续服 3 月余,水肿全消,食量正常,面转红润。实验室检查,血肌酐及尿素氮正常,尿常规各项亦正常,血浆蛋白 3.4g,球蛋白 2.2g。诊见舌质淡红,舌下脉络正常,脉仍沉细。此湿去瘀消,正气渐复,停用汤药,重在调养,嘱用黄芪、白术、枸杞子制成散剂,开水调服,每日一次,以善后巩固疗效。1995 年秋季的一天,白老到公园散步,巧遇此人,杨某对白老曰:其病治好后至今已有 4 年余,从未复发。

按:慢性肾炎、肾病综合征,属中医"劳淋"范畴,劳者,有劳于脾,有劳于肾。劳于脾者,脾虚水液难以运化停滞而肿,劳于肾者,肾虚气化失司,水湿停滞而肿。湿为阴邪,缠绵难去,病久入络,终致气阴两虚、湿瘀互结、寒热错杂,故治疗多难。慢肾方具有调整寒热,益气阴,祛湿邪,健脾肾,标本兼顾之功,临床屡用屡效,且有较好的远期疗效,实为治疗慢性肾炎、肾病综合征之良方。

七、尿毒症的中医治疗

由于肾脏本身的病变（肾炎、肾盂肾炎）或肾外因素（如尿道阻塞、严重失水、失血），引起肾功能不全，使体内代谢物潴留，酸中毒等所致的综合征称为"尿毒症"。但以慢性肾炎引起者为最多，约占总发病率的 50%~60%，故这里仅以慢性肾炎所引起的尿毒症从中医的理、法、方药角度，略谈梗概。

（一）临床表现

慢性水肿，迁延不愈，早期出现疲乏无力，头痛、厌食、恶心、呕吐，小便量或多或少，甚或尿闭。晚期出现呼吸急促深大，口腔糜烂，口中尿臭，呕吐腹泻，鼻衄齿衄、头晕、心悸、失眠，甚至出现昏迷抽搐，或阴阳两竭等危证。

（二）病因病理

任何疾病都有"穷必归肾"的转归，风水迁延日久，肾中元阴元阳之气衰竭，肾虚脾不能独治，而使水毒潴留，形成本虚标实的病理变化。

脾肾阳虚，则水湿之邪郁阻中焦，上逆犯胃，而为恶心呕吐；上犯心神，而为心悸失眠；水毒湿浊郁而化热，或肝肾阴虚，则阳亢风动而为头晕抽搐；化火生痰。终致心窍内闭，而为昏迷不醒。如果病情不断发展，正虚不能胜邪，最后可发生阴阳俱竭的脱证。

（三）辨证施治

辨证应先分阴阳，次辨虚实标本主次。一般病势急者多属实，病势缓者多属虚。阳虚而致湿浊中阻者，治以温阳泄浊，降逆和中。阴虚而致阳亢风动，痰火上扰者，治宜养阴潜阳，清风熄火，化痰开窍。阴阳俱虚者，治宜温肾益阴；脾肾双亏，精血不足者，治宜健脾益肾，补益精血；若阴阳离决，发生虚脱者，则当敛阴、回阳、固脱。

1. 湿浊中阻，浊阴上逆

主证：胸闷、腹胀、恶心呕吐，食少或食则欲吐，口有尿臭，尿少或闭，大便不爽或溏泻，面浮肢肿，头昏神倦，嗜睡，舌淡而胖，苔多白腻，脉濡细。

证析：湿浊中阻，脾胃升降失常。气机阻滞，故胸闷腹胀食少，甚或呕恶,食后欲吐;水毒之气上逆,出于空窍,故口有尿臭;阳不化水,则尿少尿闭;中阳不运,故大便溏薄;湿困肌肤,故面浮肢肿;湿浊蒙犯清阳,故头昏神倦嗜睡;舌淡苔腻,为阳虚湿困;脉细濡,为中阳虚衰。

治法:温阳泄浊,降逆和中。

方例:大黄附子汤合六君子汤加减。附片、大黄各9g,红参9g,白术、半夏各9g,陈皮6g,茯苓12g,竹茹9g,生姜三片。

方析:方中附子温肾中之阳,大黄泄水毒之浊,红参补真元之气,三药合用,标本兼顾;白术、茯苓补脾胜湿;陈皮理气和中,以调参术之滞,半夏、生姜、竹茹和胃降逆止呕。

加减:湿浊化热:见尿少色黄,口臭口糜,苔黄腻,酌加黄芩、黄连以助大黄清热泻火。

寒湿偏盛:见腹胀冷痛,大便稀溏,苔白滑或白腻,去大黄、生姜,加干姜、吴萸温脾胃之寒,或酌加苍术、厚朴燥中焦之湿。

胃逆呕甚:可加覆花、赭石降逆镇吐。

尿少尿闭:加泽泻、车前仁、猪苓以利水,或加服滋肾丸(知母、黄柏、肉桂)。

神志昏迷,嗜睡:加菖蒲、郁金化浊开窍,另服苏合香丸一粒(化服)。

2. 阳亢风动,痰火上扰

主证:头晕胀痛,手足颤动,甚则抽搐,心烦不安,或神昏躁扰,恶心呕吐,唇干齿垢,二便不畅,舌质红绛,苔黄,或焦黑而干,脉细弦数。

证析:肾中元阴衰竭,不能濡肝,致肝阳上亢,虚风内动;阴虚内热,化火炼津成痰,形成风火痰上扰之候。阳亢于上,清阳受扰,则头晕胀痛;阴虚阳亢,内动肝风,故手足颤动,甚或抽搐;痰火扰心,故心烦不安或神昏躁扰;木强乘土,致脾胃升降失常,故恶心呕吐,二便不畅;阴虚于下,津不上荣,故唇干齿垢,阴虚炽热,故舌质红绛;热甚胃蒸,故苔黄或焦黑而干;脉细弦数,为阴虚内热之征。

治法:滋阴潜阳息风,清火化痰开窍。

方例：菖蒲 9g、郁金 9g、栀子 9g、龙胆草 3g、黄连 3g、生地 30g、知母 15g、天麻 12g、钩藤 20g、石决明 30g、牡蛎 30g、胆南星 6g、天竺黄 9g。

方析：方中生地、知母、石决明、牡蛎滋阴潜阳；天麻、钩藤、栀子、黄连、龙胆草息风清火；胆南星、菖蒲、郁金、天竺黄化痰开窍，使阴得复而阳不亢，火得清而风自息，痰郁得解，心神自得清宁。

加减：口鼻齿衄或大便出血，去菖蒲、胆南星、龙胆草，加玄参、丹皮、旱莲草、茜草以凉血止血。

头痛剧烈，手足抽搐，另用羚羊角粉 0.6g 吞服，每日一至二次。

昏迷较甚，身热，另服至宝丹或安宫牛黄丸。

烦躁甚者，用紫雪丹 1.5g 化服。

便秘加生大黄 10~15g（后下）。

呕吐不能服药，用生大黄 30g，水煎微沸，浸渍，候水温至 37℃，取汁保留灌肠，可连用数天。

尿少尿黄，加白茅根，或用葱蜜胡椒外贴丹田。

3. 肾阳衰微，真阴亏竭

主证：头晕耳鸣，四肢逆冷，腰膝酸软，心悸气短，口干尿少，舌质淡，苔光而干，脉沉细无力。

证析：肾阳衰微，不能温养，故四肢逆冷，腰膝酸软，心悸气短，舌质淡；肾阴亏乏，故头晕耳鸣，口干尿少，苔光而干；脉沉无力，乃阴阳两虚之象。

治法：温肾助阳，补益真阴。

方例：地黄饮子加减。熟地 24g、五味子 12g、山药 12g、红参 15g、麦冬 15g、茯苓 30g、枸杞 12g、石斛 30g、苁蓉 12g、泽泻 12g、附片 12g、肉桂 3g。

方析：熟地、五味、山药酸甘化阴，用以填阴补肾；麦冬、五味、红参益气敛阴，兼制以肉桂温助心阳；枸杞、苁蓉以补肾气；茯苓补益心气；桂附温肾阳；小便短少，故佐泽泻以利尿，使水毒去而诸症减。

4. 脾肾两亏，精血不足

主证：头晕目眩，心悸气短，精神倦怠，视力减弱，夜不能卧，肢软无力，面色苍黄,舌质淡,脉沉弱。

证析:脾肾两亏,精血不足。精少则头晕目眩,精神倦怠,视力减弱,肢软无力;血虚则心悸气短,夜不能卧,面色苍黄,舌质淡,脉沉弱。

治法:健脾益肾,补益精血。

方例:人参养营汤加减。黄芪 30g、当归 15g、生熟地各 24g、白芍 10g、红参 10g、白术 10g、炙甘草 6g、枸杞 6g、五味子 10g、陈皮 6g、肉桂 5g、茯苓 10g、鹿茸 3g。

方析:方中参苓术草健脾益气,佐以陈皮醒脾和中;黄芪、当归益气养血;五味、白芍、生熟地、鹿茸补益精血;更加肉桂温肾助阳,引火归原,以助气血之生长。若命门火衰,面浮尿少,精神委顿,腰脊酸痛,为精血俱亏,病及督脉,多见于老年,治当补养精血,助阳通窍。可用《证治准绳》之香茸丸(由麝香、鹿茸、苁蓉、熟地、沉香、五味、茯苓、龙骨组成)。

5. 阴竭阳脱

主证:神昏、呼吸衰微、汗多、二便自遗,面色苍白,手足逆冷,舌质淡,脉细微;或面色潮红,口干,舌质红,脉细数。

证析:阴竭阳脱,皆为险候,凡神昏,呼吸衰微,汗出如珠,撒手遗尿乃虚脱之征。若阳脱于外,则面色苍白,四肢逆冷,舌淡,脉细微。若阴脱于内,则戴阳、口干,舌红,脉细数。

治法:回阳救阴固脱。

方例:阳脱者,参附龙牡汤加减:阴脱者,生脉龙牡汤加减,阴阳俱脱者,二方合用加减。人参 12g、附片 10g、五味子 10g、麦冬 12g、生龙骨 24g、煅牡蛎 30g、炙甘草 10g。

方析:参附补气回阳,参麦五味益阴生脉,龙牡固脱,共奏回阳救阴、固脱之功。

本病病势危重者,较为多见,应根据病情需要,采取中西医结合治疗,积极抢救。

补肾温阳降浊汤治疗尿毒症:人参 6g、熟附子 15g、大黄 6g、白术 15g、淫羊藿 30g、茯苓 30g、陈皮 10g、黄芪 30g、鹿胶 10g、赤芍 30g、肉苁蓉 15g、茅根（鲜）60g、玉米须 40g、巴戟 15g、鸡内金 20g（细服）。每两日一剂。

饮食宜高糖、低蛋白。

灌肠方：熟附子 15g、生大黄 9g、牡蛎 30g 为末，加水作糊状保留灌肠，可降低血中非蛋白氮。

典型病例：陈某，女，51 岁，三台中兴人，1978 年 10 月 20 日初诊。患肾炎时好时坏，反复发病已 10 余年，数易中西医治疗，终未痊愈。近因少尿腹胀、恶心呕吐、纳差乏力、口有尿臭、面浮肢肿、头晕耳鸣、腰膝酸软诸症而心烦心悸，经曾治愈一同病患者介绍，特求白老。诊见面浮蜡黄，且伴色素沉着，舌淡偏胖，苔白而腻，脉沉细濡，查看病员化验单，血红蛋白仅 60g，尿中蛋白（+++），红细胞（++），血中非蛋白氮、尿素氮、肌酐均明显增高，尤其尿素氮已为 126mg。此病西医诊断为典型尿毒症，属中医"水肿""虚症"范畴，辨证为脾肾虚衰，湿浊中阻，治拟健脾温肾，泄浊降逆，予补肾温阳降浊汤加减：白人参 6g、熟附片 15g、白术 15g、淫羊藿 30g、茯苓 30g、陈皮 10g、法半夏 15g、鹿胶 10g、肉苁蓉 20g、白茅根 10g、巴戟 15g、鸡内金 20g，水煎服，每两日一剂，因其病久，正虚邪深，嘱服 20 剂再诊。

12 月 3 日二诊，告之服前方 10 剂后尿量增多，肿亦渐消，口无尿臭，呕恶减轻，食量增加，后又 10 剂，尿量正常，尚有夜尿 2 次，肿已全消，已不恶心，饮食乏味，头有时晕，耳鸣不减，时有腰酸，诊见面色苍黄但不浮肿，舌质淡，脉沉细。此据病程，脉症合参，脾肾两虚，精血不足明矣，治当健脾益肾，补益精血，处方：白人参 10g、黄芪 30g、白术 20g、当归 15g、熟地 20g、枸杞子 20g、肉桂 5g、陈皮 10g、茯苓 15g、鹿茸 3g，嘱其续服 20 剂。

次年 1 月 23 日三诊，患者自述食欲有味，腰已不酸，夜尿 1 次，耳鸣减轻，诊见精神尚可，面色稍黄，面斑渐退，舌质偏淡，苔薄润，脉沉细。复查血红蛋白 10.5g，尿常规正常，肾功亦趋正常。此邪去正未复，续予八珍汤加山药、砂仁、桔梗、石菖蒲，制成散剂，开水调服，每两日一次，每次 5g 以补益气血，兼顾脾肾，嘱其服用半年。

按:尿毒症由慢性肾炎迁延不愈发展而来,其本虽在脾肾,但涉及气血阴阳,临床治疗非常棘手,辨证准确,用药精当,亦需调养一年半载方能稳定疗效。补肾温阳降浊汤治疗尿毒症,若能随其病情加减得当,临床每获良效。

八、癃闭

典型病例:秦某,男,63岁,三台幸福乡人,1977年4月10日诊。小便不尽,尿后点滴已年余,数医其效不著。昨日因劳累饮酒,今日晨起小便不通,少腹胀急,大便未解,家人送往医院,患者不愿镜检,导尿后要求中医治疗。白老诊视,患者面容痛苦,询其尿道灼热疼痛,尿色黄赤,犹如浓茶,按压小腹,欲便不能,且有胀痛,诊得舌质红,苔黄厚腻,脉沉弦数。白老曰:"膀胱为州都之官,气化则能出焉。"患者年高气衰,又因劳累饮酒,湿热蕴结,阻滞下焦,气机不畅,气化失利,拟清热利湿通窍法治之。处方:滑石15g、车前草30g、瞿麦15g、大黄6g(后下)、灯心草5g、通草5g、淡竹叶10g、皂角10g、石韦20g、白茅根10g,5剂,水煎服,每日一剂,日服三次。

4月13日二诊,药后能自行排尿,但仍不通畅,腹痛已止,大便已通,余症减轻。舌稍红,苔薄黄,脉沉数。此热蕴已退,但仍未尽,继以清热利湿,用原方加减:瞿麦15g、萹蓄15g、石韦20g、白茅根10g、车前仁10g、通草5g、桂枝10g、小蓟15g、炮山甲5g、蛴螬10g,5剂,水煎服,两日一剂,日服三次。4月24日三诊,二诊药尽,小便已畅,尿后仍有点滴,自觉腰酸,不耐劳累,舌质淡黯,苔薄不黄,脉沉细,左尺为甚。此癃闭症愈,肾虚夹瘀明显,拟温肾活瘀善后。处方:鹿角霜100g、炮山甲50g、蛴螬100g、丹参200g、茯苓200g,共研细末,每次5g,每日2次,温开水兑服,随访半年,癃闭未复发,小便亦畅。

按:癃闭一病,老年多见,缓者为癃,急者为闭,如不速诊,亦可危及生命,中医治疗此病确有长处。本例患者因湿热蕴结,气机不利,阴窍不通所致,白老以大黄苦寒泻热通便,皂角辛咸通利关窍,白茅根凉血止血,滑石及其他诸药清热渗湿利尿,俾湿热去,气机畅,关窍通,则癃闭自解矣。年老肾虚,前列腺功能减退,又多夹瘀,后期用温补脾肾,活瘀散结之药治之,不但可防止癃闭复发,又可治疗前列腺增生,这是白老治此病的独到之处。

九、补脑补髓丸

药物组成:白通草 10g、猪脑粉(或骨髓、脑髓、猴脑髓更佳)30g、胡桃仁 90g,鹿胶、龟胶各 20g,枸杞、枣皮各 30g,人参 20g、丹参 45g、黄芪 50g、当归 10g、陈皮 20g。

制服法:上药分捣,过 100 目细筛,炼蜜为丸,每丸重 6g,每次一丸,每昼夜服 4 丸。白开水送服。三个月为一疗程,可连服 4~6 个疗程。无任何副作用。

主治:脑萎缩、老年性痴呆,儿童智力低下症。

功效:补气血、益肾精、通髓管、补脑髓、益智、强壮筋骨。

方药分析:

通草:利小便及兼解诸药之毒,使大剂补肾之药不致潴留水液。且通草乃灌木之心,色白如髓,使椎管之髓上通脑下达髓。

猪髓:补阴益髓,补脑髓,益虚劳,亦治小儿解颅,属中医学以脏补脏之脏器疗法。

胡桃仁:益血补髓,强筋壮骨,为补肝肾,强壮精髓之要药。补髓养阴,能增加血清白蛋白,补肾固精,通经脉,润血脉,黑须发。形如脑而补脑。

鹿角胶:壮元阳,益精髓,强筋骨,补气血。治眩晕目暗,生精补髓,通督脉,上达于脑。

龟板胶:滋阴补肾健骨,续筋骨,通心入肾。治骨痿、囟门不合,阴血不足。龟鹿胶合,名龟鹿二仙膏,阴阳精血并补,直补脑髓。所谓"精不足者补之以味"。

枸杞:补肾益精,坚精耐老,补益精气。治精诸不足。**人参**:大补元气,对脑血管有扩张作用,对心肌无力有改善作用。与归、芪、丹参相伍,补气血,扩血管,补而不滞。

黄芪、当归:为补气血之名方。血既足必赖丹参、通草上养于脑,改善大脑供血不足。

丹参:舒张血管,改善心肌缺血,使心血足得以上奉于脑,改善脑动静脉循环。

陈皮:理气健胃,使群药之补而不滞,气行血畅,更不致伤胃。

诸药相伍,对脑萎缩、老年性痴呆有较好疗效。

方中之通草、猪(猴)髓是据中医理论之象形、脏器疗法而为用,为了补而不滞,补不碍胃,补中兼行故配丹参、陈皮以活血养血,理气健胃,使药效更有利发挥。本方为治专病之主方,在服药过程中,另须因时因人兼行"随证治之"之法,方不致误,或不致降低效果。

典型病例:1975 年 10 月 18 日白老用补脑补髓丸治一董姓脑萎缩女患者,连服三个疗程,记忆增强,反应如常,出门已能找到回家的路。后治多例同类病患,均取得良好效果。1993 年 3 月 10 日,治一高三学生,因头晕、眠差、记忆力差,前两年高考不中,服用补脑补髓丸一个疗程,头晕、眠差消失,头脑反应灵敏,记忆亦明显增强,当年考入上海外语学院,后又完成博士学位的学习。

十、脑震荡后遗症

典型病例:朱某,男,21 岁,三台北坝乡人,1974 年 3 月 2 日初诊。3 个月前患者晨起跑步,不慎摔倒,当即昏迷,路人发现送往医院,经抢救数分钟后苏醒,呕吐 3 次,嘱其进一步检查并对症治疗,后经医院确诊为"脑震荡"。因患者有眩晕头痛,时时恶心,纳少倦怠,治之其效不著。邀白老诊治,见舌质淡黯,脉象沉涩,答问迟缓,头痛如刺。脉证合参,辨证为瘀阻脑络,胃气上逆,治拟通脑散瘀,佐以降逆。处方:丹参 20g、五灵脂 10g、蒲黄 10g、红花 6g、川芎 20g、三七粉 5g(冲服)、赤芍 15g、血竭 10g、石菖蒲 8g、赭石 20g、䗪虫 10g。书以 10 剂,水煎服,日服一剂,每日服三次。

3 月 12 日二诊,恶心消除,答问正常,头痛眩晕症减,舌黯稍轻,仍纳少倦怠。此胃气虽不上逆,但胃气未复,脑络瘀阻未尽。原方去赭石,加鸡内金20g、神曲20g,再进10剂。3月22日三诊,舌质稍黯,食欲稍增,仍有倦怠,时现心悸。此脑瘀将尽,因胃气未复,气血乏源,心神失养。二诊方去血竭、䗪虫、石菖蒲,加炒白术20g、当归15g,续服10剂。4月1日四诊,舌质正常,诸症悉除,食量如常,思维敏捷。随访半年无后遗症。

按:脑震荡、脑震荡后遗症,中医虽无此病名,但《灵枢·海论》中有"脑为髓之海……髓海不足,则脑转耳鸣,胫酸眩冒,目无所见,懈怠安卧",这非常类似于脑震荡后遗症的病机及症状。脑部损伤后因脑络瘀阻,不通则痛,病久不愈,气血亏损,不养心脾,血虚不养心神则悸、烦,脾虚不运则纳少倦怠,脾为后天之本,后天不足不能充养先天,而致肾精亏损,肾藏精,生髓通于脑,肾亏髓海不足则脑转眩晕,反应迟钝。由此可见,脑震荡后遗症多为气滞血瘀,脑络瘀阻,病久兼及心脾肾所致。本例患者因摔伤,脑络受损而致诸多后遗症,白老先以开窍通脑、活血散瘀为主,再以健脾和胃助气血化生,后以补肾生髓荣健脑络,此瘀血得去,脑窍得通,脾气得健,心神得养,髓脑得荣,治不离宗,环环相扣,故得愈矣。

十一、老年性遗尿验案

典型病例1:患者姚某,男,63岁,绵阳退休职工,1995年4月21日初诊。主诉:三日前夜卧,眼刚闭,便不自觉而遗尿,连夜如此。询之,壮年参军时曾在部队患夜尿症。经部队治疗月余而愈。转业后在单位又再复发,经中药、针灸治疗2月余告愈。今已复遗三日,连夜入睡,目刚闭即遗,醒后裤、被皆湿。饮食如常,昼略有倦意,伴口渴引饮。查气色无大改变,舌红润,苔薄白,脉细,两尺细软无力。思之再三,予益气津、纳肾气为主,兼化膀胱之气利州都,选用参脉龙牡与危亦林《世医得效方》之春泽汤合方,更加枸杞子、乌梅益气生津,化(纳)气摄泉,处方:泡参30g、五味子15g、麦冬20g、龙牡各30g、枸杞30g、乌梅15g、桂枝8g、猪苓、泽泻各20g、茯苓30g、白术10g、炙草6g,水煎服。

4月24日复诊云:服上药一剂,已两夜未遗,口渴减,余无不适,效不更方,原方加枣皮15g,以加强摄肾气而缩小便。

4月26日三诊云:服上二方后,已五夜未遗,夜尿如常一次,口已不渴,饮食、睡眠、精神复常,尺脉虽细而有力,拟用都气丸(清·杨乘六辑)方,五味子15g、熟地20g、山茱萸20g、丹皮10g、泽泻20g、茯苓20g、山药30g,煎服2剂,更用鸡肠干粉每次5g,取鸡肠洗涤晾干,瓦上或烘箱内烘干,研成细粉,备用,每次3g(6~15岁),用黄酒冲服,连用1~2周即可。二剂后复诊,喜告曰:夜尿已未再遗,并表谢意。

按:遗尿一证,常为儿童患之,老年而患病,证属少见。且治遗尿之法,常以温肾助阳的缩泉丸、固脬汤之类,或偶用鸡睾硫黄散而愈者。今老年遗尿以生脉春泽汤加味而愈者,取生脉龙牡以益气生津纳气固摄也,取春泽汤,益气而利州都,化气而复小水。春泽汤系仲景五苓散加人参。仲景五苓散为治疗膀胱蓄水而设膀胱蓄水乃气化失职,水蓄不行,故以"消渴小便不利"为主症,今小便遗而用者,意在复膀胱气化之职,蓄水者愈,尿遗者或可愈,因同为膀胱失职之病机,故取而用之。患者年过六旬,兼尺脉虚软肾气虚而无力职司膀胱之气化。合以参麦五味龙牡纳气、益气而固摄,标本兼固,故收效良。

典型病例2:小便不禁。夏某,女,56岁,安县花荄人,1986年10月5日诊。患尿失禁已5年。1981年3月因痔疮破裂出血过多,事后头昏腰酸,纳少乏力。同年7月畏寒高热,肉眼血尿伴尿急尿痛,经住院治疗症状消失出院。以后平时无症状,但于疲劳、用力干活或咳嗽时小便外溢,休息或服补肾固涩药后症状减轻,因干农活及家人繁忙没有坚持治疗,每于发作则按此法处理。近2年来病情逐渐加重,出现体倦乏力,腰膝酸软,尿意频数,滴沥不断,小腹及会阴坠胀,曾请数医诊治,病终未愈。经友人介绍,求白老诊治,诊时见面色萎黄,精神不振,唇舌偏淡,苔薄白,脉象沉细,尤以尺脉为甚。脉症合参,辨证为脾肺气虚,肾气不固,膀胱失约,小便不禁。拟益气升阳,温肾固涩治疗。处方:太子参20g、炒白术20g、升麻15g、黄芪30g、柴胡10g、肉桂5g、桑螵蛸20g、益智仁20g、山药30g、菟丝子20g、覆盆子20g、炙甘草8g,5剂,煎水服,两日一剂;日服三次,嘱适寒温,多休息,营养饮食,增强体质。

10月16日二诊，服上方药后，腰酸体倦，尿频尿滴均有好转，余症及舌脉同前。此药始见效，方药不变，继原方续服5剂。将息亦照前法。

10月27日三诊，尿频消失，腰酸体倦较轻，会阴及小腹坠胀无明显改善，舌脉无明显变化，但尺脉稍显有力。仍继原方加西洋参10g，嘱10剂后再诊。

11月16日四诊，小便不禁及腰酸消失，但若过于疲劳，小便仍有少量外溢，小腹及会阴坠胀明显减轻，面色萎黄亦有明显改善，唯脉象仍较沉细。病趋痊愈，且无它症，再守上方10剂。

12月8日五诊，面色荣润，神清气爽，劳累亦未出现小便外溢，小腹及会阴未感不适。舌淡红，苔薄润，脉平和，小便不禁顽症已告痊愈。为进一步巩固疗效，嘱每月服2瓶补中益气丸和桂附地黄丸。

按：小便不禁，临床多见于病后体弱或高龄老人。本例患者初因痔疮破裂出血，体虚未复，导致肾虚膀胱失固，后因膀胱疾病治未彻底，肾气未复而致膀胱失约，加之平时农活家务操心繁劳，易致脾肺气虚，不能约束水液，而致膀胱失禁。白老结合病史特点，审证求因，思虑缜密，遣用益气升阳、温肾固涩之方药施治，且能坚守始终，方能使多年痼疾痊愈。

十二、慢性前列腺炎

（一）前列腺炎通用方

方1：桃仁、泽兰、丹参、王不留行、赤芍、乳香、川楝、败酱草、蒲公英。水煎服，两日一剂，15剂为一疗程，可服2~3个疗程。

方2：桃仁10g、泽兰15g、丹参20g、不留行20g、赤芍20g、乳香10g、川楝10g、败酱草20g、蒲公英20g、土茯苓20g。

用法：水煎服。两日一剂，15剂为一疗程。

功能：解毒祛湿，活血利尿。

（二）外贴会阴方

雄黄1g、冰片1g、五倍子1g、全虫3g、小茴1g、三七1g、贝母1g、蜈蚣0.5g、乳香 1g、大黄 5g、花粉 5g、野菊 10g,共为末,醋调贴会阴,每日一次,月经带兜裹,三周有效。

(三)坐浴

醋 10%,水 90% 煎热坐浴。

(四)田三七粉

田三七 3g,顿服,隔日一次(5~10 次为一疗程),若中气虚衰,另用黄芪 50g、炙甘草 12g、丹参 20g、赤小豆 20g,煎服,两日一剂,送服三七粉。

典型病例:杨某,男,32 岁,三台北坝乡人,1983 年 3 月 6 日初诊。劳累饮酒后第二天,自觉尿频、尿急、尿痛,小便灼热,小腹肿胀痛,纳差乏力,经西医检查诊断为"急性前列腺炎",予打针、输液治疗,一周后尿频急虽减,但尿时仍痛,灼热未减,寻求中医治疗。诊时精神萎靡,述其纳差,小腹仍胀,尿亦仍痛,舌质稍红,苔薄黄腻,脉象弦濡。此乃湿热阻滞下焦,气血运行不畅,膀胱气化不利,治以解毒祛湿,活血利尿,予前列腺炎方 5 剂。

3 月 27 日二诊,5 剂药尽,尿频急灼热、腹痛、尿痛明显减轻,小腹微胀,面有喜色,纳食尚可,舌已不红,苔有微腻,脉沉细濡。此湿毒去,淤未尽,脾虚证现矣。原方去赤芍、败酱草,土茯苓易茯苓,加白术、砂仁健脾和胃,又 5 剂,诸症悉除而告愈。

按:前列腺炎属中医"淋证"范畴,其病机为湿热蕴结下焦,膀胱气化不利,兼湿阻气滞瘀结,腑病及脏,肾亦受累,前列腺炎方清热解毒祛湿,行气活血通淋之功,故用于临床,每每或效。

(五)中药保留灌肠法

处方:干地龙 15g、虎杖 30g、木通 10g、车前子 15g、黄芪 10g、大黄 10g、黄柏 10g、穿山甲 10g、紫丹参 30g、王不留行 10g、金樱子 10g、五倍子 10g、甘草 6g。

用法:将上药用常规煎法水煎 2 遍,将两次药汁去渣混合,浓缩至 100ml 备用,病人膝胸卧位,将 10 号导尿管前端(涂液体石蜡油做润滑剂)插入肛门 10cm 左右,用 100ml 注射器吸取中药浓缩剂 100ml,药温保持在 39~40℃

之间,连接导尿管,缓慢注入肛内(2~4分钟),拔导尿管,嘱病人做慢提肛运动30次,卧床休息4小时以上,每日灌注1次,15天为1个疗程。

按:慢性前列腺炎,由于病因长期作用,使纤维组织增生致密,而且前列腺小管可为脓液或上皮细胞所阻塞,引流不畅,所以一般经久难愈,前列腺位于膀胱颈部下方邻直肠前壁。采用中药保留灌肠疗法,通过直肠壁直接作用于前列腺,使用药温(39~40℃),还有热疗之功,从而有效地改善局部血液循环,抑制前列腺间质增生,解除腺小管阻塞。本法有简便易行,安全可靠,无痛苦,无副作用,药源广泛等优点,是治疗慢性前列腺炎的有效治疗方法。

十三、水蛭胶囊治疗癥瘕、肌瘤、前列腺增生

水蛭胶囊:将生水蛭除去杂质,入恒温箱内烘干,精加工为粉,装入胶囊,每粒含生水蛭粉0.4g而成,瓶装备用。成人每服1~2粒,出血病人、孕妇忌用,体虚、血虚者慎用。其性寒苦、平、有毒。有破血、逐瘀、通经之功。治蓄血,癥瘕积聚、妇人经闭等。

典型病例1:癥聚

堂嫂,54岁,少时月经初潮后,经量少腹有硬块,经时常痛,药后痛止停药。婚嫁后仍月月如此,虽婚多年未孕而夫早逝,寡居多年,5旬后腹痛月月加重,是年腹痛三日,虽药痛仍不减而加剧。延白老诊,面苍白,唇紫、昏暗,手足冰凉,脉沉涩,腹有鹅卵大块状物,光滑活动,时有气上冲之象,曰:此癥之为患也。予以苓桂草枣汤加水蛭,服三次痛递减,请白老再诊,问曰:购得水蛭乎? 曰:否! 此未得蛭而癥未除也,复与原方再加三棱、文术、延胡,嘱必得水蛭方效。后果得蛭,三服,腹大痛后从阴户下一蛋大瘀物而痛减病失,后以十全大补汤善后而康复,年七十又五而寿终。

典型病例2:前列腺增生(肥大)

彭某,绵阳人,男,51岁,患尿不尽,点滴,夜尿五六次,尿细有中断,有时尿起双叉,少腹有微胀感,饮食与睡眠无异,曾经医院检查为前列腺增生。

予加减春泽汤加水蛭胶囊,令服三剂。再诊药已收效,夜尿减少,尿虽细未再中断,余无异常,再予上方,另用水蛭胶囊每次 2 粒,日三次,令服五剂,剂尽病愈,后又自制水蛭胶囊,服一月未再复发。

十四、阳痿的治疗

加味桂枝龙牡汤治疗阳痿

治则:调和阴阳,固涩阴精,强阳治痿,振兴阳道。方用桂枝龙牡汤加味:桂枝 10g、煅龙骨 30g、牡蛎 30g、白芍 15g、淫羊藿 30g、麻黄 10g、蜈蚣 2 条(为末,分 6 次服)、大枣 10g、生姜 10g。

肾阳虚者加鹿茸蛤蚧粉冲服,表虚易感冒者合用玉屏风散;腰痛肾虚者加杜仲、续断、秦艽;肝气郁结者加柴胡、枳壳;肝胆湿热者加龙胆草、滑石;气滞血瘀者加桃仁、红花,水煎服,每 2 日服用一剂,20 天为 1 疗程,服药期间忌食生冷燥辣之品,忌房事。

典型病例:王某,男,34 岁,工人,1990 年 11 月 5 日初诊。自述阳痿达两年之久,结婚 10 年,有一健康活泼 8 岁男孩,初结婚时家庭幸福,夫妻和谐,性事频繁,每周 2~4 次,4 年前性功能减退,偶有早泄现象发生,近 2 年来病情逐渐加重,时或阴茎不能勃起,或举而不坚,或同房时性交不足 2 分钟即泄精,或不能完成正常的性交活动,其妻时有不满意或怨恨之感,自感精神萎靡,腰酸背痛,下肢无力,头晕耳鸣,食欲欠佳,性欲淡漠,查:性器官发育正常,阴茎疲软时长 9.5cm,睾丸大小正常(3.3cm×2.37cm×1.78cm),阴茎局部刺激能勃起,证属阴阳俱损,疲劳性阳痿,予以上方加补肾精药治之,2 个疗程后夫妻欣喜来诉,虚损症状明显纠正,效不更方,上药继服 2 个疗程后,性生活恢复正常,每周 1~2 次。两年后随访未再复发。

按:桂枝龙牡汤出自《金匮要略》,仲景为阴阳两虚之虚劳失精证而设,今取其调和阴阳,固阳敛精之功,配合淫羊藿、麻黄、蜈蚣强阳治痿,振兴阳道。若在此基础上辨证加减用药,灵活变通治之,临床治疗阳痿则效如桴鼓。

第六节 经络肢体疾病

一、痹证

1. 涵义　痹，有闭的意思，痹病是气血为风寒湿邪所闭，不得通行的一种疾病。《素问·痹论》有"风寒湿三气杂至，合而为痹"之说，便从病因病理方面简要地说明了痹证的形成。

2. 病名　首见《内经》，《素问·痹论》说："风寒湿三气杂至，合而为痹也，其风气胜者为行痹，寒气胜者为痛痹，湿气胜者为着痹。"以及"阳气多，阴气少，病气胜，阳遭阴"的热痹，以说明病邪的性质；此外，该篇尚有五脏之痹和与五脏有关的骨痹、筋痹、肌痹、脉痹、皮痹诸名，以说明病邪的深浅。《金匮要略》根据痹证不同的症状反应而有痹、风湿历节诸名，《丹溪心法》称痹证为"痛风"，均遗留不少的有效方剂。

上述病名虽多，实不出行、痛、着、热四痹的范围。名目愈多，掌握愈难，为了执简驭繁，切合临床实用，宗《内经》风寒湿痹和热痹论治。

3. 病因病机　痹证的形成，总的说来，一是素体虚衰，抗病力弱；二是复感风寒湿三气，内外二因合至，乃成本病。《济生方》说："皆因体虚，腠理空疏，受风寒湿气而成痹也。"现分述于下：

（1）风寒湿痹："风寒湿三气杂合，而犯其经络之阴也，风多则行走，寒多则掣痛，湿多则重着，良由营卫先虚，腠理不密，风寒湿邪，乘虚内袭，正气为邪气所阻，不能宣行，因而留滞，气血凝滞，久而成痹"（《类证治裁》）。

（2）热痹：人之素体有偏寒偏热之不同，亦有阳虚阴虚之各异。如素体阳气偏盛（或素体阴虚而表现相对的阳气偏盛），内有蕴热，复感风寒湿邪，经久不愈，邪郁化热，其临床证候，呈现一系列热盛症状。正如尤在泾《金匮翼》中所说："脏腑经络，先有蓄热，而复遇风寒客之，热为寒郁，气不得通，久之寒亦化热，则麻痹豁然而闷也。"这说明素体阳盛或久痹郁化，是构成热痹的重要原因。

素体阳盛→复感风寒湿邪→阻于经络→气不得通→寒亦化热→热痹。

此外,痹证经久不愈,气血为邪壅阻,血运不畅,脉络不通,亦可出现瘀斑,关节周围结节等症。《丹溪心法·痛风》说:"肢节肿痛,脉涩数者,此是瘀血。"

4. 临床表现　以筋骨、肌肉、关节的疼痛、酸楚、重着、麻木或关节肿大屈伸不利等症为主。本病临床极为常见,不论性别、年龄均可罹患,尤以居住卑湿,气候寒冷和气候容易变化的地区更属多见。由于人体有盛衰,邪伤有轻重,因而病情变化亦颇不一致。如病情轻者,只在某些肢体、关节等处感到酸楚疼痛,随气候变化而加剧。严重者,则疼痛酸楚显著,或关节肿大,有因反复发作而致关节挛急屈伸不利。更有久病多感外邪,病邪由浅入深,由经络而内入脏腑气血闭阻的证候。

5. 辨证论治

(1)风寒湿痹和热痹的辨证:风寒湿痹和热痹,为痹证的两大类型。大多具有肢体、关节疼痛、酸楚、活动不便等共同症状。但诸证的轻重及其他兼证则各有不同。

(2)痹证的治疗:治疗痹证,当以祛邪通络为法,邪去络通,气血通行而痹证自除。《类证治裁》说:"痹证治法,总以补助真元,宣通脉络,使气血流畅,则痹自已"。

6. 痹证的预后及预防

预后:《内经》说:"其入脏者死。其留连筋骨者痛久,其留连皮肤间者易已。"说明痹证只有早期治疗和正确用药,才不致病邪内舍而为"痛久"或"不治"。

预防:《内经》说:"逆其气则病,从其气则愈,不与风寒湿气合,故不为痹。"说明预防痹证,必须适应四时气候的变化,加强锻炼,增强体魄,使营卫之气保持协调,不给外邪(风寒湿三气)以乘虚侵袭之机,就不会患痹证。

7. 临床选方用药

(1)桂枝芍药知母汤:《金匮要略》用以治"诸肢体疼痛"。本方寒温并用,是治疗痹证的绝妙良方。方中桂枝、麻黄、附子、生姜、防风之辛温,有较强的温通经络,驱散风寒的作用;知母苦寒清热,具有止痛作用,临床常以本方去附子加川乌以增强搜风止痛之效,加生地以抗风湿,《中药大辞典》生地"治疗风湿性关节炎有明显的效果"。《本草正义》"作汤除寒热积聚,除痹……生者尤良,则采取鲜新,其力尤足耳"。生地虽带滋润,有使本方温而不燥之能。深究临床所见,痹证虽然离不开风寒湿之邪,而寒热夹杂之证尤为多见,其立法处方,常须寒温并用,方能切合病情。

(2)麻黄加术汤:《金匮》治"湿家身烦痛"。《三因方》"治寒湿,身体烦痛,无汗恶寒者"。喻嘉言对此方释义说:"麻黄得术,兼发汗,不致多汗;而术得麻黄,并可行表里之湿,下趋水道,又两相维持也。"柯韵伯释义说:"麻黄配白术,表里之湿并除。"1965年白老身患风湿,初起恶寒身热(虽在夏月仍多衣而午后低热),胸闷恶食,苔腻不渴,无肢节痛,经除湿清热,健胃等中药治疗,经月罔效,西医曾多方检查,未得出诊断,后经检验血沉偏高而试用抗风湿药治疗取效。2日后,因胃酸剧增,改用中药麻黄加术汤,减桂枝用量加苡仁,经服一周而热退食增。在夏令服麻黄,未致多汗,此麻术相得之验也。

(3)程氏蠲痹汤:《医学心悟》用以"通治风寒湿三气,合而成痹"。自释方义说:"羌活行上力大,独活行下力专,秦艽、海风藤、桂枝、桑枝祛风散寒通络,当归、川芎理血,治风先治血,乳香通络止痛,木香止痛理气,炙甘草强土胜湿。"临床以此方治痹证,无明显风寒湿邪偏盛者,良效。

上三方,均为古方,临床以桂枝芍药知母汤治寒热错杂者,麻黄加术汤治寒湿盛者,程氏蠲痹汤治邪无偏盛者。

8. 用药 药物之偏性疗疾病之偏胜,是临床用药的规律。病邪有偏盛,病位有高下,用药须随证施用。如:

(1)风邪偏盛者,于方中酌加海风藤、络石藤、鸡血藤以助活血祛风之力。

(2)寒邪偏胜者,于方中加川乌、附子、麻黄、桂枝温经散寒,燥胜湿也。

(3)湿邪偏胜者,于方中加苍术、苡仁或萆薢、防己,以助除湿渗湿之力。

（4）痹痛重于上肢，加羌活、姜黄；痹痛重于下肢，加独活、牛膝；痹痛重于腰背，加杜仲、寄生、枸杞；痹痛重于关节，加白芥、乳香。

（5）年老绵延不已，加补骨脂、巴戟天、鹿角霜、苁蓉、仙茅温补肾督阳气之品，以助散寒除湿祛风之力，否则难以取效。

（6）热胜者，常加石膏、知母、黄芩、黄柏、丹参、玄参、赤芍、生地，随热在气在血选用。

（7）关节畸形，可酌加乌梢蛇、白花蛇、全蝎、地龙、土鳖、山甲等虫类药物以搜剔络道之邪。

二、下肢结节痛

（一）祛瘀通络汤（验方）

归尾、赤芍、桃仁、红花、泽兰、茜草、青皮、香附各10g，丹参、鸡血藤各15g，海风藤12g，牛膝6g。

加减：

1. 结节初起微红赤痛，小便黄，大便秘，舌质红、脉滑数，加生地、丹皮、大青叶、银花以凉血清热。

2. 斑块大，色紫黯，舌质淡，脉细弱，加麻黄、桂枝以温经通络。久不散者加甲珠、海藻、山慈菇以软坚散结。溃而难敛，加党参、炙黄芪、熟地以培补气血。

3. 结节如条状加水蛭、王不留行、地龙、忍冬藤以破血逐瘀。

4. 凡踝部浮肿，久久不消者，宜重用炙黄芪、陈皮以行气利水。

5. 关节酸痛加灵仙、秦艽、木瓜以祛风胜湿。

（二）皮下结节治验

例一：白某，男，28岁，农民。双下肢踝以上生大小不等之皮下结节十数个已数月，肤色如常，压之微痛稍硬，推之可动，余无他症。处方：昆布30g、海藻30g、姜黄15g、独活10g，两日一剂，服半月而愈，至今未发。

例二：患者，男，7岁，学生。颏下生一结节如枣大已月余，肤色如故，肿突硬痛,推之不移,颈周无瘰核,饮食如常,苔白欠润,中心微腻,舌红,脉弦带数。处方:昆布15g、海藻15g、夏枯草30g、姜黄10g、玄参10g、贝母6g,两日一剂,服两周结节稍软,又服四周,结节全消。

按:上二例同为结节,故均用昆布、海藻、姜黄散结破坚。前例病位在下,无化热之征,用独活辛散温行,以通在下之痹;后例病位在上,且有化热之势,用夏枯草、玄参、贝母以清热解郁。邪去郁解,则结节之势必孤,易于攻散。主证相同,主药亦同,病情病位不同,故加减各异。

(三)下肢痹痛治验

张某,女,43岁,芦溪公社社员。右髋部痛引小腿已2月余,咳嗽或高声时疼痛加剧,卧床,生活不能自理,兼患咳喘,日夜呻吟不息,屡用中西药物治疗,效果不显。邀白老往诊,除上述各症外,更见不能平卧,胸满不适,口不渴,舌苔白厚腻,脉滑。此系寒湿滞于经脉,又兼水寒射肺所致,法当散寒化湿,疏经活络,蠲饮平喘。

处方:麻黄12g、杏仁10g、苡仁30g、厚朴12g、陈皮12g、半夏10g、茯苓12g、细辛3g、干姜6g、五味6g,甘草、乳香、没药各10g。

二诊:服上方2剂,喘咳大减,疼痛稍轻,苔薄白腻,食少。喘咳既减,则重治痹。然"治风先治血,血行风自灭",疼痛较显,经脉瘀阻可知。故活血之药,应为首选,虫类入络搜邪,蜈蚣自不可少。

处方:麻黄12g、杏仁10g、苡仁30g、厚朴12g、当归10g、赤芍10g、桃仁6g、红花6g,乳香、没药各10g,全蝎6g(末服)、蜈蚣1条、甘草6g,煎服。

三诊:咳喘止,疼痛大减,已能下床活动,食量增多。仍以前方加减继进。

处方:麻黄12g、白术10g、当归10g、赤芍10g、桃仁6g、红花6g,乳香、没药各6g,僵蚕、全蝎各10g,蜈蚣1条、大黄10g、甘草6g,煎服。

四诊:服上方四剂,疼痛已止,但行动不甚灵活,脉舌正常。

处方:用坐骨神经痛方(注)合芍药甘草汤,嘱购三剂,两剂煎服,一剂泡酒常服,以巩固疗效。访四年未复发。

三、类风湿关节炎

（一）黄藤酒

药物制取及用法：

1. 生熟地各 150g，黄芪 200g，加水共煎约 1 小时，滤出药液 500ml，趁热溶入冰糖 100g，溶化后置冷备用。

2. 将黄藤（即雷公藤）全根洗净，晾干，切段（长 3cm 左右），浸泡于 50°的白酒中（按 130g：1000ml 比例），搅拌后，封闭 3 周，过滤取汁备用。

将上述两组药按 1：1 比例混合摇匀，即成，每服 15~25ml，日三次，饭后服，儿童及老年体弱者用量酌减。

目前临床上有治疗本病的雷公藤片。经对比，本法因并用生熟地、黄芪，生熟地能滋补肝肾，活血养血，黄芪为推动诸药之舟楫，正合中医治"痹"之理，且制法特殊，故较雷公藤片，有见效快、疗效高、毒副作用小等优点。

（二）坐骨神经痛

坐骨神经痛方由丹参 30g、当归 10g、芍药 30g、桃仁 10g、红花 8g、僵蚕 10g、全蝎 10g、蜈蚣 3 条、大黄 8g、甘草 20g，黄酒煎服（入黄酒 10ml，加水至 600ml，煎取 400ml，一日一剂，分三次服）。

加减：病程半年以上者加鸡血藤 15g；体虚加党参、白术各 15g；消化不良加鸡内金、陈皮各 10g。

针刺：环跳、阳陵泉，先健侧后患侧，一日一次，用强刺激，留针 20~30 分钟。

方歌：坐骨神经痛丹当，归芍桃红乳没香，僵全蜈蚣大黄草，黄酒煎服痛必攘。

本方由仲景芍甘汤与张锡纯活络效灵丹加味而成。方中活络效灵丹活血通络，芍甘汤缓急止痛，更加活血祛瘀之桃仁，助活络效灵丹活血之功，加全虫、僵蚕、蜈蚣祛风解痉助芍甘缓痛之力；入大黄同煎，"破一切瘀血"而散气血分之结，《本草正》谓"大黄迅速善走，深入血分，无坚不破，有犁庭扫穴之功"。更加黄酒助诸药通行经隧,以活瘀止痛。上诸药入血通瘀,共收"推陈致新"之功。大凡患坐骨神经痛者,多为风湿诱发,临证时可合麻杏苡甘汤兼除风湿。笔者用于临床,凡患坐骨神经痛者无一不获良效,举例如下:

典型病例1:1981年于乡里,彭某,女38岁,农民,患坐骨神经痛3个月,曾经在县医院打针服药治疗,未获疗效,假期返乡探亲时求予与诊。患者发热,一身痛,午后加重,左下肢外侧外踝至髋髀痛酸软相兼,时时呻吟,舌苔白,质黯,卧床已一周余。此风湿坐骨神经痛证具,与上方合麻杏苡甘汤,令服2剂。三日后再延诊,疼痛已止,病者能自理生活并能行走。再方去麻、杏、苡仁与服,三剂而愈。次年返里相遇,病者再三称谢。

典型病例2:1983年8月,乡人王某,男,31岁,农民,患坐骨神经痛半年,曾经成都某医院治疗一个月,初愈出院,返家时,途中车行颠簸,下车后即感患肢又发疼痛,回家一日后疼痛加重,经前患者彭某介绍,驱车前往白老住地三台中医学校求治。诊时,除右下肢外侧痛引上下,时有抽搐外,饮食二便均可,无其他明显症状及体征,查脉涩,舌有瘀点,拟与坐骨神经痛方二剂,嘱一剂煎服,一剂酒浸三日后服。剂尽而愈。三个月后,专程登门致谢。

按:坐骨神经痛,属中医"痹证"范畴。本病临床多由风寒湿邪杂至诱发而久痛入络瘀阻经隧者;亦有脊柱变形,下肢神经阻滞不通者。本方用于前者良效,用于后者常加土鳖疗损伤,续筋骨,行滞通络;或加鹿角霜强骨髓,补督脉;或加鸡血藤补血活血,舒筋止痛,方可获效。

(三)面神经麻痹

1. 内服

(1)露蜂房、蜈蚣、全虫各等量研成粉末,每次5g,每日2~3次,黄酒送服,能祛风通络,活血解痉、止痛。

(2)内服:羌活煎服或酒剂内服有良效。

(3)防风、蜈蚣(炒熟)为末,黄酒或白开水送服。

2. 外贴

(1)生马钱子(泡透切片)贴患侧颊车,外以胶布固定,隔日一换。

（2）桂枝外贴：张战胜报道，用桂枝外敷治疗面肌麻痹十几例，疗效颇佳。方法如下：将中药桂枝烘干研细，取适量同等量的细麦皮混匀后，用纱布包裹，然后将药包放在清洁锅内蒸煮，待水沸气浓时取出，稍凉，即将药包敷于患侧面部，每日三次，每次 15~30 分钟，三次另换一包，三至五天为一疗程，一般一个疗程病就痊愈。

上肢麻痹亦可用此方治疗。

桂枝温经通络，助阳化气。散寒止痹，善走上肢面部，能通行上肢面部气血，使寒凝血瘀得去，气行血畅。麦皮能直接经汗孔渗透皮肤，养血活血，既助桂枝活血通络，又载桂枝直达病所。对有些脑血管意外恢复期反复发作的面肌麻痹，可配合针刺同侧内关、合谷、地仓、迎香等穴位，疗效更著。

（3）僵蚕、白芷、草乌各 5g，研粉后以生姜 100g 取汁调成膏状，贴于患侧面部，3 日更换 1 次，治疗周围性面神经麻痹。

四、诸痛

（一）效灵芍甘汤（验方）

方药：丹参、当归、乳香、没药、玄胡、粟壳各 15g，白芍 30g、甘草 10g。

功效：理气活血，消癥止痛。

主治：一切疼痛性疾病有良效。如气血凝滞，心腹疼痛，癥瘕积聚，疮疡内痈，若能随证加药，无不应手奏效。临证加减：

头痛加川芎 6g、细辛 1~3g。畏风冷加吴萸，畏热加夏枯、牛膝，痛甚加全虫。

痹痛：上肢加羌活、姜黄；下肢加独活、牛膝；腰痛加续断、寄生；热痛加四妙勇安汤；寒痛加桂枝加附子汤。

典型病例：徐某，女，38 岁，绵阳小枧乡人，1998 年 3 月 19 日诊。

胸痛反复发作 2 年余，数易中西医治疗，终不断根。求吾诊治，询其痛因，2 年前因帮人干活时不慎，木棒击中胸部，当时因未破皮、未出血，自购中成药服之痛减，后天气变化或劳累后胸痛发作，到医院未查出实质性病变,只予止痛对症治疗,故终未痊愈,留下病根。再询其痛的性质,有时胀痛,有时刺痛,诊得舌质稍黯,苔薄,脉弦涩。此病因明确,外伤络瘀,久留未去,"不通则痛",治以理气活血、化瘀止痛为法。处方:丹参、当归、乳麦、没药、玄胡、粟壳各15g,白芍30g,甘草8g,杜仲10g,每两日一剂,嘱服10剂。

4月10日二诊,胸胀、刺痛明显减轻,发作次数亦明显减少,此药已投症,效不更方,因其病久,恐短时难以尽去,原方续服10剂。于3个月后因食辛辣胃脘痛求诊,告之胸痛未再发。

按:该例疼痛属中医"胸痛"范畴,因其外伤治不彻底,瘀阻气滞所致。方中丹参、当归、乳没、延胡、粟壳理气行气,化瘀止痛,白芍、甘草解痉柔痉,助气行血活;桔梗性升,引药入病位,使药效直达病所,全方有理气活血,化瘀止痛之功,故用治瘀痛获得了理想效果。临床其他部位的疼痛,若以瘀为主者,随部位加减,亦可取得较好效果。

(二) 腰痛

典型病例1:患者,江某,男,42岁,农民。

初诊:腰痛3个月,近半月来,起卧俯仰则痛剧,午后恶寒而腰有冷感,近3日颇感精神困乏,体力难支,脉沉迟而细,舌淡苔白,经治无效。

处方:干姜10g、茯苓10g、白术12g、黄芪30g、杜仲15g、甘草3g。

二诊:服上药恶寒减,腰转微痛,脉中候四至稍弱,苔白。

处方:上方加泡参30g、续断24g、寄生15g,2剂痊愈。

典型病例2:杨某,男,46岁,农民。

初诊:腰呈持续性疼痛,不能俯仰,有冷重感,已十余日,就诊时,呻吟不止,坐立不安,脉濡,苔白湿润,即取委中、肾俞、命门针灸后稍减。

处方:茯苓12g、白术24g、干姜10g、老鹳草30g、羌活、独活各10g、川芎6g、乳香、没药各10g、牛膝10g、甘草3g。

二诊:服前药腰痛止,但仍强不适。

处方:上方去羌活、川芎,加粉葛12g、天花粉15g,2剂,随访痊愈。

按:《金匮要略》云:"肾着之病,其人身体重,腰中冷……反不渴,小便自利,饮食如故,病属下焦。"其病象虽表现于肾之外腑,而病源则因中阳不足脾虚生湿,故治疗则以温中健脾着手。但前例兼见午后恶寒,精神萎靡,舌淡苔白,脉沉迟细,偏于阳虚,故加黄芪补气助阳,杜仲以强腰益肾。后例脉濡,苔白湿润,偏于湿盛,故加二活、老鹳草,白术倍量以祛风渗湿,乳没川芎,活络止痛,牛膝益肾,用古方而不泥于古方;因此均获良效。

(三)血管性头痛

川芎白芷散

方药组成:川芎18g、白芷12g、白芍30g、地龙10g、蔓荆子12g、全蝎6g、丹参18g、甘草6g。

功效:活血通络,祛风止痛。

适应证:适用于血管性头痛属邪滞经络,气血运行受阻所致者。症见一侧或两侧颞部、眼眶或前额部剧烈疼痛,或遍及全头痛,疼痛呈持续性钝痛或刺痛,疼痛时间数小时或数天,反复发作,舌质淡红,苔薄滑,脉弦紧等。

加减法:若属痰厥头痛,宜加半夏、胆星化痰降浊;如兼瘀血症,宜加桃仁、红花活血化瘀;若偏阳气虚,宜加鹿角霜、附子温阳益气;若兼颈项强痛,宜加粉葛、桂枝解肌通阳。

组方原理及应用体会:血管性头痛是由于血管舒缩功能障碍所致的发作性疾病。多呈波动性跳痛,头痛部位不定,常因紧张、焦虑反复发作,可持续数天、数周、甚至数年。中医认为系邪滞经络,气血运行受阻所致。头为诸阳之会,清阳之府,凡五脏精华之血,六腑清阳之气皆上注于头,故凡邪气侵袭,均可导致气血逆乱,瘀阻经络,发为头痛。故治疗宜活血通络,祛邪止痛。方中川芎、白芷、全蝎、丹参、地龙、蔓荆子活血通络,祛风镇痛;白芍、甘草缓急止痛共奏祛邪通络,活血止痛之效。据临床观察,本方能扩张血管,缓解痉挛,有明显镇静、镇痛作用。本方亦可研为细末,每服9g,日服3次,温开水送服。

（四）顽固性头痛

蚕蝎汤

方药组成：僵蚕 30g、全虫 10g、川芎 16g、防风 16g、白芷 16g。

使用方法：将上药加入 2000ml，煎沸 10 分钟，倒入暖瓶中，让患者将头痛部位对准瓶口熏蒸，每次 20~30 分钟，每日两次，注意熏后勿受风寒。

按：头痛为神经系统常见的症状之一，中医学称为"头风""脑风"等，头为诸阳之会，手足三阳经及厥阴经皆循行于头部，故六淫之邪，尤其风邪，易上犯巅顶，闭阻经脉，抑制清阳而致头痛。方中以僵蚕、全虫息风解痉，通络止痛；川芎行气活血、搜风祛湿；防风、白芷祛风散寒，胜湿止痛；诸药合用，效力专宏。《理瀹骈文》中曾云："外治之理，即内治之理；外治之药，即内治之药，所异者法耳。"本方虽是一则外用方，但疗效甚著，医界同仁及广大患者不妨一试。

（五）顽固性后脑及眉心痛

典型病例：毛某，女，25 岁，三台县北坝五村社员。

1973 年 4 月 11 日初诊。

主诉：1970 年产后感冒头痛，寒热身痛，经治疗前症消失，但又出现头眩、后脑及眉心疼痛，屡经中西药治疗，至今未愈。现症头眩、头痛等已如上述，更见头部每在摇动、旋转或突然抬头时掣痛更甚，饮食、睡眠尚可，舌苔无明显变化，脉中候稍弦，此系产后亡血复汗，阴血亏耗，风寒郁于经脉而不去，即《金匮要略》"络脉空虚，贼邪不泻"是也，拟养血化瘀，疏风解郁之法，方用柴胡细辛汤加减。

处方：柴胡 12g、细辛 3g、薄荷 6g、半夏 10g、当归 20g、川芎 10g、土鳖 10g、泽兰 10g、黄连 6g、丹参 30g、钩藤 30g，水煎，日三服。

以后间日一诊，因服上药后，头痛有明显好转，故未更方。至五诊时，头旋转时已不觉痛，只后脑稍有重感，仍用上方，续服两剂，后以八珍、十全两方加减，调治十余日，随访痊愈。

第二章 妇科

一、痛经论治

（一）自拟痛经方

痛经一病，少女少妇壮妇皆有之。病因，寒热瘀虚，情志房劳皆可导致。病理变化，总由肝肾冲任失调，胞络阻滞而痛。其辨也，寒痛而喜温；热掣（跳）痛喜凉；瘀刺痛而拒按；情志抑郁腹痛窜痛，情绪易于冲动；房伤冲任，痛引脐坠连腰脊。量色质：寒量少色黯红而夹小块；虚量亦少或过多而色淡质稀；热量亦多，色紫红而质稠；瘀量亦少色黑而有瘀块；郁量亦少，色黯质稠；冲任伤而量多，色鲜质稠而后稀，此色量质之别矣。治宜肝肾冲任气血兼调，养营通络止痛并治。运用自拟痛经汤，为临床痛经之通用方。

方药组成：丹参 30g、没药 10g、鱼胶 30g、鹿角胶 15g、当归 10g、川芎 6g、白芍 30g、甘草（炙）10g、小茴 10g、甘松 6g，煎服（二胶烊消尽用）。上药取井水或去氯水 800ml，文火封罐煮，取 600ml，分三次温服 200ml，每日一剂服至经尽停药。下月经行时再服三至五剂，连服三个月，不再经痛。特拟方歌曰：痛经汤中归芍芎，丹没小茴共甘松，鱼胶鹿胶补胞任，一切痛经此方通。

临证加减：①寒甚：少腹冷痛酌加吴萸以散肝寒，桂枝温经通阳，伴阳虚更加附子温补肾阳。②热毒甚：身热尿赤，舌红少腹觉热，加银花、蒲公英、黄柏清热泻火解毒。③气虚：少腹空坠加参芪益气补虚。④瘀甚：紫块痛剧加苏木、桃仁、玄胡活血行气止痛。⑤郁滞：窜痛嗳气稍疏加柴胡、苏梗、台乌解郁行滞。⑥冲任损伤:痛连腰脊加地黄,重用鹿胶缘合冲任。

方药浅析:本方由四物汤、芍药甘草汤、活络效灵丹、鹿角胶丸、鱼胶丸等方化裁加减,结合个人用药心得组合而成。方中丹参、没药破宿生新,通络调经止痛;鱼胶"补肾益精、滋养筋脉、散瘀补胞,疗冲任损伤"。鹿胶"通督脉、补命门、善补血益精,为子宫虚冷之要药",且"胶有缘合冲任之用"。当归、川芎理气行血,芍药、甘草养营和里,缓急止痛。甘松"理元气、去气郁""善通经活络。对平滑肌(子宫)有直接抗痉挛作用"。小茴香"暖丹田、补命门不足,其功亚于附子,味辛气平,不刚不燥",《本草汇言》谓茴香"温中散寒,主行诸气,乃少腹小腹至阴之分之要品也"。上药合用,有理气通络,活瘀生新,温阳散寒,固护冲任,调经止痛之功。临床若能随证加减,无一不获良效。现举隅如下:

典型病例 1:苏某,女,38 岁,已婚育,105 信箱职工。主诉:月经疼痛连续已三个月,经时伴少腹坠胀。诊时:经行一日,刺痛坠胀,量多色黯黑夹块,少腹有冷感伴腰脊酸痛,舌淡有瘀点,脉虚涩。投以"痛经汤"加黄芪,嘱连服三剂,经尽停服。并令原方经行期续服三个月。第四个月来诊言:经期、色质皆复常,腹脊亦不复痛,要求书方巩固。拟十全大补汤去肉桂,令服五剂。次年秋下利来诊,询之痛经,言未再复作。

典型病例 2:余某,女,14 岁,初二学生,月经 13 岁初潮,一年来月经时至时停,周期亦不固定,因年少不知经期禁忌,恣食生冷辛辣,并多次沐浴洗冷,活动亦不知度。近四个月来,经期腹痛月甚一月。每月经前一日,少腹开始刺痛,拒按喜温,时有轻度下坠感,经量时多时少,色紫有小块。经中西药物治疗,痛势经期仍不减,上月潮时,因痛甚不能坚持上学,今经期将至,故特提前延白老求治。

初诊:1988 年 7 月 12 日,诊时:查脉沉细而涩,舌淡见有瘀点,不呕,不渴,饮食二便正常,少腹微胀痛不适,月经刻日将至。证属寒滞于胞,瘀阻胞络,投以"痛经汤"加苏木、肉桂,令服三剂,经尽停药,嘱下月再诊。

1988 年 8 月 11 日,二诊云:上月服一剂,经始大至,量多色紫有块,腹剧痛半日,逐渐缓解,能忍受,二剂后痛大减,三剂后痛止经尽停药。本月经至已一日,腹痛能支,仍喜按喜温,初少渐多,色紫有小块,查舌转红仍有瘀点,脉细涩。仍投前方,未予加减。令三剂经尽停药,下月来诊。

1988年9月10日,三诊云:上月两剂后,量增多,色红有少量瘀块。三剂尽,痛止经尽停药。本月经至已一日,腹仅微痛,无冷热感,色红无块质薄,量稍多,有轻度下坠感。查舌红润,瘀点已不明显,脉稍大而软。仍投上方加文党参20g,令服三至五剂停药。嘱下月无异常,可不再诊。

10月9日,四诊:经已至三日,已无疼痛,量色无特殊,恐后复发,要求杜后。查脉一息四至稍过,应指有力,舌红润,苔薄白。投八珍汤加鹿胶,在补气补血的基础上,大补肾精,乃遵少女经痛,治当重肾之古训。1989年2月寒假外感来诊,询之已愈。

典型病例3:杨某,女,31岁,梓潼石牛乡人,1987年3月16日诊。患痛经已7年,自产后第二个月经行前2天小腹疼痛,自用温热毛巾外敷后腹痛减轻,以后每月经前疼痛,经后消失,曾请数医治之,均是当月有效,次月依旧,严重时需服止痛药,甚或打止痛针才能止痛。本次来绵购物,即感小腹疼痛,时遇白老坐诊,往而诊之。视其痛苦面容,询其临近行经,每次经潮初期经色偏黯,有时有块,扪得小腹甚凉。舌质淡暗,苔薄白少,脉沉弦紧。脉症合参,诊断为"痛经",辨证为寒客胞宫,经行不畅,拟温经散寒,通经止痛法,用温经汤合四物汤加减。处方:桂枝10g、吴茱萸5g、川芎20g、炒白芍20g、当归15g、炮姜10g、丹参20g、香附15g、延胡20g、鹿角霜20g、仙茅20g、熟地20g,2剂,水煎服。两日一剂,日服三次。嘱其经行畅通,小腹痛止停药,待下月经行前一周再诊。

4月10日二诊,述其上月2剂未完月经来潮,小腹痛较过去时间短,亦未服止痛药及注射止痛针。扪得脐下小腹肤温仍较脐上肤温凉,舌质淡黯,苔薄白少,脉沉弦小滑。此乃胞宫寒邪未尽,瘀仍未去,且经行将至。上月药已见效,此继原方增减:当归15g、川芎20g、炒白芍20g、香附15g、黄芪30g、肉桂5g、炮姜10g、鹿角霜20g、延胡20g、淫羊藿30g、炒白术20g、炙甘草 8g,予服 3 剂,嘱其下月经行前 1 周仍按此方服 3 剂。3 个月后因经期正常,经行小腹未痛,专程来绵致谢。

按:痛经为月经病之一种,临床比较常见,而且有疼痛的时间段不同,服药亦需选择时间,方能有效治愈痛经。

白老数十年临床经验总结出治疗痛经的服药时间:寒客胞宫多在经前一周服药,使寒去络通则痛止;血瘀型多在月潮初起侧重活血祛瘀药,使气血和畅则痛经自消;气郁型多在经前 3~4 天侧重疏肝理气之品,使气血调达而止痛;气虚、血虚、冲任亏损者,系气血不足,经脉失养,宜平时辨证用药,经期可不用服药。

本例患者因寒客胞宫,寒为阴邪,性主收引,经行不畅而经前拘急痛甚,故在经前 1 周服药,使寒去经畅,则痛可自消。

月经一病,愆期,过多,过少,经痛,皆宜调气血而肾肝脾并治,少女宜重补肾,壮妇宜重调肝,老妇宜重补脾。治疗时间:经期当调经,经后当整体并调。治疗痛经,更须在行经期施治,若经已尽而施以调治,岂不大有"马后炮"之嫌耶。

（二）蜂房芎附粉治疗月经痛和经闭

露蜂房、香附、红花、川芎各等量,研成粉末,每服 10g,日 2~3 次,黄酒送服,经少者于经后连服 2 周,经痛者于经前 2~3 天服,连服 3 天,能调经养血、活血止痛。

二、崩漏（子宫出血）

（一）止血灵

破故纸、赤石脂等份。细末为散压片含 0.5g,每日 3 次,每次 6 片。主治子宫出血（崩漏）、功能性子宫出血、人流后出血、产后及月经量多、上节育环后出血。

（二）功能汤治疗功能性子宫出血

方药:翻白菜（又名天青地白草、地区草,可用白头翁代）15g、益母草

15g、丹参 10g、炒地榆 10g,将上药用清水浸泡 1~2 小时后,加水 1000ml 煎至250ml 滤过去渣。用法:每日一剂,每疗程 5~10 剂。

(三)九炭汤治疗子宫出血

方药组成及用法:当归炭、白芍炭、蒲黄炭、丹皮炭各 10g,艾绒炭 3g、贯众炭 6g,藕节炭、生地炭、阿胶珠、广陈皮、制香附各 10g,陈棕炭 6g。

上药水煎服,一日一剂,三剂为一疗程。

加减:虚证加党参、黄芪、制首乌。血红蛋白 60g 以下者同时进行输血。热证加黄芩、黄柏、栀子、厚朴,或并用抗生素。实证加雄性激素,暴崩型加用三七末冲服。

(四)加味安冲汤治疗月经过多案

加味安冲汤,治疗妇女月经量多,色紫有块,经期过长,经久不止,或一月再行,或淋漓不净者。孀妇、少女、老年血崩者。对刮宫、安环、埋线避孕而诱发之经量过多,用之亦有良效。

药物组成:黄芪 30g、白术(土炒焦)15g、煅龙牡各 30g、生地炭 15g、杭芍炭 15g、乌贼 18g、茜草炭 6g、贯众炭 20g、仙鹤草 30g、荆芥炭 12g、山茱萸 12g、三七粉 6g(分六次冲服)、续断 30g,水煎取汁,两日一剂。

上十二味药,六味皆炒炭存性者,取"血见黑即止"之意,存性不失性味矣。

临证加减:气虚息短,加人参益气补虚摄血;血分有热,见脉一息五至以上,口干津少,不思饮食,去芪术加麦冬、石斛、香附,清热生津理气醒脾;心中觉凉加炮姜以温中止血;兼泄泻加重白术成 30g,以补脾止泻;微微潮热,加桑叶滋肾之阴,又有收敛之妙;兼外感发热,先与小柴胡加芥炭、防风,表解后再与上方;久久淋漓不净加乌梅炭酸收涩血;血量多顺腿而下者加阿胶珠以滋阴养血止血,云南白药每次 3g,以加强止血功能;少腹痛加延胡;胀加乌药。

按:加味安冲汤系张锡纯安冲固冲二方加减而成。方中黄芪补中升陷,白术补脾;二药合用补脾气而复统血之职;生地、白芍、枣皮、续断,补肝肾而安冲,且枣皮更有涩精气固虚脱,以防血脱气脱之虞;乌贼、茜草,即《内经》四乌贼骨一藘茹丸,为调气补虚之良方,能固涩下焦,为治崩之良方。龙牡镇涩固脱,煅用则收敛止血之力更强,仙鹤草有广泛止血作用并能健胃,以防诸涩药之弊;贯众凉血止血,并能抑制黄芪量重过升而气冲血室;荆芥乃血中风药,穗散血中之风,炭能止血。傅青主云荆芥"能引败血出血管之内""炭能引血归经"。与芪术配有玉屏风散之义;三七祛瘀生新,止血而无瘀留之患,且为止血之圣药。诸药合用,共收补脾益肾,调肝安冲,固涩止崩之功。盖安冲固冲者,益气调血也,补肾益脾调肝也。肾为冲脉之本,故经云:肾气盛,天癸至,任脉通,太冲脉盛,月事以时下。今崩漏安(固)其冲者,必固其本矣。所谓塞流,清源,固本是也。

典型病例1:辛某,11岁,月经初潮后半年来量多,时有一月再行,久久不净,伴记忆减退,面色少华。求予与治,与上方经期服用三剂。连治2个月,后以归脾汤调治而愈。两年后他病求诊,其母云:"现已经期经量恢复正常,身体也壮实多了。"

典型病例2:梁某,4岁,三台柳树乡人,1973年3月14日诊。近3个月来乳房增大,白带较多,西医多项检查,提示雌激素水平明显增高,其母多处求治,医皆茫然,经友人举荐,求白老诊治。诊时见智力正常,两乳房明显增大,触压有痛感,外阴色素沉着,伴口渴喜饮,夜间汗多。舌质红,苔薄黄,脉沉滑。此乃肾阴不足,相火偏亢所致,拟滋阴降火法论治。处方:知母8g、生地10g、茯苓10g、泽泻8g、丹皮8g、夏枯草10g、黄柏5g、炙龟板10g、炒白芍8g、柴胡5g、生甘草3g,书以5剂,水煎服,两日一剂,日服三次,每次60~80ml。

3月25日二诊,上剂药尽,乳房牙痛减轻,仍未缩小,渴饮夜汗减轻。此粗视无效,细审症有所减,实是已初见成效,药已投症,继宗前意,原方去黄柏,加郁金10g、川芎8g,继进10剂。

4月16日三诊,二诊药尽,其母喜曰:"儿两乳明显缩小,按压不痛",询其夜汗已无,饮水次、量减少。舌淡红,苔薄润,脉沉缓。此一诊药初见效,二诊药大见效。现两乳虽有缩小,但未复常,目前暂不能停药,犹如打仗"敌退我进",治病亦然,否则会"死灰复燃",仍按原方增减,偏重补脾益肾,疏肝通络,佐以行血活血。处方:生地 10g、茯苓 10g、炒白芍 8g、醋柴胡 5g、夏枯草 10g、郁金 10g、浙贝母 8g、炙龟板 10g、鸡内金 15g、山药 10g、桔梗 8g、川芎8g。嘱其该病少见,部位特殊,既已奏效,坚持治疗,以防反复,本方 20 剂,药尽复查。

5月28日复查雌激素水平已恢复正常,两乳房已平,亦无触痛,外阴色素及分泌物消失,停药半年,生长发育正常。

按:性早熟,西医无特殊治疗,若用孕激素可使乳房恢复正常,但停药后多数患者可增大。中医对本病的认识,虽历代医著中未见有记载,但《素问·上古天真论》中有:"女子,二七而天癸至,任脉通,太冲脉盛,月事以时下,故有子。"这说明肾对人体生长、发育、生殖起着重要作用。小儿生理上"稚阴稚阳",病理上易阴阳失调,若肾阴亏损易致相火偏旺,由此出现性功能亢进而致性早熟。

白老临床遇此病证,首用滋阴降火,调平阴阳,次用健脾益肾,平衡发育,佐以疏肝通络,行血活血,俾阴阳平衡,脾肾健旺,发育正常,则病自愈矣。

三、带下病

消炎止带丸:益母草 15g、芡实 30g、炒地榆 30g、香附 45g、桃仁 30g、白瓦(又名百合蒜、百合七)15g。

共研细末,水泛为丸,每次 10g,一日三次,饭后温开水送服。

典型病例:谢某,36 岁,三台北坝乡人,1982 年 9 月 15 日诊。

患带下病半年余。半年前曾患"尿路感染",愈后带下量多,经后尤甚,色黄而黏,臭秽难闻,已延数医,治无见效。诊时见日晡潮热,脘闷腹满,食纳不香,小腹胀满,口苦尿赤,尿道灼痛,舌黯红,苔黄腻,脉滑数。此湿热蕴毒,注于下焦,治以清热化湿解毒之法。

处方:苦参 15g、银花 20g、野菊 20g、蒲公英 20g、荆芥 10g、乌贼骨 15g、茜草 20g,煎水服,每两日一剂,予服 3 剂。另用蛇床子 50g、百部 50g、黄柏 20g,煎水熏洗坐浴,每日两次。

9 月 2 日二诊,带下量减,色黄兼赤,潮热已失,仍有脘闷,小腹隐痛,小便短赤,尿道涩痛。此湿热未尽,蕴于血分,水道不畅,再依前法增减,苦参 10g、银花 20g、野菊 20g、荆芥 10g、乌贼骨 15g、茜草 20g、苡仁 20g、淡竹叶 10g、地榆 20g,再 3 剂,煎水服。外洗药同前。

9 月 30 日三诊,带下已止,小便正常,少腹痛失,唯脘有稍闷,腰膝酸软,舌淡,苔薄腻,脉沉濡。此湿毒去,水道畅。但脾肾两虚证已彰然,为防带下复发,予完带汤加减健脾补肾,澄源塞流而善后。

按:带下之病,妇人多有。辨之之法,赤者属热,白者属湿,年久者责之脾肾。治之之法,湿热者宜清利,年久者宜调补脾肾,临床遵此,多可获效。本案因湿热毒邪蕴滞下焦,故以清热化湿解毒内服,配合局部熏洗,待湿毒去再以扶正固本而告愈。

四、阴道滴虫

1. 六神丸　用洁尔阴外洗阴道后,每次取六神丸 20 粒塞入阴道,每晚 1 次,经期停用,7 天为一疗程。

2. 大蒜　打碎,凉开水透汁(低浓度),纱布浸湿纳入阴道,10 分钟后取出。注意时间、浓度,有灼伤阴道之虞。大蒜有杀灭阴道滴虫作用。

3. 蛇床子　煎剂熏洗或作为坐药纳入阴道。

4. 苦参粉　撒敷或煎洗熏坐。

五、妊娠中毒症(恶阻)

妊娠呕吐是一个妇女妊娠期常见症状,轻者可不治自愈,重者虽经多方治疗尚无良效,甚至饮水、饮食、吃药皆吐,更严重者吐时欠肚,有气无力,不能支撑行走,竟卧床倦怠,闻水气、食气、药气即呕。

典型病例:1974 年治一李某,妊娠(初妊)呕吐已近一个月,曾于某医院住院,稍愈出院,两日后呕吐复作,日益加重,呕吐苦水,甚则无物可吐,饮水、服药、吃饭皆吐,求白老诊治,思之良久,此心虚胆怯也,与《医事小言》法,小半夏加茯苓汤,另以伏龙肝澄清液煎,加益心壮胆之柏子仁、酸枣仁、龙骨,一剂而吐止,继剂而平复,足月顺产,次孕虽呕尚轻。

煎服法:

1. 煎药以伏龙肝(柴火灶土)2斤打细入净水中搅匀,澄清后入药煎。

2. 为了消除精神因素和渐至吸收,在煎药时叫病人至,以便先吸其气。初觉呕,渐至平,无妨。

3. 宜温而频服,每服一汤匙,每30分钟一次,待受药后再分次服。饮食如似,让病人听后少食,渐而食之进之。

按:小半夏加茯苓汤,系《金匮要略》痰饮咳嗽、停饮上逆方,加伏龙肝澄清液服,以土补土,加柏子仁以养心定心,酸枣仁镇胆之怯,证随思加,病易愈矣。

六、习惯性流产

加味寿胎丸

方药组成:应用寿胎丸加味治疗,寿胎丸:菟丝子20g、川断15g、桑寄生20g、阿胶20g(烊化)。

临床加减:伴气虚者加党参20g、黄芪15g、怀山药15g;血虚者加党参15g、当归10g、白芍20g、甘草3g;阴虚内热者加女贞子15g、旱莲草20g、知母10g、地骨皮10g;早孕反应明显者加苏梗10g、砂仁3g、竹茹10g、陈皮10g;脾气虚弱者加白术15g、党参15g、怀山药10g;阴道出血者加地榆15g、仙鹤草15g、旱莲草15g;小腹空坠不适重用党参30g、黄芪15g,加升麻10g、柴胡6g;心悸失眠者加酸枣仁15g、柏子仁15g、夜交藤30g。

习惯性流产属中医妇科"滑胎"范畴。堕胎及小产连续发生3次及以上者谓"滑胎"。《叶氏女科证治》"有屡孕屡堕者……名滑胎。"《医宗金鉴·妇科心法要诀》谓:"若怀胎三、五、七月无故而胎自堕至下次受孕亦复如是,数数堕胎,则谓之滑胎。"习惯性流产,以肾虚者为多。因肾气的充盛,天癸必至,和于阴阳,冲任相资而为妊娠。而胎元的健固亦须肾以系胎,气以载胎,血以荫胎。又因肾为先天之本,肾系胞胎,若禀赋素弱,先天不足,肾中之气虚怯或房劳过度,肾精暗耗至肾气耗伤,无力系胎,胎元不固。《女科集略》曰:"女子之肾脏系子胎,是母之真气,子之所赖也。"习惯性流产不外关系肾脾、气血、冲任二脉之损,而以肾气亏损为主要原因。因而,临床应用寿胎丸加味治疗,以资补肾健脾,滋精养血,获满意疗效。其方中菟丝子归肝肾经,安胎气,其性平,补而不竣,温而不燥,滋阴不腻;川断补肝肾益冲任,调气血,固胎元,即补肝肾而安胎;桑寄生调冲任,固胎元,补肾安胎;阿胶滋肝肾、止血安胎。在寿胎丸基础上加适当药物,更能发挥补肾气,固冲任,调气血、安胎的作用。

七、独圣散治疗产后痉隅案

独圣散,系《叶天士女科要旨》治产后痉方,乃生荆芥二两为末,白开水调服。称:"有立定其痉,昏聩即苏之功"。

笔者 1969 年 3 月 14 日治一患妇,陈氏,43 岁,素体虚弱,产后 5 日,因感左侧上下肢轻度不适,行动不便,延笔者诊治于患家。诊时,患者出房入厅就诊曰:产后已 5 日,初觉头晕,并觉左上下肢不随意而动。查之,体弱神疲,面色㿠白,问之,恶露未净,大便困难,食少,无恶寒发热;查之,脉虚细而快,舌淡瘦薄。曰:此中风半身不遂也,即施以艾灸百会、曲池、足三里等穴。约数分钟,患者屈肱俯于桌上。乃惊而问之不答。乃视之,已不知人。口角涎出,声鼾目闭,此聩也。与家人扶于卧床。继而出现手足蠕动,此虚风作也。

笔者思之再三而悟,此产后血虚致痉,非半身不遂之中风,而反灸之,已犯"慎不可灸"之戒!何以救垂危之急乎?索思良久,方予独圣散以试之。便嘱家人于市购得生荆芥二两,捣细为散,白饮和而徐徐灌之,约半时许,患妇渐醒,时经三时,终全复苏。再予方,以十全大补汤去桂加防风,并加重熟地用量以养阴血,加重芍药、甘草用量以柔肝和营缓急止痉,十剂而康复如初。

按:产后痉,乃仲景论产后三大病(病痉、郁冒、大便难)之一。其因:乃产后血虚,汗出,筋脉失养,又感风邪,遂成痉病。故:"师曰:新产血虚,多汗出,喜中风,故令病痉"。其治:笔者初施灸以治其风。却犯了仲景"微数之脉,慎不可灸"之戒,故灸之痉甚也。方投以独圣散而苏之。何以一物荆芥功有此宏乎?乃细阅药典而悟之。据《中药大辞典》载:"荆芥治中风口噤,产后血晕。"《本草图经》谓:"荆芥大抵辛香可以散风,苦温可以清血,为血中风药也。"笔者若非产后痉隅案之立验,断难尽信其书也。真可谓"开卷有益",书藏真知矣。

八、乳房疾病

(一)治乳痈圣药——三匹风

乳痈,西医学称乳腺炎,为产妇常见病。治疗本病虽方药繁多,其疗效皆莫若三匹风内服外敷费省效速。据笔者临证所施,凡乳痈初起,即用本法,无不获良效。

三匹风,又名蛇泡草,蛇莓。多生于湿润的坡地、原野、田坎、沟边,有时成片生长,各地均有分布,四季皆可采集。性味:微辛苦寒,有小毒。功能清热解毒,治痈肿疔疮、蛇虫咬伤。《闽东本草》有"治乳痈"记载。凡乳痈初起,乳房肿胀疼痛,按之有无块或有小结,皮色不变或变红者,皆为适宜。

用法:

1. 内服　取鲜三匹风100~150g洗净,捣取汁调黄酒(白酒亦可)适量顿服,早晚各一服。亦可取三匹风100~150g加酒(适量)煎服,服至消散。或可加入《寿世保元》神效栝楼散(大栝楼两个,当归、甘草各五钱,乳没各一钱)煎服。

2. 外敷　三匹风一把,切捣溶。初起皮色不变,调酒适量热敷,早晚各一换。局部皮色变红,发热肿痛,加蜜、食醋冷敷,早晚各一换。不计量次,服（敷）至痊愈为止，无任何副作用。友人之妻杜某，患乳痈，治与上法，数日而愈。

（二）急性乳腺炎

1. 寻骨风 30g 水煎服，每日一剂，分 2 次，或与鸡蛋 1~2 个煮熟，吃蛋喝汤。

2. 寻骨风根适量，鸡蛋一个，打一小孔，将根塞满鸡蛋，糊蛋口，煮熟吃。疗效：100 余例，均服 1~3 剂而愈。注：寻骨风对于急性早期乳腺炎疗效显著，脓肿形成后，效稍逊，对于痈疖患者也有较好疗效。

3. 威灵仙。威灵仙属毛茛科多年生攀援性灌木类植物，《中药学》载有祛风除湿、通络止痛之功效，此药取其通络止痛的作用治疗急性乳腺炎屡见其功，且见效快，无毒副作用。

用法：将新鲜或晒干的威灵仙 50~80g，装入瓶用白酒泡好（酒不可太多），封闭。用时喝一大口（约一调羹）即可或甜酒兑服效更佳。服后最多 2 小时乳房胀痛或灼热跳痛即会缓解，然后用嘴吸尽乳汁一天即愈。如已有脓者则可多服两次。

将干威灵仙研末，以米醋拌成糊状，半小时后贴敷患乳，随干随换，治疗急性乳腺炎，一般 1~3 日内可愈。

4. 露蜂房

内服：将蜂房洗净，晒干切碎，炒黄后研成细粉末备用，每六小时服一次，每次 2g，以温黄酒 10~20ml 送服，效果甚佳，一般 3 天可愈。

外敷：露蜂房末 6g，每日 3 次，用夏枯草、蒲公英各 30g，水煎送服，另用硫酸镁 50g 溶于热水热敷，用药至愈。

5. 生僵蚕 15g，研细末用陈醋调匀涂在发炎的部位，1 日数次，直至肿块消失。另以银花、蒲公英各 60g，分次煎服或沸水冲泡代茶。

6. 丹参公英散。取丹参鲜根及鲜蒲公英各等份，加陈醋少许，捣烂敷用，每日用药一次，炎症初起用药 1~3 次即可治愈。

（三）乳房肿瘤

全蝎瓜蒌粉：全蝎 160g，瓜蒌 25 个，将瓜蒌开孔，把蝎子分装于瓜蒌内，放在瓦上焙干，研细末，日服 3 次，每次 3g，治疗乳房肿瘤，有良效。

（四）神效瓜蒌散治愈小儿乳核案

患儿宋某，女，5 岁，塘汛人，1991 年 4 月 22 日初诊。两乳头处生一如鸽蛋大结节已数月，按之有压痛，硬而有块，肤色不红，无痛苦表情，活泼正常。其母云："患儿饮食及二便无异常"。查舌质红润，苔薄少，脉一息六至，不浮不沉。诊断为小儿乳核，系痰瘀结滞肝络所致，拟用神效瓜蒌散（《寿世保元方》）加减。处方：全瓜蒌 10g，浙贝 6g，甲珠 3g，昆布、海藻各 10g，乳香、没药各 3g，甘草 3g，三剂，每两日一剂。外用蛇莓捣烂，溶酒、调醋敷，每日一换。

1991 年 4 月 28 日二诊，其母云："服上药三剂和外敷后大有好转"。查乳中结块变小，质地已软，舌脉及饮食无异常。继服上方 2 剂，蛇莓外敷继用。

1991 年 5 月 5 日三诊，乳核基本消失，已无硬结，原方加柴胡、白芍 6g，令再服三剂以资巩固。1991 年 6 月 12 日，患儿因腹泻来诊，询其故疾已完全告愈。

按：神效瓜蒌散为治乳痈之良方，今借用以治乳核者，皆病在乳，经络相同耳。方取全瓜蒌以散结消痰瘀，其皮瓤仁与乳腺相似，散结消核之功可数倍于丝瓜络、路路通之力，浙贝解郁消痰核，昆布、海藻咸寒软坚，乳没通络活瘀，穿山甲者，直攻其坚，使核速散，以防久而生变。甘草甘缓，和诸药而解百毒。更以蛇莓外敷，借酒之活血、醋之酸敛之能，故收效神速矣。据白老临床经验，蛇莓外敷为治乳痈之良药。

（五）乳汁不足

1. 蜂房不留粉　露蜂房、王不留行各等量，研成细粉，每服 6g，日 3 次，用啤酒 60~100ml 送服。具有活血通络、生乳催乳之功。

2. 续断 50g，炖猪蹄吃，续断有催乳作用。

3. 僵蚕 6g，黑芝麻、红糖各 30g。僵蚕研粉、黑芝麻捣烂，加入红糖混匀，置杯内倒入沸水后加盖闷 10 分钟左右，1 次顿服，每日 1 次，空腹时服。一般第二天即可见效。

典型病例:蒋某,女,27 岁,三台潼川人,1984 年 10 月 20 日诊。

足月临产,在家自生,产程过长,产后 6 天无乳,自炖猪蹄服之罔效。诊时见面色㿠白,睑唇色淡,神疲食少,头晕乏力,时时自汗,动则更甚,舌淡边有齿印,苔薄少,脉沉细。此产程过长耗伤气血,气虚血少,乳汁化源不足,故而无乳,治以补益气血,佐以通乳。

处方:当归 15g、黄芪 30g、熟地 20g、白芍 20g、海参 20g、通草 10g、穿山甲 10g,用猪蹄炖服,每日一剂,嘱用 3 剂。

10 月 24 日二诊,上方三剂已有少许乳汁,但不足喂养,余症明显减轻,此气血渐充,仍未复原,药已见效,继依前方加大枣 20g、白术 20g、砂仁 10g,3 剂以健脾养胃,增强气血生化之源。

10 月 28 日三诊,服二诊三剂后已能正常泌乳,足够喂养,因恶风、自汗不耐风邪,要求调治,予桂枝汤加黄芪、防风、麻黄根、太子参、当归使营卫调气血足,则乳汁自不缺矣。

按:产后乳汁不足,究其原因分虚实两端,虚者为气血虚弱,化源不足,如《景岳全书·妇人规》云:"妇人乳汁乃冲任气血所化,下则为经,上则为乳。"实者为肝有郁滞,经脉滞涩,《儒门事亲》云:"悲怒郁结,气溢闭塞,以致乳脉不行。"本案因产程过长,耗伤气血而致无乳诸症,故单用猪蹄炖服无效,用加味当归补血汤炖猪蹄,方中海参、黄芪补气、当归、熟地养血,穿山甲、通草通络,白芍阴柔养肝,猪蹄健养脾胃,使之气血调和,血脉通畅,乳汁化源充足,则乳汁自然增多。

(六)回乳(验方三则)

1. 陈皮、蒲公英各 30g,甘草 15g。水煎服每日 1~2 剂,2~3 天可见效。本方特点:回乳效捷可靠,不会导致回乳不畅而继发乳痈,且对乳痈初起有治疗效果。也不影响下次产后乳汁分泌。

2. 番泻叶 每天用番泻叶 4g,开水 200~300ml 浸泡 10 分钟,分 2~3 次口服,连服 3~7 天。此方回乳功效明显,但脾胃素虚,大便溏薄者忌用。

3. 莱菔子　取莱菔子 30g 打碎,水煎分 2 次温服。3 天即退乳。

(七) 乳腺小叶增生

乳腺小叶增生,属中医"乳癖"范畴,其病因病理《外科正宗》谓"乳癖多因思虑伤脾,怒恼伤肝,郁结而成"。本病大多发生在 31~40 岁妇女,临床上常同时或相继在两侧乳房内发生多个大小不一,圆形,质韧的结节,常感乳房胀痛或经期加重。治宜疏肝理脾,化痰散结为主。列方于下:

1. 复方乳腺小叶增生方。本方由逍遥散、海藻玉壶汤、神效瓜蒌散诸方加减而成,为治乳腺小叶增生通用方。

组成:当归、白芍、柴胡、川芎、郁金、青皮、香附、黄药子、山慈菇、夏枯、浙贝、昆布、海藻、牡蛎、老鹳草、玄参、蒲公英、白芥、蜂房、鹿角霜、全瓜蒌、乳香、没药、甲珠。

方歌:乳腺小叶增生方,归芍芎柴郁青香,黄慈枯贝海昆牡,鹳玄蒲芥蜂角霜,更入一枚全瓜蒌,甲珠没药和乳香。

功效:疏肝解郁,清热活瘀,化痰散结。

用法:上药为末,炼蜜为丸,每丸重 10g,每日 3 次,每次 1 丸,30~60 天为一疗程。经期停服,以愈为度。

2. 炙僵蚕 12g,蜂房、当归、赤芍、香附、橘核各 9g,陈皮 6g,甘草 3g。连服 5~10 剂,如未全消,可续服之。

3. 全蝎 160g,瓜蒌 25 个,将瓜蒌开孔,把蝎子分装于瓜蒌内,放在瓦上焙干,研细末,日服 3 次,每次 3g,治疗乳腺小叶增生有良效。

4. 中成药选服

(1) 逍遥丸:口服,每次 1 丸,每日 3 次,于经期后开始服,连服 20 天为一疗程,连服 2 个疗程,可服至 4 个疗程。

(2) 越鞠丸:每次 6g,每日 3 次,于温开水中加入半量白酒送服,20 天为 1 疗程。

(3) 复元活血丸:每次 12g,每日 3 次,黄酒送服,20 天为一疗程。

(4) 血府逐瘀胶囊或冲剂:胶囊内服每次 6 粒,每日 3 次,温开水送服。

冲剂每次 1 袋,用黄酒和白开水各半送服,早、中、晚各服 1 次,25 天为一疗程。

本病在服药期,应注意情志调理,勿精神刺激,少食辛辣食品。

九、不孕

(一) 折冲饮

折冲饮出自《产论》,由芍药、桃仁、桂枝各 3g,红花 1.5g,当归、川芎、牛膝各 2.4g,丹皮、玄胡各 1.5g,甘草 0.3g。水煎服。原治妊娠二三月伤胎下血块。

典型病例:某女,36 岁,身高 159cm,结婚 11 年 10 个月,因月经不调、不孕求治。患者 13 岁月经初潮,至 18 岁时一直正常,后因减肥,体重由 62kg 降至 47kg,以致无月经。24 岁结婚,自 27 岁始在大学医院接受人工授精 30 次、体外授精 4 次,至就诊前皆未成功。主证:畏寒、食少、便秘(3~7 日 1 次),诊得下腹部坚硬刺痛,首先予以折冲饮加附子、大黄,很快自阴道下出黑血,随后投与桂枝茯苓丸加附子、大黄,腹部变软。继之给予当归芍药散加附子、大黄,患者受孕,其后因妊娠恶阻,改用小半夏加茯苓汤,为防止流产,又予当归散,最后正常分娩一女(3250g)。

按:本例患者下腹刺痛可能为长期使用激素所致,故初始以折冲饮与桂枝茯苓丸消解之,在此基础上,用当归芍药散引导妊娠,并以当归散预防流产,以获全效。

(二) 蜂房香附不留粉

露蜂房、王不留行、制香附各等量,研成粉末,每服 10g,日 2 次,黄酒送服,具有活血通络、理气行滞之功。主治输卵管堵塞不孕。

十、阴虱

阴虱,属虱之一种,"其形如花蜘蛛",八脚。寄生于男女阴毛间,产卵于阴毛根部,卵椭圆色白。感染阴虱后或因浊湿不洁而生阴虱疮者,阴毛部"瘙痒难忍",扪视可见红晕小疙瘩,类似阴部湿疹,男性易误为阴囊湿疹,女性易误为阴痒。建国以来,多年已未发现阴虱,近年来男性青壮年疾病中偶有之。患者求诊,凡阴部奇痒,经治无效且有性生活不慎史者,宜询而视察之,始能明确其诊断。确诊后以下法治之,可应手取效。

（一）治疗方法

1. 外洗　取生百部 60g,浓煎分次热洗阴毛部 10 分钟,连洗 3 日（次）。百部水浸液及乙醇浸液对头虱、衣虱有杀灭作用。

2. 外涂　取生（鲜）白果 10~20g 去壳,嚼或捣为糊,涂敷于阴毛部,连涂 3 夜（次）,虱及卵皆可杀灭。白果,据《纲目》载:生用能杀阴虱。

（二）典型病例

赵某,男,34 岁,采购员。半年来阴部奇痒难忍,曾屡用它药内服外搽,均无寸效,1990 年冬求治于白老。经询问治疗经过及性生活情况,疑为阴虱,随察视之,始见阴毛根部有虱卵二枚。遂以上法,洗后涂敷。三日后来诊云:在热洗中捕得阴虱 2 只,局部仍有痒热感,伴尿黄舌红口苦。与龙胆泻肝汤内服清泻肝经湿热,外以黛蛤粉调冷开水敷之而愈。

十一、盆腔炎

盆腔炎是指妇女内生殖器及其周围的结缔组织、盆腔腹膜发生炎症者,临床表现分急性慢性两种。慢性盆腔炎症状为下腹部坠胀、疼痛或腰骶部酸痛,白带量多,或有输卵管、卵巢炎性肿块,常为急性盆腔炎未能彻底治疗或患者体质较差,病情迁延所致,属中医"带下""腹痛""癥瘕"等症。

1. 专方　加减五味消毒饮:用于急性盆腔炎。

组成:银花 20g、野菊花 20g、蒲公英 30g、紫花地丁 20g、红藤 30g、败酱草 30g、乌贼 18g、茜草 6g。

功效:清热解毒,活血化瘀、消癥止带。

治带下量多黄稠、口苦尿黄者。加减:头痛发热加荆芥 10g、黄芩 15g,同时加重银花用量至 30g;尿痛尿频加萹蓄 10g、瞿麦 15g;白带多加苍术 10g、黄柏 6g、龙牡各 20g,或更加山药、白术、苡仁以补脾除湿;阴道不规则出血加荆芥炭、地榆炭、侧柏炭;下腹坠痛,有包块或条索状物加大黄、丹皮、冬瓜仁、桃仁;经前乳房胀痛加荔枝核、川楝、木香。

用法:内服:水煎,每2日1剂,可服至3~5剂。灌肠:上药水煎2次,去渣,浓缩至100ml,药温保持30℃左右,保留灌肠3小时。每天1次,10次为1疗程,经期暂停。

2. 辨证选方

(1)二丹败酱汤:用于慢性盆腔炎。

组成:丹参、败酱草、赤芍、玄胡、茯苓各15g,桃仁、丹皮各12g,香附6g。

功用:清热除湿化瘀消癥。症见下腹坠胀,有热感,腰骶酸痛,带下量多,痛经、经闭,少数病人有尿频,排尿困难等泌尿系感染症状。加减:带下量多加芡实、苡仁、车前子;月经量多加茜草、益母、贯众;腰痛加牛膝、犬片;闭经加川芎、牛膝;妇检触及包块加三棱、文术;下肢冷痛加小茴、桂枝;腹胀痛加台乌、川楝;阴痒加苦参、蛇床;便干结加大黄、芒硝;气虚加人参、黄芪。

煎服法:用时上药加水1000ml,浸泡30分钟,煮沸后文火煎至300ml,每日1剂,分2次服,12天为1疗程。

(2)理冲汤:用于慢性盆腔炎。

组成:黄芪、党参、三棱、文术、鸡内金各15g;白术、山药、知母各10g;花粉20g。

功能:益气化瘀。主证:腰骶酸楚,少腹胀痛,或触有肿块,全身疲惫,纳差乏力,月经失调,带下量多,色黄质稠,经前或劳累加重。舌质黯红,或有瘀点瘀斑,苔白或薄黄。

加减:腰痛畏寒加干姜、桂枝各10g;胸胁少腹胀痛加玄胡15g、郁金20g;腹泻减知母加白芍20g;发热带下色黄气臭加白蔹、败酱草各30g;病程长,包块坚硬,加水蛭10g、土鳖15g;有口干内热加生地25g、天冬20g。水煎服。

(3)苦蛇煎:治疗宫颈炎、盆腔炎。

苦参、蛇床、黄柏各10g。

功能:清热、燥湿解毒。

用法:内服:上药水煎每日1剂,日2次,7剂为1疗程。

外用:坐浴,上药各 30g,每日 1 剂,早晚熏洗坐浴 1 次,7 天为 1 疗程。

十二、霉菌性阴道炎

霉菌性阴道炎是主要由白色念珠菌感染引起的阴道炎。临床表现以外阴阴道奇痒、灼热,排尿时尤为明显为特点。还可有尿频、尿痛及性交痛。属中医的"带下""阴痒"范畴。

1. 内服　苦蛇五味消毒饮(自拟方)

药物:苦参 30g、蛇床子 15g、银花 20g、野菊 30g、公英 30g,紫背天葵、紫花地丁(华头草)各 20g,红藤 30g、胆草 10g、草决明 20g、藁本 10g、车前草 30g、通草 6g,水煎服,每 2 日 1 剂,1 日 3 次,忌辛辣。

加减:尿痛加生地或琥珀(冲服),尿频急加石韦、萹蓄、瞿麦,尿道灼热加黄柏,尿赤红或带下夹血加连翘、小蓟。

2. 外用　苦蛇外洗方:苦参 60g,蛇床子 30g、黄柏 30g、苍术 30g、土苓 30g、苡仁 5g,水煎一小时后,用纱布滤取药液,乘热洗涤外阴及阴道,一日两次,七天为一疗程,连用三个疗程治愈。

第三章　儿科

望指纹，是对三岁以内小儿的一种诊断方法，主要是观察其浮沉、红紫、淡滞、三关的变化，以推断病情和预后。

指纹是指浮露于食指内侧而可见的脉络，因食指内侧的脉络，是由手太阴肺脉分支而来的，所以望小儿指纹与诊寸口脉是有相近的临床意义。其部位和方法：

1. 三关　小儿指纹分风、气、命三关，即食指第一节部位为风关，第二节为气关，第三节为命关。根据三关脉络的纹路和颜色，可作为诊断的依据。

2. 方法　抱小儿向光，医生用左手握小儿右手食指，以右手拇指用力适中从命关向气关、风关直推，推数次，指纹愈推愈明显，便于观察。其指纹主病：

（1）浮沉分表里：正常指纹，是红黄隐隐，不浮露出"风关"以上，指纹和脉象是同一机制，指纹浮，病属表；指纹沉，病属里。

（2）红紫辨寒热：纹色鲜红而浮露，多属外感发热的表证；纹色淡红莹亮而不显露，是中气怯弱，营卫不充，证属虚寒；若纹色深红紫暗，或青兼紫黑，是邪热闭郁，病属严重。

（3）淡滞定虚实：淡是指纹色淡，总属虚证，如淡红为虚寒，淡青为体虚有风，淡紫为虚中有热，滞是指涩滞而流动不畅，这是病邪阻郁营卫的运行，每因风热、食滞、痰湿郁结所致，总属实证。

（4）三关测轻重：通过诊察三关的指纹，以区别病情的深浅轻重。一般原则是：指纹浮现于风关，为病邪初入；指纹显现于气关，为病邪强盛；指纹透达于命关，为病已严重；如指纹直透指端，名"透关射甲"，病更危险，但必须综合其他证候，以资互证。

附：指纹歌

1. 三关别轻重　初起风关证未殃，气关纹现急须防，乍临命位诚危急，射甲通关病势张。

2. 浮沉分表里　指纹何故乍然浮，邪在皮肤未足愁，腠理不通名表证，急宜疏解汗之投，忽尔关纹渐渐沉，已知入里病方深，莫将风药轻相试，须向阳明里证寻。

3. 红紫辨寒热　身安定见红黄色，红艳多从寒里得，淡红隐隐本虚寒，莫待深红化为热。关纹见紫热之征，青色为风古所称，伤食紫青痰气逆，三关青黑祸难胜。

4. 淡滞定虚实　指纹淡淡亦堪惊，总为先天禀赋轻，脾胃本虚中气弱，切防攻伐损孩婴。关纹滞涩甚因由，邪遏阴营卫气留，食郁中焦风热炽，不行推荡更何求。

5. 五色主病总括　紫热红伤寒，青惊白色疳，黑色因中恶，黄即困脾端，淡红淡黄者，斯为无病看。

6. 纹形主病　腹痛纹入掌中心，弯内风寒次第侵，纹向外弯痰食热，水形脾肺两伤阴。

第二节　时行疾病

一、麻疹

典型病例：苏某，男，5岁，三台潼川镇人，1987年10月5日诊。患儿2天前出现恶风，畏寒，身有淡红色疹点，伴轻度咳嗽，食欲减退，医以寒邪束表论治,药后疹点密集,颜色深红,发热明显,又按邪热遏表论治,药后两天疹点隐没,颜色偏黯,伴见高热(体温 39℃),咳喘气急,鼻翼煽动,神倦纳差。患儿其母专从三台赴绵求白老诊治。诊时见有上述症外,还见口唇紫黯,疹色黯红,面颊黏膜亦有散在黯红斑点,额肤灼热,舌质红,苔黄,指纹色紫。此为麻疹合并肺炎,治以清热解毒,宣肺平喘,佐以健脾为治法。

处方:炙麻黄 5g、杏仁 5g、石膏 20g、鱼腥草 15g、桑白皮 5g、地骨皮 8g、黄芩 5g、薄荷 5g、桔梗 5g、牛蒡子 5g、神曲 8g、甘草 3g,2 剂,煎水服,一日一剂,每日三次,每次 50ml,嘱其室内休息,保持空气流通,忌外出吹风及阳光直射,清淡饮食,忌厚味油腥。

10 月 8 日二诊,服药后热退疹现,色已变红,咳喘减轻,鼻翼煽动已不明显,此肺气宣散,邪热已退,疹毒外出,治法不变,原方去石膏、黄芩,免苦寒伤正,加前胡 8g 降气止咳,黄芪 8g、白术 8g 健脾益气以扶正,予服 3 剂,每两日一剂,护理仍依前法。

10 月 13 日三诊,二诊药后疹散喘止,饮食如常,精神爽朗,麻疹肺炎告愈。因患儿常易感冒,又易腹泻,其母要求调治,予玉屏风散合参苓白术散以固表健脾善后。

按:麻疹一病,多见于 1~5 岁小儿,多为感染麻疹病毒并由外邪诱发,其治初宜宣毒发表,后宜养阴清热,方可治愈。本案麻疹合并肺炎,始由辛温宣散过度,邪郁于表而发热,后因过用寒凉麻毒内伏而喘咳,白老用清热解毒,宣肺平喘,佐以健脾,顾正气而治愈。此更进一步证实了小儿易虚易实,易寒易热,变化迅速的真谛,故临床用药不可太猛,否则变证蜂起。

二、风疹

典型病例:患儿武某,男,3 岁,三台永明人,1993 年 3 月 6 日诊。室外玩耍回家,其母发现患儿耳后黄豆大硬结,因皮色不红,亦无它症,且精神食欲正常,未予理睬,2 天后全身多处出现细小淡红疹,伴高热(体温 39.5℃),渴饮,时哭,多动,其母求白老诊治。诊时见疹点较密,疹色鲜红,颊黏膜无疹斑,咽喉无红肿,舌红,苔黄少津,指纹色紫。当即诊断为"小儿风疹",辨证为风热时邪入侵营分所致,以疏风清热,凉营解毒为治法。

处方:银花6g、连翘6g、薄荷3g、桑叶6g、菊花6g、牛蒡子6g、蝉蜕3g、赤芍6g、紫花地丁6g、黄连3g,予服2剂,一日三次,一日一剂。嘱其隔离,勿传染同龄小儿,勿用手抓,避免感染,室内休息,勿外邪入侵并发他证,饮食宜清淡,忌煎炸、油腻食物。

3月9日二诊,药后疹退热减,体温38℃,口虽微渴,已不躁动,舌质稍红,苔薄黄不糙,指纹微紫。此药已对症,但邪未尽去,法不更张,继原方去黄连苦寒伤胃,加淡竹叶5g以清余邪,又2剂而告愈。

按:小儿风疹,又名"风痧",因类似麻疹,但无倦怠及颊黏膜疹斑,食欲正常,故又称"野痧""假麻"。多因外感时邪,郁于肺卫,蕴于肌腠,搏于气血所致,治当疏风清热,透疹凉营而速愈。

三、水痘

典型病例:彭某,女,3岁半,三台慕禹乡人,1978年11月7日诊。患儿2天前因恶风,发热,轻微咳嗽,胸腹散发水疱,家人未予重视,继之水疱增多,伴发热,口渴,面红,目赤,不思食欲,急求白老治。诊时见额面、上睑、胸腹、手脚密集水疱,小者如绿豆,大者如豌豆,疱内少许暗浊液体,疱周红晕较深,询其2天未大便,查体温39℃,舌质红,苔黄糙,指纹色深紫。此外感时邪,蕴热成毒,外透肌表,内入气营所致,治当清热化湿,凉血解毒。

处方:黄连3g、连翘6g、栀子6g、石膏10g、赤芍6g、生地6g、紫草6g、麦冬6g、芦根6g、薏苡仁10g、大黄3g。2剂,水煎服,一日三次,每次50ml,每两日一剂,嘱避风寒,防抓破,忌辛辣、肥腻饮食。

11月10日二诊,服药后诸症大减,渴不明显,大便已通,索要食物,查体温37.8℃,疱渐消退,疱周红晕,色不深黯,大疱内少许明亮液体,小疱已干瘪,且未新发,舌质略红,苔不黄糙,指纹色紫。此热渐消,湿渐去,故痘渐消而未再发,依原方去黄连、石膏之凉寒;因大便已通,去大黄泄热通腑,加玄参 6g 以滋阴,白术 6g、神曲 8g 以健脾护胃,续服 3 剂,未再来诊。

次年 3 月因发热、咳嗽、咽痛,家人恐又发水痘,故再请诊治,询其水痘自去年二诊愈后,至今未再发。

按:水痘为小儿常见急发病,好发于冬春季节,多因外感时邪病毒,郁伤肺卫,内有湿邪蕴遏搏于肌表所致,治当疏风、清热解毒。本案患儿因初期病轻失治,待邪蕴成毒,入于气营证时方急求治,故予清热化湿,凉血解毒之方药治之而告愈。

四、百日咳

百日咳,中医学称"顿咳""鹭鸶咳""天哮咳""天呛咳""疫咳"。是小儿常见传染性疾病,终年可见,冬春易发。年龄 1~5 岁为多且重,6~10 岁以上少见。临床以呛咳阵发连声,日轻夜重为主证。多因湿痰蕴肺,感疫热而触发,易并发肺燥、肺热咳喘,为医者所熟识。历代儿科诸书虽有预防治疗多法,但一经发病,常久延不愈。笔者临床根据胡光慈氏所著《实用中医儿科学》一书所载加味止嗽散加减,一名新加止嗽散,用以治疗百日咳初期、中期(痉咳),收效甚捷。

(一) 治疗方法

1. **方药组成** 蜜麻绒 3~6g,杏仁(去皮尖)5~8g,生石膏(打细)30~60g(注:麻绒石膏之配伍,其用量一般为 1∶10,偏寒,苔白不渴者为 1.5∶10,偏热者,口渴苔黄 1∶20),炙甘草 1~3g,紫菀(蜜)5~10g,百部(蜜)8~15g,鱼腥草 10~20g,大青叶 8~12g,白前胡 5~10g,桔梗 5~8g,法半夏 3~6g。

2. **随证加减** 水寒射肺,喉间有水鸡声音者加射干 3~6g;久咳排痰无力(咳痰不出)加枳壳或枳实 3~6g;肝火逆犯肺胃,咳呕严重,加代赭石 10~15g;肝火犯肺,咳痰夹血,加青黛(包煎)3~6g;肺火上攻,鼻衄血者,加白茅根(鲜)10~20g,蜜桑白皮 5~8g。恢复期,疫热伤阴,舌红少苔,去麻、杏、夏、膏,加黄精、百合、天门冬各 8~10g,另加贯众可用于预防。

3. **煎服法** 上药首煎,以水 400~500ml 浸渍 10 分钟,沸后小火煮 10

分钟,取 150~200ml;二煎、三煎各取 150~200ml 去渣,将三煎取汁煮沸后分 6~8 次服,每日 4 次,每次 60~150ml,忌辛燥油腻,服至痊愈。

(二)典型病例

宋某,男,3 岁。其母代诉,咳嗽阵发,夜间尤甚已十余日,初起发热咳嗽、喷嚏、鼻流清涕,经服西药二日,咳嗽阵发,入夜加重,咳痰不出,又易服中药一周,仍咳嗽阵发,日轻夜重,咳则蹲地连声,最后咳吐食物,伸颈长吼一声暂停,如似反复发作,日夜十五六次。诊时咳作,咳嗽连声,弯腰握拳,面青,筋胀,涕泪交流约一分钟后,伸颈作鸦鸣声呼吸,呕吐食物及痰涎而停止。查纹粗紫,脉一息七八至,体温 38.2℃,舌红,苔中根部黄白相兼,眼胞浮肿,食少尿黄,大便无异,与新加止嗽散,令服三剂再诊。

一周后,其母云:服上药后,咳嗽次数大减,日夜约五六次,阵发时间缩短,尚有轻度痉咳,已不呕吐。查:体温 36.4℃,食欲好转,舌红少苔,于前方去麻、杏、膏、夏,加黄精、天麦冬各 6g,令再服三剂。

三诊:咳嗽消失,饮食睡眠好,二便无异常,舌偏红,苔薄。与鱼腥草(干品)20g,百合、黄精、天麦冬各 8g,蜜百部 10g,生谷芽 8g,令服三剂而康复。

按:新加止嗽散,方中麻杏甘石宣肺清热,为儿科外寒里热咳喘良方,法半夏苦温降逆而祛湿痰,伍石膏温而不燥。蜜百部甘苦微温,润肺止咳,《滇南本草》谓:"治肺热咳嗽,消痰定喘。"《千金》谓:"一味取汁浓煎,可愈三十年嗽","凡嗽者皆肺气上逆,非此没治"。百部治疗百日咳对痉挛期效果特别显著,亦可作预防用。蜜紫菀温肺下气,消痰止嗽,《本草正义》谓紫菀"寒饮蟠踞,浊涎胶固,喉中如水鸡声者,尤相为宜。唯其温而不热,润而不燥,所以寒热皆宜"。百日咳症有鸦鸣声者故不可少。鱼腥草,味辛寒,治疗百日咳痉咳有捷效,有较强的抑制阵发痉咳作用。大青叶,味苦大寒无毒,可预防上呼吸道感染,治疗急性肺炎及慢性支气管炎有良效,笔者临床凡咳嗽喉痒,必大青叶倍而用之,无不获效。白前,甘微温无毒,能泻肺下气,降痰止咳,《本草正义》谓:"为定咳止嗽之主药,而绝无流弊。"桔梗,苦辛甘,开宣肺气,祛痰宁嗽,《药理》谓:"祛痰作用强于远志。"诸药合用,既解外清热宣肺,又温润肺气祛痰定嗽而制疫邪,如此寒温并用,使热解肺宣疫除而咳失。可谓疗百日咳之良剂。

百日咳方方歌:百日咳病中期凶,黄精百部天麦冬,射干百合同紫菀,枳实甘草服必松。

五、白喉

巴豆制剂配合方药治疗白喉:

1. 中药巴豆去壳碾成细末,与朱砂各取 0.5g 置于普通膏药之中心,贴于患者两眉之间,经 8 小时后除去,每例患者只贴一次。膏除去后,局部皮肤发生红斑,继之出现大小不等的水疱,涂以 1% 龙胆紫,数日后即干枯自愈。

以青霉素 20 万 ~40 万单位 / 日,肌注;0.5 万 ~1 万单位随蒸气吸入,一日两次,至伪膜消失。对青霉素过敏者禁用。

2. 每日用巴豆霜 0.15g(较大儿童用一分)温开水调和灌服。巴豆霜制法,将巴豆剥去内外壳,取净肉碾成粗粉,用吸油的卫生纸包好,压榨去油,每日换卫生纸三次,每次换纸时将巴豆再碾一次,包上新换的卫生纸再行压榨,至油去净成粉末状为止。

鲜生地 30g、麦冬 12g、连翘 12g、黄芩 12g、葶苈子(布包)10g、白芥子(碾碎)4.5g、皂荚子(碾碎)12g、郁金 10g,水煎,每日 1~2 剂,药液要煎得浓,给病儿少量多次灌服。

3. 生巴豆(连壳)、雄黄、桔梗、尖贝母、郁金各等份,研末,瓶装备用。

用法:每日 1~2g,调糖水口服或鼻饲(插鼻饲管时注意勿引起窒息),每 2 小时一次,至呼吸改善后每 4 小时一次,直至喉梗阻症状完全消失为止。用药时注意勿将药粉误入眼内。

患儿均可应用白喉抗毒素,常规每日肌注 80 万 ~120 万单位和维生素 B_1 50~100mg。

反应:一般服药后多有呕吐和腹泻,亦有只呕不泻或只泻不呕,呕泻多在服药后 2 小时发生,亦有服药即吐。一般吐 3~4 次,泻 5~6 次,多者达 10 余次,不导致失水和酸中毒。

典型病例:贾某,女,4岁,三台灵兴乡人,1971年10月5日诊。晨起太阳初升之时室外玩耍,当日即觉恶风发热,头痛咳嗽,自用姜葱煎水服之,第二天症未减反有加重,咳声嘶哑,村医以为感冒未汗,用麻黄汤治之,药后面色苍白,汗出如珠,神疲气短,手足不温,即送琴泉(原三台中医进修学校)求白老诊治。诊时见有上症外,查体温39℃,项如牛颈,口唇色紫,喉关内外及上腭白色假膜满布,舌质绛红,苔黄燥,指纹色紫,脉沉细数。当即诊断为"白喉",辨证为疫毒攻喉,郁邪内陷,心肾阴伤,以清热解毒,益气养阴,佐以固脱为治法。

处方:黄连6g、黄芩8g、栀子8g、黄柏3g、玄参6g、麦冬8g、川贝3g、赤芍8g、白人参5g、生地8g、鳖甲10g、山茱萸6g,2剂,水煎加少许白糖服,每次30ml,每日服5次,一日一剂。另用巴豆壳与五味子末外贴眉心。

10月7日二诊,服上药后诸症大减,查体温37.9℃,项肿已不明显,苔色转红,喉内白膜减少变薄,汗出减少,手足欠温,舌质红,苔黄不燥,指纹红紫相杂,此药去病退,郁邪未尽,正气未复,治法不变,依前方加减。停用外贴药。

处方:黄芩8g、薄荷6g、前胡8g、川贝3g、银花10g、连翘6g、玄参6g、麦冬8g、赤芍8g、生地8g、山茱萸6g。邪退病无前急,药亦无前苦,嘱服药3剂,勿需加糖,每两日一剂,每次50ml,每日三次。

10月12日三诊,服二诊药后,不咳气不紧,项肿亦消,手足已温,唯低热未除,时时微咳,精神稍差,唇色稍红,查体温37.8℃,喉内白膜消失,舌稍红,苔薄少,指纹略紫,脉沉细数。此实邪去,病亦退,但虚火存病未除,予以滋阴清热,引火归原法治之。

处方:玄参6g、麦冬6g、生地8g、山药10g、茯苓8g、白芥子6g、前胡8g、肉桂3g,连服3剂,低热退,咳嗽除,饮食精神正常而告愈。

按:白喉是感染时邪疫疬之气引起的急性呼吸道传染病,又名"白缠喉""喉风",多发于秋冬季节,以喉内白色假膜为特征,初期多伤肺胃,病轻,失治或治不得当多郁邪内陷,阴伤及阳成为重症。本例患儿因初期误用辛温之剂,使疫邪内陷,出现高热及阴损及阳重症,故用清热解毒,益气养阴,佐以固脱方药治之而获良效。

值得注意的是本案后期用肉桂温补肾阳,取水中补火,引火归原,前用清热滋阴,火难尽退,用茯苓、山药益精利水,助肉桂下行,下焦得肉桂之热则龙雷之火归根于命门,玄参、生地、麦冬清在上之浮火,白芥子、前胡消痰止咳,全方使水火相济,游火得清,痰壅得除,故病可痊愈。

六、流行性乙型脑炎

典型病例:李某,男,8岁,三台北坝乡人,1976年7月26日诊。夏暑炎热,昨日晚饭后室外乘凉,第二天发热微恶寒,头痛有汗,神清项强,某医以桂枝加葛根汤治之,次日突发高热,头痛项强,时而烦躁,时而嗜睡,时而抽搐,时而作呕,家人惶恐,急送医院,注射柴胡、庆大霉素,静滴青霉素、地塞米松,其症不减,特邀白老会诊。诊时除见上述症状外,还有喘促痰鸣,查体温39.8℃,舌质红绛,苔黄厚腻,脉数大。思之再三,夏暑发病,突发高热项强,诊断为"流行性乙型脑炎",结合脉症,辨为"气营两燔",治以清热凉营解毒,除湿化痰止痉。

处方:玄参10g、生地15g、犀角5g、竹叶心10g、麦冬10g、连翘10g、黄连6g、紫草10g、地龙10g、钩藤15g、薏苡仁20g、竹黄10g,一剂,水煎服,每次50ml,每4小时服1次。另用至宝丹半粒,每日两次,开水送服。

次日上午二诊,一剂尽,查体温已降至38℃,头痛、项强诸症明显减轻,此药已中的,法不另辙,依前方去黄连、连翘之苦寒,加赤芍10g、丹参15g增凉营之功,嘱其续服两剂,每日三次,每次80ml,由于体温已降,停用至宝丹。

7月31日三诊,二诊尽剂之后,头痛、项强、咳喘消失,但现低热,午后明显,伴面红,手足蠕动,查体温37.8℃,舌质红少,苔薄少,脉细数。此实热已去,虚热症现,属正虚邪恋,以育阴清热镇静为治法;处方:生地15g、麦冬15g、沙参15g、白芍15g、阿胶5g(烊化冲服)、青蒿8g、知母10g、龟板15g、鳖甲15g,嘱服5剂。待药尽家人告知病已痊愈。

按:流行性乙脑,属中医"暑温""暑痉""暑厥"范畴,多发于夏暑初秋,临床以高热、头痛、项强为特征,多由蚊虫叮咬,暑湿热邪诱发,治当清热解毒为主。

本案患儿初因症状不显,类似外感,医以不慎,冒用辛温发散,致使邪热入侵气营,庆幸白老经验丰富,思维缜密,诊断明确,辨证无误,精当用药,故该患儿才能及时治愈。

七、猩红热

典型病例:杨某,男,9岁,三台幸福乡人,1981年11月16日诊。下午放学步行回家,次日恶寒发热,咽痛肢酸,颈后细小红点,村医以为外感,用麻黄汤加射干、荆芥治之,第二日出现高热,烦渴,红痧增多,咽痛加重,儿父急送县城求白老诊治。诊时见项后红痧密集,胸腹肢体亦有,咽喉红肿明显,已有溃烂,查体温39.8℃,舌质红绛,中有黄苔,脉弦滑数。脉症合参,诊断为"猩红热",为热入气营,治以清热解毒,透营转气,方用凉营清气汤加减。

处方:黄连6g、犀角3g、石膏20g、连翘10g、淡竹叶8g、栀子8g、生地10g、玄参8g、石斛10g、薄荷8g、白茅根10g、赤芍10g,2剂,水煎服,两日一次,一日服三次,嘱其在家休息,清淡饮食,忌油腥。

11月20日二诊,身热明显下降,红疹未再新发,且渐脱屑,咽喉已无溃烂,但仍有红肿,吞咽有痛感,食量不如患病前。查体温37.7℃,舌质红,苔薄少,脉细数。此气营实热已退,但邪热伤阴显见,治以利咽止痛,养阴生津,方用清咽养营汤加减。处方:玄参8g、生地10g、麦冬8g、天花粉15g、薄荷5g、桔梗8g、西洋参5g、知母8g、木蝴蝶8g、甘草3g,5剂,水煎服,调护依前法。

12月1日三诊,二诊药尽,诸症已失,唯纳差乏力,诊得舌质淡,苔薄腻,脉沉细。此病后正气未复,又现脾湿胃弱,用香砂六君子汤加白术、太子参以善后。次年3月又因感发热、咽痛就诊,询其旧病愈后至今未发。

按:猩红热属中医"丹痧",多因外感疫邪入侵肺胃,上冲咽喉,外透肌表所致,治宜辛凉清热,解毒利咽。

本案患儿初期病在卫分,本应辛凉透表,但医以辛温解表,犹如火中加油,热势更张,致热入气营而现高热烦渴,喉肿溃烂,红痧密布等症,故按温病施以清热解毒,透营转气,佐以凉血法治之,待热降痧退阴不足时又用养阴生津,佐以利咽治之,后期脾湿胃弱又用益气健脾醒胃法,整个过程均按病情不同,施以相应治法,故病告愈。

八、流行性腮腺炎

典型病例:秦某,男,9 岁,三台北坝乡人,1973 年 3 月 6 日诊。一天前体育活动后出现左侧耳下颈部酸胀,余无不适,未予治疗。2 天后出现耳下颈肿,胀痛拒按,伴发热、口渴喜饮,睾丸肿痛,急求白老诊治。诊时见左颈部漫肿,按之硬痛,双侧睾丸肿大,皮色稍红,舌质红,苔黄,脉弦数。据病史脉症分析,诊断为"流行性腮腺炎",由温热毒邪入侵少阳所致,治以清热解毒,软坚消肿,方用普济消毒饮加减:

黄芩 10g、黄连 6g、板蓝根 15g、连翘 10g、薄荷 10g、玄参 10g、牛蒡子 10g、僵蚕 8g、马勃 8g、夏枯草 15g、橘核 8g,2 剂,水煎服,两日一剂。外治:仙人掌、青黛、百草霜,先将仙人掌去刺捣烂,混入青黛、百草霜中,再用鸡蛋清调匀,厚涂纱布上贴于患处,胶布固定,每日更换一次。3 月 10 日二诊,上剂尽后,诸症大减,口已不渴,左耳下漫肿消退过半,唯睾丸肿大未消,但皮色不红。此少阳胆经毒邪渐退,但肝脉绕阴器之邪去缓慢。病方衰,宜乘胜追之,继依原方加减:黄芩 10g、黄连 3g、板蓝根 15g、牛蒡子 10g、夏枯草 15g、僵蚕 8g、橘核 10g、荔枝 10g、川楝 8g、昆布 10g、海藻 10g,书以 3 剂,水煎服,每两日一剂。外治用一诊药法,耳下及睾丸同时外敷。

3 月 17 日三诊,发热、口渴及耳下漫肿消失,睾丸肿大明显缩小,压之微痛,余如常人。此病至后期,正气未虚,邪留阴器未尽,治当重在软坚散结,方用橘核丸化裁:橘核 10g、荔枝 10g、川楝 10g、海藻 15g、昆布 15g、牛膝 10g、浙母 10g、牡蛎 15g、川芎 10g、穿山甲 5g,书以四剂,药后未再来诊。同年 10 月邻居杨某患咳喘来诊,告之患儿腮肿病证已愈。

按:流行性腮腺炎,中医称"痄腮""蛤蟆瘟",多由外感风热毒邪,入侵少阳胆经,重者邪入肝经,浸聚阴器所致。

　　本案患儿初期项肿不显而失治,待邪深病重入绕阴器方来就诊,所幸治疗得当,配合外敷,及时控制了病势而得以治愈。然所用普济消毒饮,方中升麻、柴胡,临床未用,是因病为火热之邪,原有上升之势,若其用之,以升助升,升发太过反助其热,岂无殆乎?

第三节　肺卫疾病

　　稚阳未充,肺卫娇嫩,是小儿生理特点之一。肺为娇脏,肺合皮毛,与卫气关系甚为密切。肺气充足,卫气固密,则皮毛润泽,外邪就不易侵入;反之肺气虚,卫外不固,则抵御外邪的能力减弱,极易受外邪入侵。肺合皮毛,开窍于鼻,外邪感受,多伤及皮毛,累及肺脏,发为感冒、喘咳等病。

一、感冒夹惊

　　感冒夹惊:睡中烦躁不宁,时见惊惕,磨齿弄舌,甚或惊厥抽搐,神志昏迷。治疗:一般轻证,可加入钩藤、僵蚕、蝉蜕、全蝎、白芍等镇惊息风药。若壮热而致惊厥、窜视、抽搐,可参照“乙脑”证治。

　　典型病例:龙某,女,3岁,三台光明乡人,1976年3月10日诊。

　　昨日恶寒发热,鼻塞流涕,自购西药,其效不显。夜半后发热加重,睡卧不宁,时见抽搐,今日早起急来求治。诊时见鼻塞、黄稠浊涕,手足时抽,旋即饮水,扪之额肤灼热,体温38.8℃,舌红苔黄,指纹浮而深红。诊断为“感冒夹惊”,热势鸱张,引动肝风,治以辛凉解表透气,凉肝息风镇惊。

　　处方:银花10g、连翘5g、淡竹叶8g、薄荷8g、芦根8g、石膏20g、柴胡5g、钩藤15g、蝉蜕5g、白芍10g,3剂,水煎服,一日一剂,日服四次。嘱室内休息,避风寒,清淡饮食,忌食油腥。另用凉湿毛巾搨敷前额、后项,每日三次,每次10分钟。

　　3月13日二诊,上剂尽,热势降,烦躁除,睡卧宁,鼻已通,黄涕失,抽偶发,唯神倦、食少,热未尽退。测体温 37.6℃,舌红,苔薄黄,指纹略紫。此药去病退,大热已去,余温尚存,继以原方加减:银花 10g、连翘 5g、淡竹叶 8g、薄荷 5g、芦根 5g、钩藤 10g、蝉蜕 5g、龙骨 8g、太子参 8g、白术 8g、神曲 10g,再 3 剂,水煎服,两日一剂,日服三次。调护依前,停敷额项。

3 月 20 日药尽,家人告知,病已痊愈。随访 5 年,即使感冒,惊亦未发。

按:感冒本为成人、小儿常见病,感冒夹惊,唯小儿多见,多由温邪入侵肌表,失治,误治,热势鸱张,引动肝风所致,本案即是如此。治用银翘散加柴胡、石膏辛凉解表透气,加钩藤、蝉蜕、白芍凉肝息风镇惊,配合穴位凉敷以快速退热,后期余热未尽,惊搐未止,脾虚食少,又用肃清热邪,健脾镇惊方药治之,临床用此方法治疗小儿感冒夹惊,每多获效。

预防给药:①贯众、大青叶水煎服。②薄荷、野菊、板蓝根水煎日三服。

咽喉肿痛及扁桃体炎:生蜂房末 6g,日 2 次,胖大海泡水送服,有清热解毒、消肿止痛功效。

二、肺炎

典型病例:患儿陈某,男,8 岁,绵阳城郊乡人,1978 年 8 月 6 日就诊。暑假期间,因起居不慎发病,初起发热咳嗽,鼻流清涕,当地医生按感冒治疗。后因热不解,咳嗽频作,经卫生院化验、胸透检查,诊断为"肺炎",口服、静滴,连用 4 天,病情不见好转,特邀白老诊治。诊时患儿壮热(体温 39℃),汗出热不退,喘粗咳嗽,喉间痰鸣,唇色紫绀,鼻翼煽动,脘腹胀满,询其已五日未大便,诊其舌红,苔黄,脉滑数,遂诊为"风温",邪在气分,痰热阻肺,肠腑热结,拟清热宣肺,化痰定喘,佐以通腑泄热:

炙麻黄 8g、杏仁 8g、石膏 20g、苇茎 10g、银花 15g、连翘 10g、鱼腥草 15g、黄芩 8g、前胡 10g、百部 10g、大黄 5g、天竺黄 5g,书以 2 剂,水煎服,令一昼夜服 6 次,一日一剂。

8 月 8 日二诊,体温降至 37.6℃,唇紫绀减轻,喉间痰鸣消失,鼻翼已无煽动,服药当晚排出燥粪,次日大便不硬,腹胀消失。二剂能获此效,患儿其母始料未及,现仅咳嗽痰黏,食少神疲,舌质黯红,苔薄黄腻,脉沉细数。此上焦邪热退却,中焦湿邪未尽又兼脾胃虚弱,恐虚不胜实,邪热蕴蒸,肺络受损,变生痈溃,以清肺化痰,健脾理湿法治之:银花15g、野菊10g、黄芩10g、鱼腥草15g、前胡10g、紫菀10g、苇茎10g、苡仁15g、桃仁5g、冬瓜仁10g、茯苓10g、白术10g,3剂,水煎服,一日一剂,日服4次,嘱清淡饮食,忌辛辣油腥。

8月11日三诊,二诊药尽,查体温37℃,唇色正常,时咳不喘,痰易咳出,二便正常,饮食量不如前,仍觉乏力神倦,胸透示肺已愈,血常规亦正常。舌淡黯,苔薄腻,脉细弦。肺炎病虽愈,脾肺两症显存,治以健脾杜绝痰源,用香砂六君子汤合止嗽散加南沙参善后。

按: 小儿肺炎属中医"风温犯肺、肺热喘嗽"范畴,以发热咳喘为主症,由温热犯肺,肺失宣降,热壅成痰,肺气不利所致,轻则可即治即愈,重则热入心营可现神昏动风,甚则邪入心营,可致内闭外脱之危象。

本案患儿初治无效,为治不得法,待邪入气分,痰热阻肺,肠腑热结时方求白老诊治。一诊方用麻杏石甘汤合银翘散加减清热宣肺,化痰定喘,又用大黄通腑,使腑通热泻,诸症大减;二诊随其症变,药亦变,原方去大黄通腑,去石膏伤胃,合苇茎汤清肺热化痰湿,活瘀血,以防热邪蕴肺而成痈溃,故而速愈;三诊病至后期,病虽去而正未复,用健脾止咳之方标本兼顾,然病虽重而有不愈耶!

第四节 心肝疾病

小儿阳常有余,阴常不足。由于心阴未充,神气怯弱,易受惊吓;心火上炎,易生口疮。肝常有余,阳气偏盛,外为邪客,容易导致惊风、抽搐,因此,稚阴未长,心肝阳气偏盛,是小儿心肝疾病的主要病理。

一、夜啼

夜啼是婴幼儿期的常见疾病,以每到夜间出现间歇性的高声啼哭,持续不已为特征。有的甚至通宵达旦啼哭,但白天却如常儿一样。

(一) 病因病理

本病由禀受胎中蕴热,心火炽盛;或感触异声异物,惊吓过度,致心神不宁,躁扰不安,入夜而阴静阳扰,故发为惊啼。或因于脏寒者,阴盛于夜,至夜则阴极发躁,寒盛腹痛,发为曲腰而啼。此外:夜间有见灯火习惯,或因环境改变等关系,所引起的啼哭,不属病态。

(二) 辨证施治

1. 心经蕴热

主证:面赤唇红,眵泪较多,口中气热,烦躁不安。小便赤短,或大便秘结,仰面而啼,啼声嘹亮,舌尖红,脉数。

治法:宜清心安神。

方药:导赤散(《小儿药证直诀》生地、木通、竹叶、甘草梢)合泻心汤(《小儿药证直诀》黄连)加蝉蜕、麦冬、灯心。

加减:惊啼,症见睡中时现惊惕不安,阵发惊啼,加钩藤、龙齿、朱砂镇惊安神。

2. 脏腑阴寒

主证:面色青白,四肢蜷曲,手足稍冷,不乳便溏,腹中痛,得按稍减,曲腰而啼,舌淡苔白,脉迟。

治法:温中散寒。

方药:加味当归散(《幼幼集成》当归、吴萸、肉桂、川芎、黑姜、木香、小茴、甘草)。

倘若小儿仅见夜啼,并无寒象或热象的表现,可用蝉花散(《医宗金鉴》蝉蜕下半截,不拘多少,细末,每服少许)薄荷汤下。

典型病例:戴某,女,3 个月,绵阳松垭乡人,1989 年 10 月 16 日诊。白天如常,至夜即哭,已月余,其母以为女饿而哭,喂奶后仍时时啼哭,方知是病,数易其医,治之无效,求白老诊治,见患儿面不红润反青白,扪其手足欠温,询其便未成形,日解 5~6 次,诊得舌淡苔白,指纹淡红。诊后准备处方,其母问曰:"我儿何病何因?"白老答曰:"小儿夜啼,其因有三,一是心火炽盛,入夜阳扰,二是惊吓过多,寐则心神不宁,三是内有脏寒,夜即寒盛。"患儿其母听后心悦诚服,白老书药:

当归5g、吴茱萸2g、肉桂2g、川芎5g、炮姜3g、小茴3g、乌药3g、山药8g、木香3g、茯苓5g,2剂,水煎服,两日一剂,日服4次,每次10~15ml。另用小茴、炮姜、吴茱萸适量,炒热布包熨运脐周。

10月20日二诊,患儿其母喜曰:"白老真神啊,二剂药尽,现夜间很少啼哭。"见面色转润,扪得手足已温,唯大便仍未成形,但每天仅3~4次。此脏寒将除,脾虚明显,续依前法健脾温中散寒:炒白术5g、茯苓5g、砂仁3g、陈皮3g、炮姜3g、山药8g、建曲5g、肉桂3g、木香3g、小茴3g、桔梗5g、苡仁8g,继服3剂,每两日一剂,日服3次。停用外治熨脐。

二诊药尽,便已成形,一日一次,夜间很少哭闹。次年3月因感冒发热就诊,告之夜啼已愈。

按:小儿夜啼为儿科常见病,以白天如常,入夜啼哭为特征,发病原因有惊吓过度、心经有热、内脏有寒三种。寒为阴邪,夜亦属阴,阴与阴重,阴极发燥,故小儿脏寒多夜哭。

本案即为脏寒所致,白老用加味当归散温脏祛寒,寒去脏温,夜不生燥,阴阳平衡,故夜不啼哭矣。今录于此,供同道验之。

二、舌部疾病(吐舌、弄舌、重舌、木舌)

吐舌、弄舌、重舌、木舌,都是小儿舌部变态性疾患。

大都由于热病、久病、大病后期气血俱虚所致,在治疗上,则应根据其病因,加以处理。

(一)病因病理

吐舌、弄舌、重舌、木舌,主要由于心脾积热,邪热上熏于口舌所致。舌为心之苗,脾脉连舌本,散舌下。如热蕴心脾、火邪上炎,可致吐舌、弄舌;或热甚阴伤,致肝风内动亦可出现。如心脾积热,火热循经上行,可使舌体肿胀,板硬麻木满塞口中;或因火灼阴津,舌体枯涸,而致木硬不灵,而成木舌。如心脾火炽,循经上冲舌本,以致气血俱盛,附舌根下,形成重舌。

(二)辨证施治

1. 吐舌、弄舌

主证:不断把舌头伸出唇外,缓缓才收回的为吐舌;舌头频频伸出,掉弄如蛇舌的为弄舌。吐舌和弄舌的出现,常兼有身热、面赤、唇焦、烦渴、舌尖红、小便赤短、大便秽臭等,这是胃肠积热、气血俱燔的症候;甚则发生抽搐、角弓反张,而成肝风内动的危候,特别在温热病中,热甚阴伤时,更为常见。

治法:清解心脾积热。

方药:清热泻脾散(《医宗金鉴》山栀子、石膏、黄连、生地、黄芩、茯苓、灯心)。

加减:①内动肝风而见抽搐加地龙、钩藤、石决。严重者可参见"惊风"证治。②小儿偶见吮乳、口渴时吐舌、弄舌,不属病象。③大病、久病未愈而见吐弄,多属心脾亏损,宜大补心脾,可酌用人参归脾丸(《济生方》人参、白术、茯苓、黄芪、龙眼肉、枣仁、木香、当归、远志、炙甘草)。

2. 木舌

主证:舌体肿大、麻木、转动不灵,甚至肿塞口腔,不能张合,以致语言謇涩,不能吮乳,或有憎寒、壮热、气喘、神志昏迷等症;更严重的则舌部糜烂,或干燥,啼哭无声,面色惨白,病情险恶,可以导致死亡。

治法:清心泻火,解毒消肿,内外合治。

方药:内服泻心导赤汤(《医宗金鉴》木通、生地、黄连、甘草、灯心)加犀角、连翘、银花。

外用川硝散(《医宗金鉴》朴硝、紫雪丹、盐)研细末,竹沥汁调涂舌上。

3. 重舌

主证:在舌下近根处,红肿胀突,形如小舌,或连贯而生,形如莲花。病情轻的,不感疼痛,唯吮乳稍有障碍,病情重的,热毒壅结,溃烂腐秽。病情恶化,预后不良。

治法:清心、泻脾、消肿、内外合治。

方药:内服清热泻脾散(山栀、石膏、生地、黄连、黄芩、赤苓、灯心)清心泻脾,解毒消肿。外吹凉心散(《医宗金鉴》青黛、硼砂、黄柏、黄连、煅人中白、风化硝、冰片,研细末,涂患处)。

经验方:取僵蚕粉末少许吹入舌根,每天 3 次,一般用药 3 天即可见效,再继续用至重舌消失为止。

针刺法:用三棱针直刺舌下两旁紫色粗络,刺破后吮尽黄色液体后而舌下囊肿消。

典型病例:杨某,男,4 个月,三台幸福乡人,1973 年 8 月 12 日诊。时时将舌头伸出唇外 1 个月,初时其母觉儿调皮好玩,听乡村老人言其为病,乡医治之无效,进县城亲戚家访医,终邀白老诊治,诊时见患儿将舌头伸出唇外,用棉签拭之亦不缩回,且向周围摆动,面赤唇红,舌尖亦红,指纹色紫,询其母患儿吃奶有何异样? 母曰:"口内热感明显。"再询其儿大便如何? 母曰:"色黄稀稠而臭。"据此脉症合参,诊断为"吐舌""弄舌",辨证为心脾积热,方用清热泻脾散加减:

栀子 3g、黄连 3g、黄芩 5g、灯心草 3g、茯苓 5g、石膏 8g、淡竹叶 5g、远志 3g、甘草 2g,2 剂,水煎服,一日一剂,每次 10~15ml,每日服 4~6 次。另用朴硝适量,紫雪丹 1 粒研细,用竹沥汁调涂舌上,每日 3 次。

8 月 14 日二诊,二剂药尽,患儿舌头伸出唇外次数减少,每天约有 3~5 次,且舐之即回,其母亦觉儿口温较服药前低,大便色黄软。此心脾热减,但余热未尽,虑其小儿易虚易实,易寒易热特点,续用前方恐清之过度,故将原方去石膏、黄芩之辛苦寒,加神曲 5g、陈皮 3g、白术 5g 以健脾护胃,嘱停外涂药。书以 3 剂,每日 3 次即可,两日一剂,嘱其药尽后再调治。一周后患儿亲戚告之,吐、弄舌已愈。

按:小儿吐舌、弄舌虽不多见,临床亦有之,若非经验丰富者,治之亦很棘手,白老临床教学数十年,理论临床经验俱丰,若遇此病,治之可谓得心应手。

三、口腔疾病

（一）鹅口

本病因在口腔舌上生满白屑，状如鹅口，故名鹅口疮，亦称雪口。多患于周岁以内的小儿，初生婴儿更为常见。如能早期治疗，一般预后良好；若白屑蔓延咽喉，阻塞呼吸，亦可导致死亡。

1. 病因病理　本病主要由口腔不洁，感染秽毒；内禀胎热，蕴积心脾；秽毒引动伏热上发，熏灼于口舌而成。

此外，婴儿先天胎禀不足，后天乳食不调，或病后体弱，脾胃阴虚，虚火上浮，诱发本病。

2. 辨证施治　初起在舌面上发生白屑，随即迅速蔓延于牙龈和两颊内侧等处，白屑周围绕有赤色的红晕，互相粘连，状如凝固的牛乳块膜，随拭随生，不易清除；重的有身热烦躁，口舌糜烂疼痛，啼哭不休等症候；严重的蔓延至咽喉部，如雪花迭迭，壅塞喉关，甚至波及鼻孔，引起乳食不利，呼吸困难，面呈青紫，喉中痰鸣，可导致死亡。其辨证如下：

（1）心脾积热

主证：面赤唇红，烦躁不安，叫扰啼哭，舌尖红赤，大便干结，小便短黄，指纹紫滞。

治法：清心脾积热、解毒。

方药：内服清热泻脾散（见舌部疾病）加板蓝根、银花、大青，如大便秘结不通，宜加服沆瀣丹（《幼幼集成》川芎、大黄、黄芩、黄柏、黑丑、薄荷、滑石、槟榔、枳壳、连翘、赤芍）。

外用：先以黄连、甘草煎汤拭口，再以冰硼散（《外科正宗》冰片、硼砂、玄明粉、朱砂）为细末，每用少许，搽患处，日五六次。或用蜜调成糊，涂患处亦可。

（2）虚火上浮

主证：形体怯弱，面白嫩红，口干不渴，神气困乏，大便溏泄，舌淡苔白，指纹淡红。

治法：滋水制火，引火归元。

方药：地黄丸（《小儿药证直诀》地黄、淮山、山茱萸、丹皮、茯苓、泽泻）加肉桂。

3. 经验方

（1）五倍子 36g、枯矾 24g、白糖 20g。

制法：先将五倍子炒黄，加入白糖片刻，待糖溶尽为度，取出晾干，和枯矾共研细备用。

用法：用香油与药粉调成糊状，抹于患处，一日 2~3 次，抹上白膜即脱落。

（2）板蓝根 10g，煎汁，反复涂擦患处，一日 5~6 次，可佐以内服。

典型病例：吴某，女，4 个月，三台永兴乡人，1975 年 3 月 2 日诊。患儿其母发现女儿舌面乳状块膜，初以为乳汁所染，后渐增多，延及牙龈，伴躁动时哭，方觉是病，求治于白老。诊见患儿舌面凝固乳状块膜，牙龈及两颊黏膜亦有，白膜周围色红，棉签拭之，须臾即生，观其唇红、舌红，指纹紫滞。白老诊为"小儿鹅口"，由心脾积热，熏灼口舌所致，方用清热泻脾散加减：

栀子 3g、黄连 3g、生地 5g、茯苓 5g、灯心草 3g、板蓝根 5g、大青叶 5g、银花 5g、连翘 3g、赤芍 5g，3 剂，水煎少许喂之，日服 5~6 次，一日一剂。另用五倍子 36g 炒黄，加入白糖 20g，待糖溶尽后取出晾干，再与枯矾 24g 共研细末，加香油调成糊状，涂抹患处，每日 2~3 次。

3 月 6 日二诊，患儿其母喜曰："三剂药尽，加之外涂，口内舌面已无白膜，亦无躁动，睡眠亦佳，看否还须治疗。"白老诊视，果真如此，告之母乳喂养，嘱其饮食宜清淡，富有营养，忌辛辣厚味，免致儿病复发。

按：小儿鹅口，亦名雪口，多由心脾积热，乳食不调，或孕期辛辣厚味，内禀胎热，上熏口舌而成，亦有病后体弱，脾胃阴虚，虚火上浮所致。

本例患儿即为心脾积热证，以唇舌红赤，躁动易啼，指纹紫滞为辨证要点，以清解心脾热毒之内服药治本，外用五倍子、枯矾、白糖酸寒、解毒、降火、化痰治其标，亦可使药效直达病所，故鹅口速愈。

（二）二白膏外敷治疗口腔溃疡

1. 方药组成和配制　白矾 12g，白糖 8g，将上药放入瓷器皿内，置文火上加热，待其溶化成膏后稍冷即可使用。气候寒冷时易凝固，须加温溶化后再应用。

2. 用法　使用前用棉签蘸药膏涂于溃疡面上，每日 3~4 次。使用此药后溃疡处有疼痛感增剧，口流涎水，一般在 3~5 分钟即可消失。

口腔溃疡是口腔常见病、多发病。局部治疗方法较多。二白膏具有抗炎消肿，解毒止痛，生肌收敛，促进溃疡愈合作用，局部用药后止痛明显。经临床观察，损害早期用药效果较好、愈合期短，操作简单，药源丰富，使用方便，无副作用，疗效显著。

典型病例：吴某，男，7 岁，绵阳吴家人，1999 年 3 月 17 日诊。唇内及颊内黏膜多处溃疡，饮热及咀嚼疼痛，西医诊断为"溃疡性口腔炎"，经口服及肌注抗炎治疗 3 天，其效不佳。访求白老诊治，视其唇舌皆红，口内溃疡周围深红，棉签触之疼痛明显，苔黄，脉弦，此口腔溃疡明矣，为心脾邪热上熏于口所致，拟二白膏外敷治疗。白矾 12g、白糖 8g，将二药放入瓷器皿内，置文火加热，待其溶化成膏后稍冷涂抹溃疡处（冬月寒冷固结，用时可加热溶化），每日 3~4 次。4 天后患儿其父告知口腔溃疡已愈，食欲如常，已去上学。

按：白矾、白糖溶化成膏，故谓"二白膏"。方中白矾酸寒解毒，收敛生肌，白糖性寒味甜，生肌敛疮，二药合用有抗炎消肿，解毒止痛，生肌敛疮作用，故局部外涂治疗口腔溃疡，临床可屡用屡效。

四、惊风

典型病例：陆某，男，3 岁，三台幸福乡人，1981 年 10 月 15 日诊。患儿 2 岁半时便不成形，日解 3~4 次，伴腹痛时哭，时欲呕吐，村医、乡医中西医治疗，病症时好时坏。近 3 个月来，症情加重，时欲嗜睡，睡时露睛，伴食欲减退，体渐消瘦，四肢抖动，遂求白老诊治。诊时见额肤、尺肤不热，手脚肤凉，时发抽搐，时作时止。舌质淡，苔薄白，指纹淡红。结合病史、脉症分析，诊断为"小儿惊风",因起病缓慢,抽搐无力,属"慢惊风",为脾肾阳虚,失于温养所致,以温补脾肾,扶正固本为治法,方用逐寒荡惊汤加减:

胡椒 3g、炮姜 3g、肉桂 3g、丁香 3g、茯苓 8g、砂仁 5g、人参 5g、炒白术 5g、广木香 3g、陈皮 3g、山药 8g、神曲 8g,3 剂,水煎服,每两日一剂,日服 4 次,每次 20~30ml,嘱其保暖,饮食宜温,富有营养,忌油腥厚味。

10 月 21 日二诊,三剂药尽,抽搐次数减少,精神好转,嗜睡亦少,肢冷转温,现不主动索食,大便仍不成形,仅次数略少,每日 2~3 次。此因患病时间长,脾虚胃弱,阳亦虚乏,故难收速效,但药去病减,不谓无效,仍依原方 3 剂,嘱其喂药量增至 50ml,每日 3~4 次。

10 月 27 日三诊,抽搐已止,手脚已温,精神正常,已无嗜睡,便已成形,唯不欲好动,体仍偏瘦。此惊风告愈,儿母要求调治,使之体壮,予七味白术散合肥儿丸调治善后。

按:小儿惊风,临床以抽搐为特点,多因感受热邪,火性上炎,引动内风,或因先天禀赋不足,脾胃阳虚,失于温养,风寒内生,而发抽搐。根据证情,分虚实缓急,急者多实称急惊风,缓者多虚称慢惊风。此例患儿病程较长,发展缓慢,抽搐无力,应属慢惊风,且多虚多寒见证,用温补脾肾,培本固元之逐寒荡惊汤加味,使脾胃健,肾阳温,元气复,惊风之症岂有不愈之理。

五、脐风

典型病例:谌某,男,12 天,三台断石乡人,1961 年 3 月 10 日诊。乡村僻壤,足月顺产,断脐酒拭铁剪。出生后 5 日出现舌强不能吮乳,伴眼周、唇周发黄,啼哭声嘶,不时抽搐,抱入乡医卫生院求白老诊治。白老以指探舌,口难开张,舌强无吸吮之力,视其唇青、脐肿,四肢强直,此脐风无疑,拟祛风镇痉法,方用撮风散加减内服,外用脐风锁口方研末入鼻,宣通经络。内服处方:蜈蚣 1 条、朱砂 2g(水飞为末)、全蝎 3g、僵蚕 5g、蝉蜕 3g、竹沥 3g、天麻 5g、钩藤 8g、麝香 0.3g。前八味水煎,兑麝香少许滴服,每日 6~7 次。外用处方:蜈蚣 1 条、蝎梢 5 个、僵蚕 7 个、瞿麦 1.5g,共为细末,少许吹入鼻中,每日三次。上药内服外吹,2日后眼、唇周围黄已消,舌强、肢抽减轻,四日诸症消失,舌灵动而吮乳自如,啼声正常告愈。

按:脐风,俗称"四六风""七日风",类似西医学的"破伤风",多由断脐不当或消毒不严,破损之处感染破伤风杆菌所致。偏远山区缺医少药发病者多,城市医疗资源丰富,新法接生发病者少。感染之后医治不当或治不及时,病死率甚高。

本例幸而发现得早,虽病势不轻,但治法及时得当,用撮风散内服祛风镇痉,脐风锁口方宣通经络,取其内外合治,最易见效而速愈。

第五节 脾胃疾病

小儿脾常不足,运化不强,易于被乳食所伤。脾胃为后天之本,生化之源,若因食滞邪客,则脾胃功能受损而成呕吐、泄泻、积滞、疳疾等证。因此,治疗脾胃之疾,应重健运而恶克削,一般轻证,先当健脾和胃,标实之证,则应消补兼施。

一、呕吐

呕吐,是小儿常见的一种症状,很多疾病都可出现。小儿脾胃较弱,各种原因皆能犯胃而呕吐,呕吐又容易直接伤害脾胃,影响受纳运化功能。

呕吐的成因很多,根据小儿的特点,以乳食停滞,脾胃虚寒,脾胃积热,虫积犯胃等,最易发生,但总属胃气受损,失于和降。治疗原则,以和胃降逆为主,再针对病因,辨证治疗。

呕吐在某些急性传染病中,往往是一种先兆症状,应加注意。此外,婴儿哺乳后,乳汁自口角溢出,称为"溢乳",不属病变,只要哺乳有法,即能自愈,无需药物治疗。

(一) 病因病理

1. 乳食积滞 小儿乳食过饱,或多食肥腻,以致胃不受纳,脾不运化,积滞中脘,升降失调,气逆于上,遂成呕吐。由于乳食过多的,称为伤乳吐;饮食过度的,称为伤食吐。

2. 脾胃虚寒　由于小儿体质虚弱,过食瓜果生冷,或过服苦寒攻伐药物,或胃肠为风寒所侵;或乳母过食寒凉,儿饮其乳,以致寒气客于肠胃,胃气上逆,则成呕吐。

3. 脾胃积热　小儿多食辛热炙煿,热积胃中,或感受温热时邪,蕴伏肠胃,或乳母过食膏粱厚味,儿饮其乳,致热积肠胃,遂成呕吐。

4. 虫积犯胃　小儿犯有虫积,或热蒸于胃,或寒迫于里,致虫不安,扰乱于中,上逆犯胃,遂成呕吐。

(二)辨证施治

1. 伤乳、伤食吐

主证:身微发热,或不发热,不思乳食,恶心,吐出酸臭乳片和不消化的食物,口气臭秽,腹胀不舒,大便闭结,或泻下酸臭,舌苔白而厚腻,指纹黯滞。

治法:消食导滞,和中降逆。

方药:伤乳用消乳丸(《证治准绳》香附、神曲、麦芽、砂仁、陈皮、炙甘草)。伤食用保和丸(见感冒)。本证除药物治疗外,应节制乳食,限制食量,使肠胃通畅,则运化功能易于恢复。

2. 寒吐

主证:往往是乳食后经过一段时间才呕吐,呕出物多为痰水乳食,不酸不臭,面色苍白,精神疲倦,四肢不温,大便溏薄,小便清利,唇色淡,舌淡苔白,脉沉迟,指纹淡青。

治法:温中散寒,益脾安胃。

方药:丁萸理中汤(《医宗金鉴》人参、白术、干姜、炙草、丁香、吴萸)。

3. 热吐

主证:食入即吐,口干渴,呕吐酸臭,身热烦躁,唇舌干红,舌有黄苔,大便臭秽,或闭结不通,小便黄赤,脉数,纹紫。

治法:清热和胃,降逆止呕。

方药:加味温胆汤(《医宗金鉴》陈皮、姜半夏、茯苓、麦冬、竹茹、枳实、黄连、灯心)。

加减:伴呃逆者加柿蒂。久吐不止,百药不纳,先以赭石末数分调服,再投对症之方。滞吐,久泻不止,反复呕吐,眼胞浮肿,身发潮热,宜清胃和中,止吐化滞,用三棱丸(《医宗金鉴》煨三棱、陈皮、姜制半夏、神曲、姜炒黄连、炒枳实、丁香),为丸,食后姜汤下。

4. 虫吐

主证:时觉腹痛,面色苍白,频吐清涎,时作干呕,或吐出蛔虫。

治法:和胃降逆。

方药:安虫,一般可用乌梅丸(《伤寒论》乌梅、黄柏、黄连、干姜、附子、蜀椒、桂枝、人参、细辛、当归)。因于寒者,可用安蛔汤(《类证治裁》人参、白术、茯苓、乌梅、干姜、花椒)。因于热者,可用连梅安蛔汤(《类证治裁》黄连、乌梅、胡黄连、槟榔、雷丸、黄芩)。此外惊吐,可参见"惊风"证治。

(三)预防

注意乳食卫生,防止病从口入。夏秋之间,不要喂食生冷和热乳,腹部避免受凉。

典型病例:李某,男,5岁,绵阳石塘乡人,1992年11月6日诊。患儿初因感冒发热头痛,医用解热镇痛及静滴抗生素,并用麻杏石甘汤治疗,药后热退头痛症除。但现食少时呕,呕物多为未消化食物,兼现便溏,夜尿增多,访求白老诊治。诊见面色苍白,精神疲软,四肢不温,询其呕物,不酸不臭。舌质偏淡,苔白稍厚,指纹淡滞,脉象沉迟。诊断为呕吐,由苦寒伤胃,脾胃虚寒,胃气受损,失于和降所致,拟温中散寒,益脾安胃为治法,方用丁萸理中汤加减:

丁香3g、吴萸3g、干姜5g、白术8g、太子参10g、炙甘草5g、陈皮8g、法半夏5g、橘络5g、九香虫5g。书以3剂,水煎服,两日一剂,日服3次。嘱其避风寒,忌生冷,药、食宜温。

11月12日二诊,三剂药尽,呕吐已止,余症大减,唯食量未增,大便仍溏,夜尿未减。此食后虽不作吐，但胃中寒邪未尽，脾虚未复，故现此症。药已中的，法不另辙，原方去白术加神曲 10g 以增强消食和胃之功，加仙茅 5g、桑螵蛸 10g 温肾阳缩小便。续服 3 剂。

11 月 19 日三诊，二诊药尽，呕吐仍未发作，便已成形，夜尿正常，仅食量不如感冒发热前，视舌淡，苔薄腻，此脾胃功能未复，用香砂六君子汤健脾醒胃而善后。

按：小儿呕吐，多由胃中积滞，或脾胃虚寒，胃气受损，失于和降所致。此例患儿初因感冒发热，既用抗生素苦寒，又用石膏辛寒，寒之又寒，伤及脾胃，致胃气上逆，故食入后呕，呕物不臭。白老辨证准确，用药精当，既为虚寒，温中散寒，益脾安胃，坚守方药，病终得愈。

中医之道，重在辨证，法从证立，方从法制，药有厚薄，方有刚柔，病有虚实，法有补泻，药适其人，名曰辨证，辨之明而药之当，则病有不愈之耶！

二、幼儿腹泻

典型病例：蒋某，女，1 岁，三台中兴乡人，1981 年 2 月 19 日诊。家人不慎，手提保温瓶，距儿 1 米处落地爆炸，当夜儿时惊惕，大便稀黏，便前啼哭，初未重视，后渐加重，惊惕昼夜皆发，大便次数增多，日解 7~8 次，求医无效，其母听邻居推荐，遂求白老诊治。诊时儿正啼哭，须臾大便，便夹风泡，便色青白，指纹色青。病因脉症合参，诊为惊泻，法以理脾镇惊，方用益脾镇惊散合痛泻要方加减：

太子参 5g、炒白术 5g、茯苓 5g、防风 5g、白芍 5g、柴胡 3g、车前仁 5g、钩藤 8g、朱砂（水飞）1g、木香 3g、小茴 3g，予以 3 剂，水煎滴服，一日一剂，日服 5~6 次，嘱腹部保暖，勿受风寒、惊吓。

2 月 22 日二诊，3 剂药尽，大便次数减少，每日 4~5 次，虽未完全成形，但风泡明显减少，且便前很少啼哭，惊惕白天未发，仅在夜间偶发。此药已中的，方不另辙，继原方去朱砂，恐久服中毒，加琥珀镇惊安神，续服 3 剂，药尽病去，惊泻告愈。

按：小儿腹泻，其因甚多，有乳食积滞者，有脾胃虚弱者，有暑热夹湿者，有惊吓肠胃失调者。

本例患儿是因脾虚突受惊吓，肝脾不调所致，故用理脾镇惊，佐以调肝的益脾镇惊散合痛泻要方治之而愈。

三、脂肪泻论治

脂肪泻，又称滑肠泻。成人凡摄纳动物类脂肪食物，皆泻尽而止；小儿乳食腹泻久久不愈，粪便内有脂膜黏垢。镜检：便中脂肪球呈（+++）强阳性，故曰脂肪泻。

脂肪泻病位在肝胆脾。其病理常由肝虚木郁，疏泄失常，不能正常疏泄胆汁以助消化，致摄纳之脂肪消化无力；小儿虽乳食，乳亦脂肪所转化，故而亦然，肝郁则侮土，致脾虚运化无权，所谓"泻责之脾"而脂肪泻利作矣。其病因，多由情志抑郁或外寒伤脉，内损于肝致气虚衰；小儿尤以露脚而眠（肝脉从脚至腹）肝脉为寒所泣，损及肝阳之气，致肝虚，肝虚则升发不足而肝郁成。肝郁日久，则土被木所复而脾运滞，所谓木郁土衰，脂肪泻由生也。治疗之法，当疏肝利胆，健运脾滞。宜古方痛泻要方加减治之。药用柴胡10g，白芍10g，疏肝和里；防风10g、白术10g（土炒），逐湿而补脾；陈皮10g，姜黄12g，健脾理气利胆；吴萸5g散肝胃之寒以扶肝衰；焦山楂20g，量重以增强化脂肪之力；苏梗10g，顺气纯良，助柴芍以增强解郁之功；炙甘草6g，缓中补虚（小儿用量酌减）。上十药和合，俾郁解滞消，木达土敦，升发复常，脾津得布，滑泻止也。临床老弱妇孺，凡食脂肪而泻利者，皆可与法治之，无不奏效。

典型病例：乡人之子王某，男，半岁，腹泻稀溏三个月，粪中有黏垢，镜检大便，脂肪球呈（+++）强阳性，肌肉不丰，面黄少华，少喜多憨，能食能睡，大便稀，日2~3次，唇舌色淡，腹肤少温而软，小便少，肛周无红晕。与上方一剂，令周时六服。次日午后再诊云，大便仅泻一次，经再次大便镜检，脂肪球呈（−），继予上方，令服五剂停药。患儿1989年9月19日初诊，20日复诊，11月5日访云：服药五剂，泻止停药，已尽愈。

四、小儿疳积

典型病例:陈某,男,2岁半,绵阳小枧乡人,1997年10月16日诊。

患儿为陈家三兄弟唯一单传男子,其母在外地工作,断奶后,儿由爷爷奶奶抚养。爷爷奶奶十分宠爱,经常任其食。近3个月来患儿腹部逐渐增大,入夜常哭,体渐消瘦,大便不成形,常伴有不消化食物。白老诊之,患儿面枯肌瘦,胸肋骨现,腹大如蛙,叩之鼓音,皮肤干燥,舌淡苔白腻,指纹淡紫。此疳积为患,遂以健脾消疳法为治,用消疳理脾汤加减:

神曲5g、麦芽5g、槟榔5g、陈皮5g、青皮5g、莪术5g、肉桂5g、芜荑5g、使君子5g、太子参8g、鸡内金10g、蜣螂(焙干细末)5g,书以3剂,每两日一剂,日服4次。另用蟾蜍一只,焙干研末,每次1.5g,白糖水冲服。

10月22日二诊,诸症有所减轻,尤其腹胀大明显缩小,叩之鼓音不显。此药虽对症,但病久难以速去,为减少诊次,服药方便,将原方加大剂量,制成散剂,每次5g,用红糖水调服,每日2次,嘱服1个月。春节假日,公园游玩,巧遇其母,告曰:"我儿药尽病愈,一切正常。"

按:小儿疳积即西医学的"小儿营养不良"。疳者,干也,名言所谓"乳贵有时,食贵有节",若小儿乳食不节,恣食肥甘生冷,或过于溺爱,妄投滋补,损伤脾胃,壅滞中焦,脾气不运,形成积滞,积久气血生化泛源,脏腑肌肉无以濡养,形成疳症。

此例患儿即是如此,故用理脾消疳法治之,守方而愈。

五、胎黄(新生儿黄疸)

典型案例:陈某,男,2个月,绵阳普明乡人,2002年10月5日诊。患儿出生后5天全身发黄,腹部胀满,小便黄少。西医诊断为"胆管阻塞性黄疸",经住院治疗未见好转,邀白老会诊。诊见全身发黄,腹胀,纳呆,溲黄赤少,舌质稍红,苔黄腻,纹色青紫。诊断为婴幼儿黄疸,辨证为湿热蕴蒸,瘀热阻滞,胆汁外溢而发为阳黄,治宜清热利湿,利胆退黄,佐以活瘀,方用茵陈蒿汤加减:绵茵陈10g、生栀子6g、大黄3g、黄柏3g、姜黄6g、青黛(布包煎)3g、金钱草 10g、郁金 8g、陈皮 5g、赤芍 5g,3 剂,一日一剂,日服 4 次。

10 月 8 日二诊,3 剂药尽,黄已退半,小便量增多微黄,腹已不胀,喂奶自吮。病已退却,邪未尽去,原方去大黄,加炒麦芽、神曲各 8g,再进 5 剂,身已不黄,二便正常,再经西医复查患儿已恢复正常。

按:新生儿黄疸,又称"胎黄",究其病因,多由孕母感受湿热传于胎儿,或生产时出生后感受湿热邪毒,熏蒸肝胆,胆汁溢于肌肤而发为黄疸,临床分阳黄和阴黄两大类,阳黄以面、目、身黄,黄色鲜明,伴腹胀纳少,口渴尿赤为特征,阴黄色晦暗,便稀溏,舌质淡,苔白腻为特征。

本例患儿属阳黄,用清热利湿,利胆退黄,佐以活瘀之法,三管齐下,药症合拍,故其诸症迎刃而解。

第六节 肾病及其他

小儿脏腑娇嫩,抗御能力较差,一旦受邪,容易影响到五脏,最后损及肾阴肾阳。肾为先天之本,储精、生殖、生髓、主骨、司二便,主管水液的排泄,如肾精亏损,肾气不足,则直接影响小儿生长发育,导致五迟、五软、鸡胸、龟背、排尿紊乱等一系列病态反应。在治疗上宜补肾为主:补肾阴以补精为重,补肾阳,必须配阴,同时兼顾后天脾胃,以充滋源。

一、遗尿

夜间熟睡时,小便不自觉排出,醒后方知,称为"遗尿"。常见于学龄儿童。有个别病例已成年而遗尿者。一至两岁小儿,因智力未健,排尿正常习惯尚未形成,或白天嬉戏过度,夜间偶有遗尿者,则不属病态。

(一)病因病理

遗尿大多因肾气不足,下元虚冷,膀胱气虚不能制约小便所致。肾主固藏,开窍于二阴,职司二便,与膀胱互为表里。如肾与膀胱之气俱虚,则不能制约水道,以致遗尿。其次与肺、脾气虚亦有关系。肺为水之上源,脾属中土,肺脾气虚,则水道制约无权,因而发生遗尿。此外,也可因肝胆有伏热,疏泄太过,膀胱不藏而致遗尿,但这种情况临床较少见。

(二)辨证施治

遗尿一症,主要是气虚失约所致,其治疗以补肾助阳,固气摄纳为主,同时应配合针灸、新医疗法。

1. 肾气不足,下元虚冷证

主证:每晚睡中遗尿,醒后始觉,兼见面色㿠白,智力迟钝,腰腿酸软,小便清长,甚则肢冷恶寒,脉沉迟无力。

治法:温补肾阳,固摄小便。

方药:用桑螵蛸散(《千金》桑螵蛸、鹿茸、黄芪、煅牡蛎、赤石脂、人参、厚朴)或巩堤丸(《景岳全书》菟丝子、白术、五味子、益智仁、破故纸、附片、茯苓、家韭子、山茱萸,为末,山药糊丸)以温补肾气,固摄下元。间有痰浊内阻,沉睡不易醒,加石菖蒲、远志。

2. 脾肺气虚证

主证:睡中遗尿,面白神疲,四肢无力,食欲不振,大便稀溏,舌淡脉缓。

治法:以补脾益肺为主。

方药:用补中益气汤(《东恒十书》黄芪、炙甘草、人参、当归、橘皮、升麻、柴胡、白术)酌加益智仁、覆盆子、五味子、桑螵蛸、锁阳等。若因不良习惯以致遗尿者,应注意培养按时排尿的卫生习惯,不必服药。

3. 肝胆郁热证

主证:遗尿,性情急躁,或手足心灼热,夜间磨齿,梦语,唇红,小便色黄且臭,舌苔薄黄,脉滑数。

治法:泻肝清热。

方药:龙胆泻肝汤(《医宗金鉴》龙胆草、黄芩、栀子、泽泻、木通、车前草、柴胡、当归、甘草、生地)酌加黄柏、知母。夜间惊叫不安,加钩藤、琥珀。

(三)验方草药

桑螵蛸、茯苓、破故纸、益智各10g,纳入猪膀胱内,放瓦上焙干研末,每服 10g,每日两次,吞服。

鸡睾丸(焙)、净硫黄等份,研末,每服 3g,每日两次,盐汤下。

生硫黄末 15g,鲜大葱根 7 个,先将捣烂,合硫黄末拌匀。于晚上睡前把药敷于脐部,油纸覆盖,纱布固定,明晨取下,次日晚继用一次。

鸡肠粉治遗尿:将鸡肠子晾干后在瓦片上或烘箱内烘干,研成细粉状,每次 3g,用黄酒冲服,每日 2 次,连用 1~2 周即愈。

蜂房治遗尿:蜂房有兴阳益肾、固摄下元之功,对遗尿之证颇具效益,蜂房炙存性、研细末,每服 3~5g,用温开水或黄酒送下,每日两次,连服 1~2 周。

典型病例:吴某,男,6 岁,三台灵兴乡人,1972 年 3 月 10 日诊。患儿尿床,夜夜如此 2 年余,曾数易中西医治疗罔效,家怨其烦,儿亦自卑。偶遇病友,介绍白老。诊见面色㿠白,反应较慢,答问羞涩,询其每晚睡中遗尿,醒后方知,触之手脚不温。舌淡、苔白,脉沉迟。诊断为遗尿,辨证肾气不足,下元虚冷,水道失约,拟温补肾阳,固摄小便,方用桑螵蛸散加减:

桑螵蛸 15g、鹿角霜 10g、黄芪 15g、煅牡蛎 15g、破故纸 10g、龙骨 15g、益智仁 10g、肉桂 5g、太子参 10g、石菖蒲 5g,予以 3 剂,水煎服,每两日一剂,日服三次。另用蜂房炙烤存性研细,每次 5g,黄酒送下,每日两次。

3 月 16 日二诊,3 剂药尽,夜中遗尿次数减少,手足稍温,余无变化。此病已久,肾虚难复,但药已中的,法不另辙,继原方续服 5 剂。

3 月 27 日三诊,二诊药后夜遗已止,手足已温,但诊得纳少神倦,乏力懒动,舌质淡,苔薄腻,脉沉迟。此遗尿虽愈,正气未复,改用香砂六君子汤加肉桂、鹿角霜,制成散剂,服用 1 个月以温肾健脾。次年 3 月因感冒发热就诊,询其夜尿未发,体健活泼,已去上学。

按:小儿遗尿,多见于学龄儿童。究其病因多由肾气亏虚,水道失约,肺脾气虚,水道制约无权,肝胆伏热,疏泄太过,膀胱失藏所致。

本例患儿是因肾气亏虚,下元虚冷所致,故拟温补肾阳,固摄小便法治之,且因病久正虚较重,故一时难奏速效,坚守方药,配合蜂房兴阳益肾,固摄下元,遗尿顽症终获痊愈。

二、脐湿、脐疮

脐湿与脐疮，是新生儿脐部疾患中两个外症。脐中湿润不干，名脐湿；红肿糜烂，或脓血溢出，名脐疮。

（一）病因病理

脐湿、脐疮的产生，是由断脐后脐部被浴水所浸，或因尿液浸湿；或因脐痂脱落后，护理不好，被衣物所摩擦，损伤局部新生皮肤，致使水液浸入脐中，出现脐湿不干，肿痛作痒，若脐湿延绵未治，以致脐部肿胀，溃烂疼痛，渗出黄水，成为脐疮。若日久不愈，热毒内攻，形成脓漏，甚至壮热抽风，发生痉挛，故不应忽视。

（二）辨证施治

脐湿，以收敛水湿为主（外治）。脐疮，以清热解毒，内外合治为主。

1. 脐湿

主证：脐带脱落之后，脐部仍见液体分泌，浸渍不干，或微红肿突。

治法：宜收敛固涩，以外治为主。

方药：掺脐散（《医宗金鉴》枯矾、煅龙骨各 6g，麝香 0.15g，研细末）干撒脐部，以收敛水湿。或用蚕茧壳煅成性，为末，干撒脐部。

2. 脐疮

主证：脐部红、肿、热、痛，甚则糜烂，脓水流溢。病情较重者，邪毒内攻，则见恶寒壮热，啼哭烦躁，唇红舌赤口干，红肿波及脐周。严重的，可出现昏迷、抽搐等证，而导致死亡。

治法：以清热解毒为主，并宜内外兼治。

方药：外治：先用防风、银花煎汤洗脐。拭干后，再以金黄散[《张焕方》川黄连 7.5g、胡粉（即铅粉）、煅龙骨各 3g 为细末]调敷。

内服：证见恶寒、壮热、昏迷、抽搐宜内服犀角消毒饮[《医宗金鉴》防风 1.5g、牛蒡子 3g、生甘草 1.5g、荆芥 1.5g、犀角 0.3g（锉细末，用牛角 30g 代）、金银花 6g]酌加连翘、地丁草、黄连等以清心解毒，凉血散邪。

（三）预防

预防脐部疾患的发生，必须注意脐结扎适当，和对脐部的护理。保持脐部的清洁、温暖、干燥，勿为风冷、水湿、秽物侵入。洗浴后要拭干脐部。脐带脱落后，要注意保护，避免衣物磨破损伤，致受感染。

（四）典型病案

周某，男，1岁6个月，住绵阳电力公司，1990年3月10日诊。

患儿自出生后1周脐窝潮湿，时有渗液，时而渗脓，数易中西，终未痊愈。白老坐诊，妇儿皆有，老妪询之，小儿脐流脓水能诊否？曰："能诊。"数日果一妇女抱一小儿求白老诊治。诊时见患儿神倦懒动，面色萎黄，脐周微红，舌质淡，苔黄腻，纹紫淡。此月内护脐不当，水湿夹杂感染所致，又病后经久不愈，气虚血滞而导致脾虚。法当健脾除湿，益气行血，方用六君子合归脾汤加减：

太子参8g、炒白术5g、茯苓8g、木香5g、砂仁5g、黄芪10g、当归5g、龙眼肉5g、龙骨10g、炙甘草3g，3剂，水煎，日服4次，两日一剂。另用蚕茧壳5个煅烧存性，为末，煅龙骨30g研为细末，黄连50g，煎煮2次，去渣留水浸入前二药末中，使之成湿润散剂，待脐部消毒后将药散蘸于患处。

10月17日二诊，脐周肤色不红，脐窝湿已不盛，轻用手压之，无脓水渗出，余症无明显变化。此乃病久体虚，脐疮难奏速效，仍依前方法调治月余，患儿脐疮告愈，精神、饮食正常。

按：脐湿与脐疮常见于新生婴儿，多由断脐消毒不严，或脐部水湿、尿液污染，或湿遏化热，灼烧肌肉所致。若禀赋不足多伴脾虚夹湿，亦可病久而致脾虚气血生化乏源致脐疮难以治愈，此所谓"汗血同源""疮家不可发汗"。此症看似轻病，但若感染，热入心营，亦可危及生命，或久治不愈，邪陷入里而形成脐瘘。

此例患儿是脾虚气血不足，局部营养缺乏而难以生肌长肉，故用六君子、归脾汤，健脾胃、益气血、养心神，外用蚕茧壳、龙骨粉末加黄连水浸渍，既解毒防治感染，又渗湿敛水生肌，促进创面愈合。此内外合治，药法相扣，故此脐疮得愈矣。

第四章　外科、骨科

一、胆囊炎

通胆大柴胡汤治疗胆囊炎

通胆大柴胡汤，是在《伤寒论》大柴胡汤、《医学衷中参西录》通变大柴胡汤基础上，结合笔者数十年临证总结而成。方由柴胡18g、枳实10g、大黄10g（便调同煎，便秘后下）、三七10g（为末分三次冲服）、郁金10g、黄芩12g、白芍20g、炙甘草10g、金钱草30g、鸡内金20g（细末，分三次冲报）。上10味八物先煎，三煎去滓，再合煎至450ml，内三七、内金粉沸，适寒温三次饭前分服。有清热活瘀，疏肝通胆，磨积消坚，清胆涤石功效。主治急慢性胆囊炎、肝胆结石及急慢性胰腺炎等。

方中柴胡名方而量重，为少阳胆引经药，亦肝胆之主药。《医学起源》谓："柴胡，少阳厥阴引经药也。"《医学衷中参西录》云："柴胡，少阳厥阴之主药，肝气不疏畅，以此行之，胆火炽盛者，以此散之。"胆附于肝，借肝之疏泄胆汁而生理功能始得其常，用以肝胆同治，旨在入胆以清其热。引诸药直入胆腑。柴胡伍黄芩、大黄：柴胡引黄芩、大黄直入病所，清泻胆腑瘀热而通胆腑（六腑以通为顺）。黄芩泻实火，除湿热。《医学衷中参西录》谓："黄芩善入肝胆清热，治肝胆病。"《中药大辞典·药理》载："黄芩有抗炎作用，有较广的抗菌谱，对多种杆菌球菌有抑制作用。"大黄泻热毒，破积滞，行瘀血。《医学衷中参西录》谓："大黄味苦，气香，性凉，能入血分。破一切瘀血；气香入气分,少用亦能调气郁作痛","解疮疡热毒,尤有特效"。《普济方·千金散》"治大人小儿脾癖(胁下痞块,时痛时止)",胆、胰部位,在于胁下,且少阳之脉布胁肋,故三药有清热活瘀,为通调胆腑气血之主药。

柴胡伍枳实、郁金,二药得柴胡之引经,其作用部位直达于胆(西医学所谓受体者是也),胆囊蠕动收缩增强,有利瘀阻畅通,积滞消涤。枳实,苦寒入胃肝,《别录》"治心下急痞痛,胁风痛"。《中药大辞典·药理》载枳实"能使胃肠运动收缩节律有力,使心肌收缩加强"。郁金,苦辛凉,行气解郁,凉血破瘀。《本草经疏》云郁金"本入血分之气药"。《本草备要》云:"郁金行气解郁,凉心热,散肝郁。"《中医学新编》郁金"促进胆汁分泌,并使胆囊收缩"。

柴胡伍芍药、甘草:芍药、甘草除血痹,缓挛急,止疼痛,得柴胡入胆缓痛而通痹。上云郁金、枳实,增强平滑肌蠕动,使胆囊收缩,与芍甘缓急似有矛盾,非也。蠕动,收缩乃生理活动,挛急乃病理反应,一复功能,一除病变,相得亦彰,各得其宜。

柴胡伍金钱草、鸡内金:二物有磨积消坚,利胆涤石之功。得柴胡入少阳厥阴,通利化结。再伍以三七,活瘀消肿止痛,速收清热涤石之功。以柴胡为主者,其病位在少阳厥阴,非此则药理作用部位异也。枳实、大黄、厚朴之小承气汤,黄芩、芍药、甘草之黄芩汤无柴胡则作用部位于肠胃,以清泻胃肠之热实。经曰:"知犯何逆,随证治之。"此之谓也。

临证加减

1. 急性期,热毒内盛,高热舌红,加银花、红藤(或大血藤),或石膏、知母。

2. 呕吐恶心,胃失和降,加生姜、半夏、竹茹。

3. 痛甚加乳香没药、玄胡。术后加重三七量,每次 1.5g,日 2~3 次,连服五天。

4. 湿热偏盛,苔腻,巩膜黄染加茵陈、栀子,少加苍术 3~5g。

5. 胁下痞块明显,加丹参、牡蛎。体虚日久加红参。

病案举例

典型病例1：白老小女，14岁，1974年5月，暴发胃脘及胁痛，恶寒发热，恶心。即送某乡医院治疗，按胃痛治疗，2日无效，便请乐加老中医黄金瑞诊治，凭代诉按胆道蛔虫治疗，与乌梅丸，服2日，病情加重。便电告速回。病已四日，仍胃脘痛引左胁，阵发加剧，体温39.6℃，痛苦表情，时时呻吟。口渴不食，食即痛甚，大便2日未行，查脉洪弦，舌红苔薄黄（已输液2日）。印象诊断：为急性胰腺炎，属胁痛，热瘀壅滞，胆胃热实。与通胆大柴胡汤加石膏清泻胆胃热实，一日一剂。一剂痛热减，二剂痛热退，三剂痛平，连服五剂而愈，至今未复发。

典型病例2：杨某，男，34岁，三台中心乡八村六队社员，1976年2月16日就诊。其父代诉，一周前因春节待客，午饭后，自觉心下胀闷不适，口苦渴，身热怕冷，便卧床休息，午夜出现胃部及右胁疼痛，阵性加重，恶心呕吐，吐出午间酒食，自服藿香正气水无效，至下夜疼痛加剧，辗转不安，痛时冷汗淋漓，即送公社医院治疗，诊断为急性胃痛，经住院2日无效，转县某医院治疗，诊断为急性胆囊炎胆石症，经住院，打针输液，服药治疗四天，疼痛缓解，动员一周后手术治疗，排出结石，以防复发。病者不愿手术，便出院求白老治疗。诊时，胁区胀闷不适，时有疼痛，不欲食，口苦，喜呕，尿少而黄，大便结燥，二日未解，巩膜轻度黄染。查脉弦滑，舌红，苔薄微黄，右上腹有触痛感。诊断：少阳兼腑实，肝胆热盛。与清泻肝胆热实，通腑活瘀之通胆大柴胡汤加红藤30g。令两日一剂，忌辛辣。两剂后便通，症状大减，经服四剂，痛定能进饮食，乃服至七剂而诸症消失。后嘱服生鸡内金粉、金钱草煎汤，连服一个月，1987年11月返里询之，后未复发。

按：胆囊炎、胆石症、胰腺炎，属中医学结胸、胁痛或胸痛彻背。本病多饱食肥甘，情志抑郁，寒温不适，或为虫积等所致。由上述原因造成气血郁积胆腑，湿热瘀结中焦，影响肝胆疏泄，使胆之通降失常，胆气不通，胆汁瘀阻或逆溢，甚而热炽不散，瘀而为肿为痛。在西医诊断明确后，应用中医保守疗法，也广为病者所需求，尤其在手术治疗后之砂石残留，不利再次手术者,求中医药治疗更为广泛。

白老临床数十年,胆胰疾患,胆石术后求诊者不少。临床在用大小柴胡汤进退出入,反复实践过程中,总结拟定了通胆大柴胡汤为治胆胰疾患通用方,若能随证加减,可十愈八九。

二、蛔虫团肠梗阻

椒梅理中汤加大黄治愈蛔虫团肠梗阻

椒梅理中汤,又名安蛔理中汤,旨在温中安蛔,用于中寒里虚,苔白肢冷,呕吐蛔虫,渴喜热饮,面白唇红,面有白斑,舌有小白点之脾胃虚寒,蛔虫不安证。笔者加大黄旨在温通攻补并用,其攻通冷积仅次于备急丸,温阳通下稍次于温脾汤。再合川椒、乌梅,专在安蛔温中补虚通腑。方以参、术、姜、草温补理中,使脾胃之虚补寒散,合椒梅者,取乌梅丸用椒梅之义。柯氏云:"蛔得酸则静,得辛则伏,得苦则下"(川椒味辛,大黄味苦),合而为方,意在通腑下虫,推陈致新,用此治疗蛔积胃肠,可收蛔团梗阻之效,今录于此,翼有启迪之义。

典型病例

李某,男6岁半,三台县广化乡人,1965年3月7日诊。其母负儿来诊,原欲求当地老中医唐茂春医治,因唐老休假外出,由白老值班,遂求医治。孩母代述:"数日前腹痛腹胀,呕吐蛔虫,自购藿香正气水、打蛔片(药名不详),服后腹胀痛不减。"诊时面黯,精神极疲,目不欲张,眼眶轻度下陷,时时烦躁,渴喜饮热,饮后即吐,当即吐一蛔虫(半死状),四肢冷,腹胀,未大便矢气已2日,脉沉细无力,舌淡苔白,按诊腹部隆起,有一球状物可触。即诊断为蛔虫梗阻。并告明家属,不予处方,嘱到医院手术治疗,方可得救。其母便实情相告云:"已于昨日入院,令缴30元现金方可手术,我家住农村,又是荒月,无款可交,便偷偷将儿抱出医院,想找唐老师吃点中药,死活由命。"经儿母再三请求,处以上方,令其久煎,每3小时一次,每次服50ml即可,并嘱"如明日不大便或已大便都去医院手术,否则后果难料"。

8日一早夫妇共负孩子来诊,其母喜告曰:"昨日服药四次后,孩子烦躁一阵后,便昏睡过去,不久便要解便,扶起床蹲地解出两大堆臭粪便,视之尽死蛔虫。便后,孩即索食,专煮米粥,食一小碗而静睡,今晨又索食一小碗。"诊之精神已稍振,目开肢温,并能说"谢谢伯伯"等语,腑通食进,书方培补,与香砂六君子养胃健脾而调治,其父母千谢万谢而告别。此案不可言其技,庶可言其巧耳!

三、肠粘连

(一)公英蛇莓汤

蒲公英30g、蛇莓30g、金钱草30g、忍冬藤30g、香附6g、青木香6g、白毛藤18g、紫花地丁15g,加水3斤,煎成300ml,每日一剂,连服5~7剂为一疗程,间隔7天,进2个疗程。

(二)加减复元活血汤

柴胡30g、酒大黄30g、当归20g、穿山甲20g、桃仁10g、红花10g、芒硝20g(冲服)、天花粉30g。水煎服,每日一剂,治疗粘连性肠梗阻,痊愈为止。

柴胡20g、酒大黄15g、穿山甲15g、当归15g、生地15g、桃仁10g、红花12g、枳壳10g、川牛膝15g、花粉10g。水煎服,每日一剂,治疗肠粘连。

(三)芍甘银翘煎治疗术后肠粘连

生杭芍20~30g、生甘草15g、银花15~25g、连翘15~25g、蒲公英15~25g、地丁草5~25g、丝瓜络12g、乳没各10g、广木香10g、菖蒲10g、伏毛15g、青皮10g、枳壳10g。水煎服,每日一剂。便秘加冬瓜仁30g;腹泻加茯苓15g、苡仁15g;脓血便加吴萸3g、黄连10g。服药同时用食盐炒热熨腹部,服8~30剂痊愈。

四、三七复元活血汤治疗血胸

柴胡15g、穿山甲20g、当归12g、三七10g、生大黄12g、天花粉30g、桃仁10g、红花15g、生甘草10g,水煎服,每日一剂,至痊愈为止。

五、烧伤

（一）六号中药

六号 1 配制：老松树（油松）外皮，烧成黑炭（勿烧成白色），研极细，加香油成糊状即成油剂、粉剂两种。

六号 2 配制：香油一两，烟筋（旱烟叶的主脉）一钱，先取瓷盅煎香油沸后，再放入干净烟筋，待其变焦，取出烟筋，过滤备用。

用法：先清创，剪除水疱、坏死浮皮及污物。上药越早越好，越薄越好，上药后暴露不包扎，配合全身综合治疗。

（二）单方

1. 虎杖 200g，黄柏、紫草、大黄、黄连各 30g，以水 2000ml，煎至 1000ml，去渣，浓缩至 250ml，加狗油 150ml，冰片 10g 混匀，冷却后涂患处，一日更换 2~3 次，保持患处局部湿润为度，对 Ⅰ°~Ⅱ° 烧伤，3~7 天可以痊愈。

2. 轻度烧烫伤，鲜芦荟叶捣烂绞汁，涂在患处。

3. 取活蝎 30~40 个，放入 500g 油中浸泡 12 小时以上。同时将伤面水疱剪破，涂抹此油能很快止痛，结痂而愈。

4. 皮肤烫烧伤，用醋淋洗患处。止痛消肿，并可防止起疱，无瘢痕。此法适于皮肤无破溃者。

六、疖、痱、粉刺

1. 六神丸治疗疖肿、痱子、粉刺　按常规剂量每日 3 次，每次 10 粒内服至愈。

2. 僵蚕粉治多发性顽固性疖肿　僵蚕适量，研末，每服 10g，每天 2 次，若直接吞服有恶心感，可将僵蚕装入胶囊服用，较大的疖肿，可辅以金黄散外敷，治疗期间忌食辛辣食物。

3. 外科痈肿　虎杖 200g、生石膏 150g、木芙蓉叶 100g、雄黄 30g、藤黄 15g、冰片 10g，研细末，每次用 100g，浓茶水调和敷患处，每日更换 2 次，有明显的清热解毒、消肿止痛效果,在清热解毒、消肿止痛方面,虎杖一味胜于三黄,亦可用于虫蛇所伤。

4. 无名肿毒

(1)醋 200g、花椒 8 粒、香油 200g,将以上三味放铝锅或搪瓷盆内,用文火加热至不烫手时,用纱布蘸药水擦患处,每次半小时。

(2)用久存陈醋(三年以上黏稠如米汤者为佳)涂于患处,每日 3~4 次。

七、创面长期不愈

(一)紫泡散

1. 组成 石青(蓝铜矿的矿石)、乌贼、青黛、朱砂、硼砂各一钱,冰片、明凡、人中白、元明粉、山豆根各五钱。共研细粉备用。用于治疗一般创伤,因各种原因而创面长期不愈合者。

2. 用法

(1)一般表浅溃疡,分泌物不多者,先用 75% 乙醇棉球拭创面周围,再用盐水棉球洗净创面,撒布适量药粉后,用消毒敷料包扎。

(2)合并感染或湿疹,有分泌物者,除皮肤消毒和清洗创面外,涂抹黑豆油膏后,再撒布药粉和包扎。

(二)露蜂房龙骨粉

露蜂房、煅龙骨各等量,研成粉末,每次用药粉调麻油外敷包扎,每日换药一次至愈。

(三)马兰胡桃咀剂治愈下肢溃疡

典型病例:唐某,男。64 岁,塘汛三村木工。患下肢溃疡已 13 年,经多方治疗未愈。今年入冬以来,右下肢肿胀加重,冷痛异常,局部发热,红肿溃烂,加重一月余。1991 年元月 6 日乘三轮车来诊。右下肢肿胀如杵,皮肤僵硬,静脉瘀曲,踝上 2 寸前及胫骨嵴,后及跟腱如掌大溃疡面,渗出清水夹红黄色脓液,皮色紫黯,肉芽青红相兼,溃疡上方边沿有 1.5cm × 2.0cm 大一个脓肿,皮光红亮,按之波动。舌淡,苔白,脉沉细迟涩。系寒滞血脉,局部瘀毒所致，拟温通血脉、排脓解毒法，用当归四逆汤合华佗四妙勇安汤加黄芪、白芷，煎水内服。外以马兰花(洗净切细)适量，胡桃仁适量，口嚼细，先用淡盐开水清洗溃疡面，再趁湿敷于溃疡处，消毒干敷料包扎保温护之，一日一换。

二诊：1991年1月13日乘公共汽车来诊，经上药内服外敷后，肢冷肿痛大减，余无不良反应，局部检查皮肤变软，肉芽及肤色渐渐红活，脓肿已溃，疡面无清水外渗。药既投方，不改弦另辙，上方继服五剂，外用马兰胡桃咀剂敷疡包扎。

三诊：1991年2月23日，病者步行来诊，全身无任何不适，仅局部尚有拇指大之脓疮面未敛，拟益气补血、调和营卫之法善后，用十全大补汤肉桂易桂枝，令服三剂，继用马兰胡桃咀剂外敷而愈，随访至今未复发。

按：本病中医称"臁疮"，因湿聚下迫，瘀血凝滞经络而成，多生于久立辛劳之人，患后经久难敛，或虽敛而易复发，中医外科虽有外治诸法，但不如此法之费省效宏。外用药之马兰，俗称"泥鳅串"，又名"路边菊"，性味辛凉，能消肿解毒。据《质问本草》载"用叶同蜜捣匀，敷阳症无名肿毒，未溃者易散"。《医林纂要》谓此"补肾命，除寒湿"。白老认为"马兰口咀其解毒消肿活瘀之功，还须借唾液之力"。胡桃仁甘微辛涩，能滋润肌肤，涩敛肌皮。二者同咀外敷，一消一敛，共起护肤解毒、活瘀排脓、生新速敛的作用。故凡久溃不敛之疮疡，用之皆可取得满意效果。

八、腋下黄汗、狐臭

典型病例：吴某，男23，1969年9月13日初诊，患者素有狐臭，近两年多来腋下出现黄汗，入秋更甚。黄汗着衣，曾多方治疗，无明显效果。全身情况良好，苔厚黄腻，脉濡。此水湿郁于阴暗之处，久而酿为秽浊所致，以利湿化浊，固卫止汗之法，拟《金匮要略》芪芍桂酒汤加味。

处方：麻黄根12g、赤小豆30g、连翘12g、黄柏12g、蚕沙12g、黄芪15g、桂枝10g、白芍10g、煅牡蛎30g，上诸药入醋中浸后，加水煎服。

二诊：服前药四剂，右腋黄汗大减，左腋黄汗减而不显，余症如前。久病初效，不宜更法，仍用上方将黄芪、牡蛎、麻黄根加至 30g，另加龙骨 45g，煎服如前法。外用大蜘蛛 2 个（焙），轻粉等量为末，温开水调擦腋下，潮湿甚者，干粉涂擦，每日两次，以治狐臭。

三诊：服上方 2 剂，黄汗已无，腋下狐臭大减，苔微黄腻，睡眠、食欲均欠佳，湿郁中焦，阻其阴阳升降之道，《内经》谓"胃不和则卧不安"即指此而言也，故除嘱继服原方及外擦方外，另加佩兰、广藿香、荷叶、苦丁茶各等分，泡开水频服，以增强清热化湿之力，数剂而愈。陈醋治疗腋臭：陈醋（三年以上）和石灰敷之，有效。

九、蜈蚣咬伤

蜈蚣，为大蜈蚣科动物，少棘巨蜈蚣。常栖息于潮湿阴暗处。食肉性。含类似蜂毒的有毒成分。每年四至九月昼伏夜出觅食。入室喜藏汗腻物阴狭隙，一般不主动咬人。咬者多为所迫或人静后在不洁处当食而吃者。咬后局部疼痛难忍，旋即有蜂蜇样肿起。

咬后救急，虽有"桑汁、白盐涂之"（陶弘景）；"中毒者，大蒜涂之"（《本草衍义》）之法，但不若活蜘蛛自吸其毒效高愈速。《本草备要》蜈蚣条云："被咬者，捕蜘蛛置咬处，蜘蛛死，放水中吐而治之。"短短 23 字的解救法，完全从实效出发，既言尽了被蜈蚣咬伤后的治法，又提出了救活蜘蛛的具体措施。但却少为医人所重视。

典型病例：1959 年 4 月，初阵雨，在家浏阅《本草备要》蜈蚣条后，巧遇同院堂弟，阵雨小停后上房检漏，便取戴上年放置的旧斗笠上房，正检漏时突遭蜂蜇样疼痛而丢掉头上斗笠，速急下房求白老诊视，只见头顶痛处有一肿起小红点，疑为蜂蜇，取斗笠视之，乃蜈蚣也。急嘱捕蜘蛛试之。果捕，蛛假死，置咬处，蛛似触电样起而自咬咬处，吸其毒而死。依法置蛛于水中，蛛起而逃。蛛吸毒时有微痛。伤处不须经药治，结一小痂而愈。此虽巧遇，但书可读矣。

十、僵蚕治疗痔疮

僵蚕、全蝎各 100g，共研细末，每天用 1 只新鲜鸡蛋打一小洞，将 6g 药末填入蛋内，用胶布封口，煮熟连药末一起服下治疗痔疮。

僵蚕粉，每服 2g，每日 3 次，同时外用忍冬藤、大蓟、鱼腥草各 100g，煎汤倒入痰盂，乘热熏洗，每次约半小时，早晚各 1 次，洗后做提肛运动十余次。治疗痔疮肿痛出血有效。

十一、续筋骨髓方传秘及释义

续筋骨髓方，系世代家传方，乃由曾祖父白文华（中医骨外科，省地名医，由于正骨医术超群，凡骨折筋断，每能接骨续筋而再生，故有"小华佗"之称），所遗皆秘传于祖父玉台（中医骨科），伯父育雄，父育魁（内儿科医师）四代已 170 余年，白老教学退休后，从业内科，此方便无用武之地，为了使方能起疗骨伤之用，特纳入书中，以飨读者，或有助于中医骨科以验之正之，而后拓之，不亦幸乎！

（一）方药组成

土鳖，雌雄若干对（沸水洗净，文火焙干）；壁虎，雌雄若干对（捕后用竹片贯穿头腹，将尾用绳固定于竹片上，然后用微火烘干，注意勿使尾部脱落）。蟹：雌雄若干对（捕后酒醉死，焙干）。三物分捣为末。没药（净），血竭（去杂质），骨碎补（去灰净），分捣为末。六药等分和匀，干燥瓶装封备用。

（二）用法

1. 内服　凡跌仆摔伤骨折或筋断者，先按骨伤常规术后包扎固定，服用上方，服法：取黄酒 50ml 煎服，入鹿角胶（每次 3g）烊尽，再入上药末（每次 10g~15g）送服，一日二至三次，服至愈合为止。

2. 外治　凡跌仆筋骨摔伤或骨折筋断，经手术复位后，用生蟹若干捣烂，热酒冲，搅取渣（酒汁留作饮用）包敷，夹板固定，有良效，若有皮损，可先以清油纱布裹里，外敷蟹渣，蟹有消肿活瘀、续骨速效之功，清油有预防感染,散瘀消肿之力,且有保护皮肉,易于再次换药或以续筋骨髓方调菜油如上法包扎。

(三) 功效与主治

功效:补益精血,续筋接骨,活瘀生新,消肿止痛。

主治:外伤截瘫,骨折筋断,关节脱位,跌打损伤。

(四) 药组释义

方中土鳖:逐瘀破积,通络理伤,为疗跌损,续筋骨之良药,壁虎:散结解毒,续筋骨,尾断有再生之能,能治瘫痪,手脚不举,促进骨折处骨痂生长。蟹:清热散血养精益气,强筋壮骨,并能横行络分,有疗骨折筋断续筋骨之功,骨节脱离,非蟹莫孰。三物皆因雌雄配对者,取异性相吸,续断之力宏也。如壁虎雌雄断尾自跳相交;土鳖切断而能续;蟹脚断能再生可证。三物合用为骨髓筋断之奇效良方。再伍没药通络止痛;血竭生肌散内伤血聚;鹿角胶强筋益血,通督补脑以复骨髓;骨碎补去骨中邪毒,接骨续筋;更以黄酒温通百络,使脉络通调促进筋骨复活。少时从师行业,遇一石工砸伤左小腿,骨折筋伤,此有小损即取活蟹大小数只,生捣,热酒冲服,取渣外包,夹板固定(另蟹酒冲服前方),三日一换,三换而初愈,七换而痊愈,可谓事省效宏。

(五) 药物考证

1. 土鳖 性味咸寒有毒,入心(血脉)、肝(筋)、脾(肌肉)三经,有逐瘀破积,通络理伤之功,治血积癥瘕,破坚,跌打损伤。《纲目》"治折伤瘀血"。《分类草药性》"治跌打损伤,风湿筋骨痛"。《本草通玄》"破一切瘀血,跌打重伤,接骨"。《本草经疏》"治跌打损伤,续筋骨有奇效"。《长沙药解》"善化瘀血,最补损伤"。曾捕土鳖一只,顺节切为两段(两端勿分离),取盘盖虫于润地上,次日视之,虫体已续复活。土鳖多生潮湿渣堆中,雄虫有翅,雌虫无翅,腹结腹板雌虫仅见七节,雄虫可见八节,雌虫长 2.7~3cm,前狭后阔;雄虫长 2.2~2.4cm,略显长圆。捕后沸水洗净,文火焙干备用。内服汤剂 3~6g。

2. 壁虎 咸寒有小毒,入血分,能散结解毒,尾易断,有再生之能,治瘫痪手脚不举及历节风痛,内服每次 3~6g。临床用于骨折病人,能促进骨痂生长。治食道癌,每日用壁虎一条和米炒至焦黄,研成细末,分 2~3 次,用少量黄酒调服,据《神奇的两性吸引》一文,前苏联魔术师曾国珍发现:"将雌雄两只壁虎用力向地上一摔,即可见其尾自动脱离分体,并能在地上蹦跳,且两条尾巴越跳越近,最后竟能互相靠拢而紧紧地拧成一个'麻花'形,不用力还拉不开,同性壁虎就没有这样的效应。若用雌雄壁虎(雄体狭而小,头呈三角形,雌体扁而大,头呈钝三角形)断尾,去皮,焙干后磨粉,分灌空心蜡烛之中,相距 30 厘米引燃蜡烛,两条火苗可逐渐靠拢,最终连成一条横伸的'火桥'。"壁虎喜藏天花板,墙隙中,夜间出来捕食蚊蝇,夏秋易捕,注意勿使尾部脱落。

3. 蟹　寒咸,清热散血,续绝伤,治筋骨损伤,漆疮,烫伤,《别录》:"解结散血,养筋益气"《本草拾遗》:"蟹脚中髓,脑,壳中黄,并能续断绝筋骨。"《滇南本草》:"强壮筋骨,并能横行络分",《唐瑶经验方》:"治骨节脱离,生捣烂,热酒倾入,取渣涂之即愈"。《泉州本草》合骨散"跌打骨折筋断,焙干研末,每服三至四钱,酒送服"。雌蟹为圆形脐,雄蟹为三角形脐。不能与柿、荆芥同食。市有干蟹粉出售。

4. 没药　苦平,入心肝脾肾经,消肿定痛,治跌打损伤,金疮,心腹诸痛。《药性论》:"治疗折跌,筋骨瘀痛"。《海药本草》:"治折伤马坠"。《御医院方》:"治筋骨损伤"。

5. 血竭　甘咸平。入心肝肾经。有散瘀定痛,止血生肌之功。主治跌打折损,内伤瘀痛,外伤出血不止。《唐本草》:"主破积血,金疮生肉"。《海药本草》:"治跌打折损,一切疼痛,内有血聚,并宜酒服"。《圣惠方》麒麟血散"治伤损筋骨,疼痛不可忍"。

6. 骨碎补　苦温平,入肝肾,治跌打闪挫。骨伤齿痛。《本草正》:"疗骨中毒",《百一选方》:"治打仆伤损"。《泉州本草》:"接骨续筋"。《闽东本草》:"治挫伤,关节脱位,骨折",并"治鸡眼及防治链霉素中毒及过敏反应"。

7. 鹿角胶　甘咸温,入肝肾,《吉林中草药》:"补脑,强心,治大脑水肿"。

《王楸药解》:"温肝补肾,滋益精血,治跌打损伤。"《本经逢源》:"益阳补肾,强精合血,总不出通督脉,补命门之用。"

典型病例:杨某,男,32 岁,三台乐安人。1973 年 5 月 7 日初诊,时值雨季来临,患者上房检漏,下梯时梯斜滑摔伤左腿,到医院经 X 线示"胫骨骨折",复位包扎固定,输液,对症治疗 2 周,肿胀痛甚,求白老诊治,予续筋骨髓方内服外敷,月余告愈。细思其效,有伤则有瘀,瘀阻经脉不通则痛,骨为肾所主,骨伤则肾虚,虚则瘀伤愈合缓慢。续筋骨髓方有补益精血,续筋接骨功能,故治瘀伤、骨折,其效验矣。

十二、颈椎病

颈椎病又称颈椎综合征,多是由于颈椎及其软组织退变,压迫颈椎血管、神经、脊髓而引起的颈项强直,肩臂麻痛,甚至合并头晕、耳鸣、肢体功能失常等综合症状。中医学认为本病多为经脉瘀阻,风寒湿邪入侵,经络不通;或为气血不足,筋脉失养所致。本病是 40 岁以上成年人的多发病。也是中老年人常见病,临床近期难获疗效。

(一)活血葛根汤

处方组成:葛根 18g,桂枝 12g,桑枝 12g,归尾 12g,红花 9g,白芍 30g,木瓜 15g,鸡血藤 9g,川芎 9g,甘草 9g,水煎服,每日 1 剂,3 周为一疗程。

方药分析:葛根汤原是张仲景《伤寒论》专为"太阳病项背强几几"而设,受此启发,用葛根汤略事加减治疗颈椎病之颈项强直、头晕耳鸣、肩臂麻痛等症,疗效甚著。

方中葛根据现代药理研究证实,其所含的葛根黄酮具有扩张血管、改善微循环的作用,所含的葛根苷具有明显解痉镇痛作用;桂枝、桑枝温经通络,祛风止痛;归尾、红花、鸡血藤、川芎活血化瘀,舒筋解痉;白芍配木瓜柔筋缓急,白芍配甘草名曰"芍药甘草汤",擅解拘急、和营养筋。诸药合用,既能改善血运,又可缓解痉挛,解除神经压迫症状,以达到治愈本病的目的。

（二）加味桂枝葛根汤

桂枝加葛根汤（伤寒方）配伍天麻、木瓜、威灵仙、鸡血藤治之，一般 15 剂左右可愈。

重用葛根 30g、威灵仙 30g、天麻 10g、木瓜 10g、鸡血藤 30g，以通经活络祛风止痛，尤以葛根升津以滋太阳经脉，又取木瓜配芍药酸甘缓急止痛，使风邪祛，经脉得养而病可愈。

十三、脚跟骨刺

脚跟骨刺是引起脚跟痛的主要原因之一。临床常见症状是脚跟刺痛，固定不移，患者十分痛苦，影响工作和生活，甚至丧失劳动力。传统医学认为骨刺患者多为肾阴虚，治疗应采取补肾、强筋、活血、止痛的方法。

典型病例：杨某，女，47 岁，三台顺富乡人，1979 年 3 月 10 日诊。患者近 2 年来月经周期紊乱，断续无定期，形体消瘦，时伴烦热出汗，脚跟疼痛，行走受累，妇检正常，某医院诊断为"更年期综合征"，应用中西医治疗，症仍反复，经人介绍，求白老诊治。就诊时见痛苦面容，神疲气短，口干心烦，腰膝酸软，脚跟痛尤如针刺，舌淡黯，舌下脉络亦显粗黯，苔薄少，脉沉弦稍数。此肾气渐衰，天癸将绝，寒凝经脉，气血阻滞，阴阳失调所致，拟补益肝肾，温通气血，调和阴阳，佐以养阴清热为治法。

处方：当归 15g、鹿角霜 20g、怀牛膝 10g、枸杞子 20g、细辛 5g、炒白芍 20g、丹参 20g、玄参 15g、炙甘草 8g、延胡索 30g，两天一剂，水煎温服。

一个月后二诊，面带喜色，口干心烦消失，腰酸已不明显，脚跟痛已减过半，舌质仍黯，脉沉稍弦。此方药投症，效不更法，继用前方去玄参，加川芎 20g、莪术 20g，加服六味地黄丸。连服 2 个月顽疾痊愈。随访 5 年，身心健康，跟痛未发。

按：妇女绝经前后，肾气渐衰，气血阴阳失调，易出现寒热错杂的更年期综合征，治之本较困难，而伴阳气虚衰，气虚阻滞的脚跟痛者更是少见，且治之棘手。白老常以补益肝肾，温通气血，调和阴阳，佐以养阴清热之药方治之,临床多获良效。笔者按此法治一男性患者,亦收到满意效果。

十四、骨质增生丸（验方）

1. 丸剂　熟地 30 斤、肉苁蓉 20 斤、鹿衔草 20 斤、骨碎补 20 斤、淫羊藿 20 斤、鸡血藤 20 斤、莱菔子 10 斤。

上药除熟地、苁蓉为末外,余药浓煎成浸膏后,地、蓉、蜜(炼)3 斤,和为丸,每丸重 6g,每服 2 丸,日 2~3 次,白开水下,一个月为一疗程。

2. 汤剂　熟地 45g、鹿衔草 30g、苁蓉 15g、骨碎补 30g、鸡血藤 30g、淫羊藿 15g、莱菔子 6~10g,煎 3 次,共取药液 450ml,每次 150ml,一日 2~3 次。

按:苁蓉、莱菔子均有润燥滑肠作用,服后若腹泻或胃有不适感,可加淮山药,或莱菔子易白蔻或草蔻。

十五、血栓性静脉炎

(一) 湿热型

四妙勇安汤加减:元参 90g、当归 60g、银花 90g、甘草 30g、鸡血藤 150g,煎服。

(二) 寒湿型

当归四逆汤加黄芪、当归、白芍、桂枝、细辛、木通、甘草、大枣、黄芪煎服。

(三) 典型病例

龙某,男,46 岁,三台幸福乡人,1992 年 10 月 19 日诊。

左下肢肿胀疼痛 3 天,住院检查诊断为“血栓性静脉炎”,经西药打针、输液治疗 1 周,疗效不佳,寻求中医治疗。诊时见左下肢肿胀皮肤色红,扪之灼热,按之刺痛,细视皮下有青紫,舌质稍红,苔薄微腻,脉沉弦涩。细思良久,脉证合参,此为湿热郁遏,气血不通所致,治以清利湿热,通络活血为法。

处方:黄柏 10g、苍术 10g、牛膝 10g、银花 20g、野菊 20g、当归 15g、川芎 20g、鸡血藤 30g、路路通 20g、地龙 10g、薏苡仁 20g,水煎服,每两日一剂,嘱服 3 剂。

10 月 26 日二诊,诸症大减,肿胀过半,肤色白黯,扪之热,按之微痛,手脚指端发凉,舌已不红,苔已不腻,脉沉细涩。此湿热去,壅滞散,但现气阳不足,血行不畅,原方去黄柏、苍术、苡仁,加黄芪 30g、桂枝 10g、细辛 5g,续服 3 剂。

11 月 2 日三诊,二诊药后左下肢肿胀疼痛消失,肤色正常,本病已告愈,但诊得舌淡,脉沉细,询其病史,每年冬天手足特怕冷,为巩固疗效,防患冻疮,嘱服 5 剂当归四逆汤加黄芪 30g,并用艾叶煎水泡洗患处。随访 3 年未再发。

按:血栓静脉炎,中医虽无此名,但据临床表现,总为湿热寒瘀作祟,故其治或清利湿热或温经散寒,唯通络活血不变,若临床能随症加减,每获良效。

十六、甲亢

加减海藻玉壶汤

方药:海藻 30g、昆布 20g、牡蛎 30g、夏枯 30g、玄参 20g、大贝 20g、陈皮 12g。

主治:甲状腺功能亢进(肿大)。

方歌:加减海藻玉壶汤,昆布牡蛎夏枯良,玄参贝母陈皮合,治疗甲亢是良方。

随证加减:气结不舒:加柴胡、香附、郁金。气阴不足加参、麦、五味。眼突明显加刺蒺藜、谷精草。热毒加银翘、蚤休。阴阳失调加参、附、麦、味。阴虚火旺合六黄汤。肿硬加三棱、文术。心慌心悸加磁石、甘麦大枣。手颤加龙骨、磁石、赭石。

第五章　五官疾病

一、中耳炎

（一）加味大柴胡汤治疗急慢性中耳炎

大柴胡汤，系仲景治少阳兼里实之主方。有不少临床业医者，常用本方加减治疗胆道疾患，收效满意。然少阳胆和三焦之脉皆循耳前耳后，入耳中，若因邪郁少阳，壅阻脉络而成为中耳疾病者，予以本方加胆草、甘草治之屡见良效，现分析如下：

1. 病名及发病特点　急慢性中耳炎，属中医"耳聤""耳脓""风耳"范围，为临床常见病之一，尤其是幼儿及儿童发病最多。常因急性发作或延误而转为慢性，甚或久治不愈鼓膜穿孔致成耳聋。

2. 方药组成及分析

（1）药味：由柴胡、黄芩、法半夏、生姜、枳实、大黄、白芍、胆草、甘草九味药物组成。

（2）分析

1）中耳炎的形成：手足少阳之脉，皆"从耳后，入耳中，出走耳前"。耳亦为少阳之上窍，若恣食肥甘，胆汁疏泄失常，壅阻胆腑，郁而化热，循经上炎，迫伤空窍，致经隧不通而成。热伤则耳中肿痛而为"风耳"，热甚肉腐成脓内溃而为"耳脓"，久则脓水积聚成块而为"耳聤"。故拟少阳经腑并治之法，用加味大柴胡汤以直清经腑之热，俾邪解络通而告愈。

2）药物浅析：方以小柴胡汤清泄少阳经脉之风热，加枳实、大黄通泄胆腑之郁热。六腑以通为顺，胆为六腑之一，故大黄为不可少之要药，用此既和瘀达胃，亦导热下行。枳实既可增强胆汁排泄，又能导滞行气、疏通胆道。白芍、甘草、胆草和里直清胆热而解毒，又缓郁热上壅之势而下行。全方共为经腑并治，釜底抽薪之法也。

（3）药物用量：3~6 岁，柴胡、黄芩各 6g。柴胡量不宜大，主要赖以引药至少阳而疏风。半夏、生姜宜轻，各 4g，若兼呕可加至 6g。枳实、大黄各 6g，大黄不应少于 6g，若见便秘、口干、苔黄者，大黄可增至 12g。白芍 6g，舌质红者可改用赤芍 6g，或赤白芍并用。胆草 6g，若见口苦，耳道肿痛甚者可加至 10g。甘草 3g，呕者去之（用量可随年龄增减）。

3. 典型病例

典型病例 1：范某，男，5 岁。其母代诉：三天前去舅父家，入睡后推被扬手掷足，次日即面赤耳红，发热恶寒，并唤头痛，急以解热止痛片，症似减轻，第二天发热更高，且见怕冷、口渴、不欲食，随唤右耳中痛，咀嚼困难，耳后微肿拒按。体温 39.6℃，脉弦滑而数，舌红苔薄黄，面赤耳红。此系少阳郁热上炎，夹风壅阻脉络，属"风耳"——急性中耳炎。与加味大柴胡汤加荆芥、石膏，两日后复诊，热退不再怕冷，耳中疼痛减轻过半，继以前方去荆芥、石膏，令服 2 剂。未再来诊，随访告愈。

典型病例 2：李某，男，8 岁。三年前左耳中痛，后流脓水而多次治疗罔效，近年因"耳脓"，而听力减弱，始延白老诊治，视其脓液稀白，稍有腥臭。查耳后压之微痛，无恶寒头痛，不呕不渴，舌淡苔薄，二便正常，左耳听力减弱，余无异常。以加味大柴胡汤三分之二量加黄芪 15g，白芷 10g，令服三剂。二诊脓水减少，质稠色白。续前方加白及 10g，令服五剂，后未再诊。次年因感冒头痛就诊，询其耳疾，言去年五剂尽，至今未复。

4. 运用及加减

（1）急性中耳炎：证见寒热往来、口苦、咽干、耳中急痛，耳后压痛，舌红苔薄黄，脉弦数或弦滑，治以上方。头痛加僵蚕、菊花；耳中疼痛异常加乳没;耳道及耳前后肿痛硬结加夏枯草、姜黄、红花;口渴去半夏加花粉;高热加石膏;恶寒加荆芥;内溃流水加重胆草用量;流脓加野菊、白芷。

（2）慢性化脓性中耳炎:内耳流脓经年不愈,脓色或黄或白或稠或稀,或有腥臭,耳中微痛,不红不肿,无明显的全身症状,脉舌无异常变化,以上方用量的三分之二以清泄余邪,佐甘温补气内托之黄芪20g,白芷12g。若脓色白稀,黄芪可用至30g,白芷15~20g;脓色绿臭者,加野菊、黄柏、蒲公英;久久脓水不净,加黄芪、白芷、白及;脓色黄稠,加花粉、白芷。

上方治疗急慢性中耳炎,临床若能随症加减,可收满意的效果。

（二）化脓性中耳炎

1. 冰片核桃油　冰片1g、核桃油16ml（将核桃仁用纱布包好,加压挤油澄清）,调匀滴耳内。

2. 猪苦胆一个、白矾6g,将矾入胆内,挂通风处阴干为细末,吹入耳内,吹药前先将耳内脓汁拭净。

3. 耳炎灵　梅片、玄明粉、硼砂各1g,朱砂0.3g。分别研细,混匀备用。先用干棉签将耳内脓液拭净,如结脓痂较多者,辅以双氧水洗耳,然后吹药入耳中,以粘满薄薄一层淡赭色粉为度,每日吹药一次,至痊愈为止。

4. 全蝎、枯矾各等份,研细末,将患耳洗净擦干,撒入药粉少许,每日一次,一般连用3~5日即可治愈。

二、通睛、麻痹性斜视

中医辨证:肝肾阴虚,目系失养。

治法:滋肾柔肝。

方名:滋肾柔肝汤。

处方:熟地20g、枣皮10g、山药20g、茯苓10g、丹皮10g、泽泻10g、枸杞子15g、菊花10g、当归10g、白芍60g、何首乌30g、甘草30g,水煎服,每日一剂。

典型病例:贵某,男,47岁,公社社员,于1966年5月初诊。视物成双已四个月,曾赴成都某医院诊为"右眼麻痹性斜视",服中药数剂尚无好转,由于视路成双,须人扶行。

检查:左眼正常。右眼球偏向内眦,转动不灵,自觉微干涩,全身尚好,纳佳,二便正常,舌尖红,少津,脉弦细微数,投上方两剂。

再诊,视远物尚有成双,眼球微能转动,上方既效,毋事更张,仍以上方加丹参 30g,细辛 1g,再投三剂。

三诊,服药后,视物已不再成双,只是原物宽大,纳食稍减,苔微白腻,舌尖微红,脉缓。此乃屡进滋柔,以致中焦不运,脾湿内生,上方加陈皮、谷芽以行气化湿和中开胃,服四剂。

四诊,服上方后,眼球转动灵活,视物基本正常。嘱其自购"杞菊地黄丸"常服,以巩固疗效。

按:肝脉系目系,精之窠为眼,与肾关系密切,本案眼球转动失灵,乃肝肾阴亏,目系功能失职,故拟上方,其中杞菊地黄丸加芍药、甘草拟补肝肾之阴;当归、何首乌以养肝血;久病多瘀,加以丹参活络,细辛开窍;迭进滋柔,内湿又生,再加陈皮化湿,谷芽和胃,意在补而不滞,所谓"药随症迁"是也。

三、复视验案

典型病例 1:张某,男,54 岁,盐亭玉龙人,视物成重影,左眼上睑下垂 40 天。当地县医院检查:视网膜变细成铜丝状,诊断为"麻痹性斜视",经数医屡治罔效。患者偶见《千家妙方》载白老治愈麻痹性斜视一案,于 1987 年 5 月 28 日专程来绵求其诊治。询之头晕、目涩、咽干、烦热眠差,膝软乏力已三年有余,视其左眼上睑明显下垂,测得血压为 178/98mmHg。舌质红,舌下脉络粗黯,苔薄少,脉弦细涩。诊断为"复视",系肝肾阴虚,经脉瘀滞,目系紧急,屈光不正,拟滋肾柔肝,酸甘缓急,通络活血法治之。

处方:柴胡、当归、黄芩各 12g,白芍 40g,炙甘草、茺蔚子各 20g,珍珠母、丹参各 30g,红花 5g,加服杞菊地黄丸,嘱服五剂,忌温燥辛热。

6 月 5 日二诊,患者喜曰"视物双影明显缩小",目涩、咽干、烦热、膝软乏力减轻,检查血压 158/95mmHg,舌脉同前。此药已中的,法不更辙,原方增强清肝潜阳之药,处方:川芎6g、红花5g、柴胡(醋炒)6g、黄芩12g、草决明12g、石决明30g、青葙子10g、丹参30g、茺蔚子20g、白芍40g、炙甘草20g,加服杞菊地黄丸,连服10剂,仍忌辛燥。

7月10日三诊,视物正常,目涩、咽干症状消失,唯眉中隐痛喜按,测其血压140/88mmHg,舌质稍红,舌下脉络正常,苔薄少,脉沉细弦。再继原方出入治之,处方:西杞15g、地龙10g、菊花15g,当归6g、川芎6g、茺蔚子20g、制首乌20g、吴萸0.5g、白芍40g、炙甘草20g、夏枯草30g,嘱服五剂,续服杞菊地黄丸一个月以巩固疗效。时过5年因公来绵阳,病已痊愈。

按:患者渐趋老龄,肾水亏乏,木失涵养,致肝肾阴亏,经脉瘀滞,目系急紧,屈光不正而成复视。方用杞菊地黄丸以治其本,芍药、甘草酸甘缓急以缓目系之急,复加丹参、茺蔚、红花、归芎等药,通络活血养血,使目得血养,目系急而得缓,此标本皆治,药症紧扣,病因一除,症亦消之,故病告愈。

典型病例2:赵某,女,15岁,贵州遵义县805信箱学生,1991年7月24日初诊。其父代云:七月初因升学不遂,招家人责难后而暴盲。经遵义医学院检查,眼球各部未见异常,诊断为"癔病性暴盲",虽经多日治疗后能视物,却现重影复视,行动必赖人携行。经患父之友介绍,由其父同女来绵阳,延白老诊治,患者每于复视前,必先有前额胀痛,心中烦热,饮冷稍安,伴食欲不振。诊得舌红,苔薄稍黄,左寸关脉弦。诊断为"复视""重影",系情志暴郁,怒不得泄,气血逆乱,心肝系急,以致目系紧急而复视。拟疏肝解郁,养心缓急治之,

处方:醋炒柴胡15g、白芍30g、大枣20g、炙甘草15g、小麦30g、薄荷10g(后下)、丹参30g、菊花30g。嘱服三剂,忌食辛燥,怡养情志。

7月29日二诊,上方三剂尽,复视未再作,烦热稍安,渐可入睡,但前额仍痛,纳少乏力,舌脉同前。继原方损益,处方:炙甘草15g、小麦50g、大枣20g、太子参20g、地龙10g、茺蔚子30g、白芍30g、醋炒柴胡20g、薄荷10g、丹参20g、菊花20g,继进三剂,仍忌辛燥,怡养情志。

8月3日三诊,复视未再发,夜可入眠,但昼日心烧,口苦、喜凉饮,前额疼痛仍存,舌红、苔薄少,脉弦。此木郁化火,循经上攻所致,处方:炙甘草

15g、小麦 50g、大枣 10g、神曲 15g、白芍 30g、丹皮 10g、焦栀 8g、太子参 20g、醋炒柴胡 10g、云苓 15g、丹参 20g、地龙 6g、牛膝 10g，嘱服五剂。

8 月 14 日四诊，患者喜曰："复视仍未发，除额窦隐痛外，余症消失"。诊得舌质稍红，脉沉弦。为巩固疗效，方便服药，将原方增损易为散剂。处方：①全蝎 6g，清水洗净，新瓦焙研为末，每次 0.5g，一日三次；②丹皮 60g、栀子 60g、当归 36g、白芍 70g、赤芍 70g、柴胡 36g、小麦 200g、薄荷 60g、炙甘草 20g、太子参 100g、旱莲草 150g、女贞子 150g，上药共捣为末，开水送服，每次 10g，每日三次，连服一个月，同时与复方丹参片交替服用。三个月后患者来信告之，复视、重影未再发。

按：该患因升学未遂，复招家人责难，情绪被遏，木郁伤肝，心肝失养，致目系紧急而成复视等症。方用甘麦大枣汤合芍药甘草汤益心肝之阴，缓目系之急，佐柴胡、薄荷、栀子，疏肝解郁清火，丹参、全虫活血镇痛，以除其因而治其症，病终愈焉。

四、白睛飞血

加味复元活血汤：柴胡 10g、穿山甲 15g、当归 10g、酒大黄 15g、桃仁 10g、红花 10g、天花粉 15g、夏枯草 30g、茺蔚子 20g、生甘草 10g，水煎服，每日一剂。

五、睑腺炎

睑腺炎，俗称"挑针"，又称"偷针眼""眼疔"，为临床常见病之一。是睫毛根部皮脂腺化脓炎症。初起局部红肿，硬结，疼痛和灼热感，2~3 天后可自行溃破。虽为小恙，却痛苦不小，兹介绍民间验方，供同道施用。

（一）睑腺炎验方

取佛顶珠，干净品，鲜者 30~60g 煎水服，一日一剂，日三服。初起，一剂可肿消疖散，脓成服之有速溃易敛之效，并能预防复发。

佛顶珠，为报春花科点地梅属植物点地梅，四五月采集，性味微苦辛寒，有清热解毒之功。主治火眼，痈疮肿痛。民间取佛顶珠煎服治挑针有特效。

亦可在采收期采收贮藏加工备用。

（二）苦丁茶熏治睑腺炎

苦丁茶 30g，置于瓦罐中，加入适量水，慢火煮开，随后借助茶之热气熏治患处，熏时病眼睁开，靠近热茶所冒的热气，注意不要烫着，此时病眼有轻松舒适感，一般每次熏 10 分钟左右。熏 1~3 次，即可痛止肿消而病愈。

六、耳鸣

（一）老年神经性耳鸣治验

典型病例：邓某，男，67 岁，绵阳某厂退休职工。六年前两耳如潮水声，初轻渐重，曾去某医院五官科检查，内耳、耳膜均无病理改变，诊断为神经性耳鸣。曾服西药谷维素等多种药物未见好转，又延中医服药一月余，稍有好转而停药。今年七月耳鸣加重，昼如风水声而影响听觉，常误闻人言，夜静更甚影响睡眠，故再求诊于中医。

1995 年 10 月 29 日初诊，耳鸣如上诉，视之面色少华，唇淡气短，兼食欲不振而便溏，神倦乏力，六脉虚细，作中气不足清阳失升论治，处以益气聪明汤去黄柏合通气散加菖蒲、郁金。令服一剂以观其效。

1995 年 10 月 31 日二诊云：服上药大有好转，不仅耳鸣大减，能清楚闻听人言，且食欲增而神渐旺，查脉虚软、气短有微不接续之感。药既投方，拟不更张，续上方更加磁石，令服三剂，一个月后腹泻来诊，问之耳鸣，告之已愈。

按：益气聪明汤系《证治准绳》方，由黄芪、人参、升麻、葛根、蔓荆、芍药、黄柏、甘草组成，功能补中气、升清阳、散风热，治中气不足，清阳不升，风热上扰，头痛眩晕，或内障初起，视物不清，或耳鸣耳聋，或齿痛等症。

本症虽无明显风热上扰，头痛眩晕，但中气不足证具。故拟此方去黄柏而用之。更合通气散（王清任《医林改错》方，由柴胡、香附、川芎组成，治耳聋不闻雷声）以通调少阳之气（手足少阳之脉皆入耳中，出走耳前）。菖蒲开心窍，治耳聋（菖蒲，辛微温，能开窍豁痰，治气闭耳聋。《本经》谓："能开心孔，通九窍。"《别录》"主耳聋、聪耳目"，《药性论》"治耳鸣"）。郁金，清气开窍,上达于巅,二药唯痰浊闭窍者尤宜(郁金,辛苦凉,《本草汇言》:郁金清气化痰,其性清扬,能散郁滞,顺气逆,上达高巅)。续方加磁石者"潜阳纳气","养肾脏,强骨气",以巩固疗效。《圣济总录》有磁石酒(磁石、木通、菖蒲)治"耳鸣耳聋,常如风水声"的记载,故用之纳气归肾,耳为肾窍耳!

(二)耳鸣活血通窍汤

方药:当归 10,白芍 6g,桃仁 10g,红花 6g,乳香 3g,没药 3g,石菖蒲 5g,郁金 20g,葛根 15g,泽兰 10g,乌药 10g。

主治:耳如蝉鸣或如电流声者。

方歌:耳鸣活血通窍汤,归芍桃红乳没香,葛根泽兰同乌药,菖蒲郁金煎服康。若合清任通气散,耳鸣耳聋效力彰。

注:通气散系王清任《医林改错》方,由柴胡、香附、川芎组成。

病例:绵阳何某、董某耳鸣数月,经查西医诊断为神经性耳鸣,与上方一剂鸣止,自动停药,数日又复作,二诊续上方二剂而愈。

七、牙痛

加减九味羌活汤治齿痛:九味羌活汤出自明代医家王好古之《此事难知》。本方原为主治外感风寒湿邪所致之恶寒发热,头痛无汗,肢体酸痛,苔白而滑,脉浮紧等症而设。白老承其父授,以此方加减治疗齿痛,多能收到满意效果,现介绍于后,供同道选试。

1. 方药分析

方药:羌活、防风、苍耳、黄芩、怀牛膝各 10g,辽细辛 3g、白芷 12g、川芎 6g、生地 18g、骨碎补 20g、地骨皮 50g、甘草 3g。

分析:羌活、防风辛温疏散风寒湿邪而止痛,风为百病之长,多夹寒湿火而为风寒风湿风火之患,故用羌防专祛风止痛。细辛、生地寒温互济,搜肾寒、滋肾燥,齿乃骨之余,为肾所属,齿痛多因肾寒夹虚火上攻所致,而生地滋肾以济虚火,细辛走少阴温水寒之气,俾虚火平水寒散,则齿痛可疗。白老常以怀生地六分合辽细辛一分,入石臼中杵细,匀捏丸如豆大,噙齿痛处,有明显止痛效果,内服亦须遵此量。苍耳、白芷辛温宣散风寒,入阳明而疗齿痛,手足阳明之脉皆入上下齿中,龈亦属阳明,此用苍耳发散风湿,白芷引药入阳明,且有活血散瘀之能,亦为齿痛之良药。地骨皮、牛膝甘平无毒,疗骨热而坚齿。骨皮善固齿摇,牛膝补肾健齿,且骨皮与羌活辛芷并用,寒温并调,寒中伏火者亦宜。川芎、骨碎补辛甘温,善行血中之气而住痛,筋骨劳损甚效。黄芩、甘草佐羌防辛芷之辛,兼清寒中伏火且调百药而和中,此方寒温互用,专入胃肾而固齿定痛,为治齿痛之良方。

2. 临床辨证加减　胃热偏盛:见发热,口渴引饮,或齿龈红肿疼痛,加石膏 30~50g、升麻 5g,以清散阳明经热。风寒夹热:见恶寒,舌白滑不渴,齿龈漫肿,肤色不红,或局部肿甚,张口困难,加重防风、细辛、白芷用量,以消散风寒。肿甚加蜂房,痛甚加乳没。胃肾虚火:局部肿势不甚,齿摇,喜冷漱或吸凉风则减,除加重骨皮、生地用量外,另加石膏兼平胃热,龋齿:加生乳没以止痛;夹寒加重细辛至 6g,夹热加重黄芩至 12g。

3. 病案举例

何某,女,34 岁,82 级本校古典医籍进修班学生,11 月患左下臼齿痛,初起恶寒头痛,齿龈漫肿,自服去痛片无效,肿痛继加,又经服用磺胺类药物及肌注青霉素一周,肿痛无明显好转,遂改服中药。诊时,左侧腮颊漫肿,肤色不红,时时呻吟,恶寒不渴,齿连头痛牵引耳中,张口困难,苔白滑满布,脉弦紧有力。辨病:齿痛。证属太少伤寒,风寒夹瘀。治则:温经散寒,活血祛风。

处方:羌活 12g、细辛 5g、附子 5g、防风 10g、蜂房 10g、乳没各 10g、白芷 12g、川芎 6g、生地 18g、地骨皮 30g、骨碎补 20g、川牛膝 10g、甘草 3g,二剂,嘱慎风寒。

二诊:诸症大减,原方去附子、乳没,细辛减至 3g,另加陈皮理气健胃,防生地滋腻之弊。二剂,肿消痛止,诸症如失而告愈。

按:本例患者,初起为风寒外袭而诱发齿痛龈肿,经服用西药一周后,外寒弗解而随经入于少阴,成为太少伤寒齿痛。治仿麻黄附子细辛汤法以温太少两感之寒;合九味羌活以散风消肿止痛,随证加减,故收良效。

第六章　皮肤科及其他

第一节　皮　肤　病

一、天疱疮

天疱疮是一种很难医治的皮肤病,得了天疱疮的病人,似乎体内的水特别多,因排不出去而泛滥成灾,病人常常是从背部长出水疱,然后逐渐蔓延至全身,有的病人甚至连口腔内也长出水疱,这种水疱本身虽然不痛不痒,或仅有轻度瘙痒,但水疱的疱壁极易破裂、流出黄水,病人皮肤呈鲜红色的剥脱状、此时若发生继发性感染,病人就会高热不退。人们偶尔割破手指都会感到痛苦,而患天疱疮的病人往往从头到脚几乎无一处完好皮肤,其痛苦程度可想而知。

天疱疮的治疗偏偏又是一桩难事,西医认为该病多属自身免疫性疾病,对该病的治疗,主要靠激素及免疫抑制剂内服。

白老根据中医理论,加上数十年临床经验,认为天疱疮为湿热内蕴、气阴两虚之证,采用具有扶助正气、祛除邪毒的中药治疗此证,收到了较好的疗效。

典型病例:龙某,男,63 岁,三台县电影公司职工,专于国画。1993 年 1 月 5 日初诊,诉云 1991 年春,散在胸及前臂皮肤成批发出大小不等水疱,不痒不痛,一周后尤以腕后手背水疱密布,水疱连成大疱呈卵壳半大的成片水疱,疱壁透明而薄,容易破裂,破后创面湿润而红,渗出少量黄水液,很快干结而愈,不留瘢痕,一周后原处又再发,当地医治无效。1991年秋去成都某医大治疗,诊断为"类天疱疮",经中西药物治疗半年,水疱稍少发,至1992年春节,嘱长期服用激素而出院。望之:面如满月,背肉厚如肿,皮质稍硬,颜面散在水疱,手腕部尤甚而密,舌质红,胎白厚腻。问之:时时有低度潮热,胸满闷,尿短少。察之:脉浮细而软。此湿郁气分,出表不得,入里困脾,时间虽长,因长期输液,服用激素,未见明显化燥伤阴证,乃湿停热郁之证。治宜宣清湿热,使湿热之邪从表里分解,或可望效。处以麻黄连翘赤小豆汤合薏苡竹叶汤加减。

处方:麻黄5g、连翘30g、赤小豆30g、竹叶15g、苡仁40g、滑石20g、藿香15g、白蔻10g、梓白皮20g、茯苓20g、通草8g,令服五剂,并嘱逐减激素药用量。

二诊:2月16日,服上药五剂,因仍服激素药物,水疱无增减变化,舌苔变薄而胸闷轻,时时潮热仍存,潮热时水疱胀而加重,微似有汗,饮食量少,舌质红。白老以为:湿热之邪已有表解之征,舌红,潮热,热有入营血之嫌,上方去麻黄加苍术、石膏、人参,燥湿益气清热,更加紫草、银花凉血解毒,使之透热转气。

处方:银翘20g,赤小豆30g,淡竹叶12g,薏苡仁40g,藿香15g,白蔻10g,人参15g,苍术8g,石膏40g,滑石20g,茯苓20g,通甘草各6g,生梓白皮20g,令服10剂。并另以紫草、苦参、蛇床、升麻、蜂房、蝉蜕、土苓加醋煎水熏洗,隔日一次,每次浸洗30分钟以上。紫草、苦参、蛇床,凉血清热,且具抗过敏作用,升麻升散火郁湿邪,蜂房、蝉蜕、土苓,祛风解毒,内外合治,以期获效。

2月28日三诊:服上药后,有一定好转(激素药已减至4片,日两次),胸闷大减,苔黄厚腻基本退尽,潮热数日偶发,食量少而厌油,小便畅利,大便日两次,微溏,水疱尤以浴后少发,肌肤绷急稍缓,皮肤稍软,舌质红。白老以为湿渐退而热渐轻,应适当加甘温实脾之品。处方:上方苍术易白术,减滑石、石膏,加山药以养脾阴,柴、芍、郁金疏肝胆而解郁,使脾受留湿而温化,且郁金有增强肝胆疏泄之功,以除厌脂。处方:柴胡 10g,白芍 15g,郁金 20g,人参 10g,白术 20g,山药 20g,茯苓 15g,薏苡仁 20g,淡竹叶 10g,白蔻 5g,藿香 10g,通草 5g,仍用梓白皮以杜热湿之余。嘱服五剂,浸洗方不变。

3月9日四诊:服上药,脘闷消,苔薄微腻,已无明显厌油,饮食如常,大便日一次已成形,小便清利,面浮渐消,背肌渐软,手腕水疱大减,已无连片水疱,仅阵阵乍如虫叮而发十数枚。仍激素药日服 4 片,未敢停服。此湿停热郁之病机已有大减之征。为防肥甘过食而湿热再复,除嘱淡食素食以杜食复,同时戒酒以防湿从内生,药用:柴胡 12g,黄芩 12g,白术 12g,泽泻 20g,猪苓 15g,茯苓 30g,党参 20g,黄芪 20g,仍用竹叶 12g,苡仁 30g,紫草 30g,苦参 30g,姜枣各 10g,另用紫草、苦参、蛇床、蜂房、蝉蜕、土苓煎沐。令服用一个月,并嘱激素药之服用,逐减至停服。月内不必来诊,病情如有反复,可来诊易方。

4月12日,患者夫妇乘车到绵阳,二人喜而谓曰:服用上药一月,病情大好,水疱未再发生,已停了两周激素药,未再复发,仅遇热则上臂起疱处乍如蚁行,数分钟消失,已停用煎沐药。但见颜面红润,背肉不再丰,继云:“能食能睡能活动,能步行十里以上而无它觉。”并再三致谢,求巩固疗效,以免复发。见舌色如常人,精神活爽,语言畅利,思维敏捷,动作灵活,脉来迟缓,血压正常,二便自如,俨如常人。治之奈何?思之再三,仍以上方加重实脾之品,减轻淡利清热之药,增加强免疫功能,调补肝肾之枸杞。处方:黄芪 30g,枸杞 30g,党参 30g,白术 20g,茯苓 30g,炙甘草 8g,大枣 10g,柴胡 10g,黄芩 10g,猪苓 10g,泽泻 10g,竹叶 10g,苡仁 20g,紫草 20g,苦参 20g,上 15 味共杵粗末,每取 10g,白水加生姜一片煎沸取汁服,日三次,嘱服一个月如无反复可停药。次年春节白老返三台,以关照而询之,已复常矣。

按:天疱疮,古人虽有记载,但多与病人病变过程中辨证不符:

(1)《外科正宗》云:“天疱疮,乃心火妄动,脾湿随之,有身体上下不同,寒热天时微异,上体者,风热多于湿热,宜凉血散风,下体者湿热多于风热,宜渗湿为先。”观其内服“解毒泻心汤”“清脾甘露饮”之药,均与当时患者症候有异。

（2）《洞天奥旨·八卷》载："天疱疮,生于头面,遍身手足之间,乃毒结于皮毛而不入于营卫,此疮乃肺气虚而火毒结于肺,本是暑湿热蒸之气,因肺气虚而犯之也……内服香茹补气饮,外搽定粉散可愈。"析其药,亦难与当时患者证情合拍。

因此,白老自辟蹊径,以"肺脾湿停热郁"为论,随其偏胜偏衰,偏表偏里,偏气偏卫而治之。乃收如上之效。

天疱疮,白老偶诊其病而愈者有二,一者,病人久治不效,遂耐心求治于中医中药,如病者求医朝秦暮楚,无耐心求治于一医,万不能取效至愈。一者,医者有信于病人,乃能谨遵医嘱,纵有反复,仍坚持一医治疗。若无此二者,绝无治愈之可能。

二、荨麻疹

（一）克敏消疹散及验案

方药组成:紫草30g、紫荆皮30g、苦参30g、蛇床10g、赤芍15g、丹皮15g、蜂房18g、蝉蜕12g、白蒺藜30g、白鲜皮30g、地肤子30g、甘草10g、大枣10g（中满者去大枣）。

功用:清热凉血,祛风除湿,迅止瘙痒。

主治:一切过敏性痒疹。如过敏性皮炎、瘾疹、药疹、接触性皮炎、漆疮、湿疹等,疗效均佳。

（二）临床加减

1. 兼阴虚色赤舌红加生地、玄参凉血滋阴。

2. 兼感外风见微恶风寒加荆芥,发表祛风理血。

3. 兼发斑加连翘、青黛,凉营消斑。

4. 兼湿热甚而苔黄腻,加苍术、黄柏,除湿清热。

方歌:克敏消疹紫草荆,丹皮赤芍蛇苦参,蒺藜蜂蝉薜皮枣,地肤甘草治痒疹。

（三）典型病例

典型病例1：过敏性药疹。陈某，男，干部，因患感冒发热咽痛，医生给用增效联磺，服后致阴囊及阴周发疹奇痒，兼见小水疱，患者不知因磺胺过敏而续服，至加重蔓至股内及龟头已三日，求服中药。诊时，痛苦病容，缓步叉行至诊室。查脉数舌赤口干，局部奇痒痛。此药物过敏，予上方二剂，内服一剂，另一剂加白矾煎水洗，一日减，二日清，三日愈。

典型病例2：瘾疹。刘某，患瘾疹数日，曾服西药抗过敏之强的松、扑尔敏等，无效而求治于白老，处上方二剂而愈。

按：荨麻疹一病，大凡风盛则痒，血分热湿郁于皮下不得透泄而发疹。西医学认为，发疹而痒，多属不明异物过敏而发。白老经验自拟本方用之临床，多能痒止疹消而愈。

典型病例3：姚某，男，36岁，三台石安乡人，1975年4月12日诊。自诉近一年来遇冷或遇热时身发花生米大小红或白色丘疹风团，数易中西医治疗，终未痊愈，求白老诊治，冀其断根。诊时见全身多处指甲大小红色斑丘疹风团，尤以上、下肢为甚，周边肤色正常，红色丘疹处瘙痒，时欲抓揉而心烦，询其昨晚与朋友聚餐，食用过酒、辣、鱼虾。舌质红，苔薄黄，脉弦数。此乃外受风邪郁于肌表，内有郁热外蒸肌表所致，拟祛风清热，凉血消疹法治之。

处方：防风15g、荆芥10g、生地20g、牡丹皮20g、紫草15g、蝉蜕15g、牛蒡子10g、黄芩15g、知母15g、石膏20g、紫荆皮20g、甘草5g，3剂，水煎服，一日一剂，日服3次。嘱忌辛辣、鱼、虾、蟹，宜清淡饮食。

4月15日二诊，三剂药尽，风疹消退，诸症若失，为巩固疗效，后不再发，用桂枝汤加防风15g、黄芪20g、柴胡10g、乌梅15g以调和营卫，增强免疫，预防过敏，嘱服10剂。随访半年风疹未再发。

按：风疹是皮肤科的一种常见多发病。其病因与气候寒暖，饮食不节（韭菜、芹菜、海鲜、虾蟹）有关。其病机为风邪郁表，毛窍阻塞，不得宣泄，进食辛辣发物，内热化火，外蒸肌表而成。其治嘱热者宜辛凉祛风，凉血消疹，属寒者宜辛温祛风,温经消疹,未发时宜调和营卫,增强免疫,防止过敏,方能痊愈。本案属热,故按热治,风疹速愈。白老年长,经验丰富,后期续治,增强免疫,故未再发。

三、带状疱疹

带状疱疹是由水痘 - 带状病毒感染所引起,因其在人体皮肤上出现成簇水疱,痛如火燎,每多缠腰而发,中医认为多因感受时令热毒所致,又称缠腰火丹,又名火带疮、蛇串疮,多发于春夏季节。若治不彻底,多后遗神经痛。该病的治疗方法虽多,但多是治疗时间长,起效慢,特别是神经痛治疗颇为棘手,影响患者的身心健康,现介绍白老几种治疗方法。

(一)治疗带状疱疹妙品——蟑螂

蟑螂,俗称偷油婆,为蜚蠊科昆虫,东方蠊。常栖于人家厨间内,昼隐夜出觅食,喜食菜及液体食物,觅食常排出粪便及分泌恶臭的液体。

性味:咸寒。有消肿解毒之功,治疗疮痈肿痛、虫蛇咬伤,尤以治丹毒为最佳,可称妙品。《纲目拾遗》载:"治白火丹,蟑螂瓦上焙干为末,白汤服一二个,兼治疔疮。"白火丹即火丹。

用法:①取蟑螂数只(沸水烫死焙干)雄黄适量,伏龙肝(《肘后方》治小儿丹毒)一块,共为末,鸡蛋白适量,调匀用翎蘸涂患部,一日2~3次,轻者2~4次,重者5~6次即愈。2~3日后落痂。②涂药前,先用灯火在丹头丹尾各灸2~3遍,然后再涂上药。

一般不需内服药物。若火毒甚,伴发热烦心者可与野菊花(全草)30~50g煎服。患处不加密封,擦药后稍俟片刻,即可罩衣。

(二)菟丝子

菟丝子,性平,味辛,甘,入肝肾经,为补肝肾益精髓,明目,止泻固胎良药,常用于补肾阳,平补而不峻猛,辛平助阳而不燥,甘平益阴而不腻,为补肝肾,壮阳固精,治早泄、遗精、尿频之常用药。

临床上应用菟丝子于皮肤科则为鲜见。

治疗方法:菟丝子50~100g,用锅焙干,研细粉末加入少许小麻油调成稀糊状,首次用药前先在皮损处用生理盐水棉球拭擦清洗局部,干燥后将菟丝子膏涂抹皮损处,每日早晚各1次,不采用全身疗法及其他疗法。

菟丝子本是补肾药,为治肾虚体弱或脾肾皆虚,肝肾不足的常用药;但临床用于治疗带状疱疹,观察证明确实据有抗病毒、收敛和止痛作用;一般涂药一天后即可使疱疹干涸,皮损干燥,多数患者涂1~2天后疼痛即可控制。

(三)加减连翘赤小豆汤治疗带状疱疹

药物组成:连翘、赤小豆、野菊、大青叶、板蓝根、青黛、丹皮、赤芍、紫草、甘草。痛甚加乳香、没药;痒者加蒺藜、蝉蜕。同时外用无环鸟苷软膏涂擦患处,也可将青黛加庆大霉素皂乳涂擦患处,或蜂蜜调青黛涂擦患处,均可取得良效。

(四)典型病例

冯某,男,56岁,三台潼川镇人,1983年10月12日诊。

外出旅游后回家第二天自觉腰胁胸部灼热疼痛,伴恶风、发热、口渴,自认为外出感冒,到药店购银黄片、板蓝根冲剂,服之无效,更增水疱,到某医院皮肤科检查诊断为"带状疱疹"予以住院,三氮唑核苷、吲哚美辛、板蓝根冲剂口服治疗,其效不佳,请中医会诊。见左侧胁肋后斜下至腰,上斜至胸皮肤色淡红,绿豆大水疱成串,自述痛如火燎,扪之肤热,伴口渴不欲多饮,饮食味差。舌质红,苔薄黄腻,脉弦数。此外感热毒,夹湿邪蕴滞,搏于肌肤所致,以清热利湿解毒,凉血活血止痛为治法。

处方:连翘10g、赤小豆30g、野菊20g、大青叶20g、板蓝根20g、青黛10g(布包煎)、牡丹皮20g、赤芍20g、紫草15g、甘草5g,3剂水煎服,一日一剂。另取蟑螂、雄黄、伏龙肝,用鸡蛋清调匀擦敷患处,每日更换2次。

10月16日二诊,腰胁胸部灼热疼痛明显减轻,口已不渴,饮食有味,视其患处肤色不红,水疱已瘪,舌质淡红,苔已不腻,脉沉略弦。此药去湿热毒邪退却,法不另辙,续用前方药内服外敷。

10月23日三诊,喜而告曰:"二诊药后现已不痛,水疱全消",诊见胁肋胸部,水疱全无,皮肤有淡红色斑,扪之微有刺痛,舌脉正常。此急性期虽以告愈,但留有红斑,且有刺痛,乃湿毒虽去,但络瘀仍存,为不留后遗刺痛,予血府逐瘀汤加板蓝根善后。随访3年未见复发,亦未留下后遗症。

按:带状疱疹属中医缠腰火丹、火带疮、蛇串疮、蜘蛛疮范畴,多因肝郁化热或脾虚湿蕴搏于肌肤所致,其治多以清热利湿,或健脾利湿,佐以解毒止痛,配合外敷为治则。

本案因外出旅游外感湿热毒邪,湿热蕴滞,搏于肌肤,用清热利湿解毒,凉血活血止痛的加味连翘赤小豆汤内服,配合蟑螂、雄黄解毒消肿外敷治疗,故能即时收效而未留下刺痛后遗症。

四、带状疱疹后遗神经痛

(一)中药汤剂

鬼箭羽、丹参、赤芍、归尾、红花、栀子各10g,制乳香、没药、玄胡各6g,磁石、生牡蛎、赭石、贝齿各30g,柏子仁20g。头面部加钩藤、全蝎;胸腰部加柴胡、杜仲;下肢加牛膝。水煎内服,日2~3次,可连服10~20剂。

(二)中成药

可选用七厘散、三七片、玄胡止痛片、跌打丸、云南白药内服。

(三)中药外搽

七厘散6g、细辛3g、复方麝香注射液2支、炮甲3g、冰片0.5g,兑入75%的乙醇,振荡后外搽皮损处。

(四)梅花针加拔罐

用梅花针叩刺疼痛处,微渗血,然后拔罐,每日一次,连用7天为一疗程。

(五)头针法

取感觉区、运动区。左病取右,右病取左,皮疹在脐以上,针刺下3/5,皮疹在脐以下,针刺上2/5,针刺后得气再留针30~45分钟,其间捻针5~10次,1天1次,10天为一疗程。

（六）耳穴疗法

取肝、神门、脾、皮质下，针刺后留针 30 分钟，2 天 1 次，7 次为一疗程，也可用王不留行籽贴压耳穴。

（七）穴位注射

皮疹在脐以上者取内关、合谷、曲池；皮疹在脐以下者取足三里、三阴交。选用泼尼松龙 1ml 加入 1% 普鲁卡因 1ml，针刺得气后，每穴推注 0.5ml，5 天 1 次，5 次为一疗程。

五、白癜风

（一）白癜风蜜丸

组成：当归 10g，赤芍、白芍、黄芪、鸡血藤、黑大豆皮各 15g，川芎、红花、熟地、黑芝麻、陈皮各 10g，补骨脂 20g，夜交藤、白蒺藜、女贞子各 30g，木香 5g，僵蚕 25g，紫荆皮、生地、地肤、木贼、制香附各 20g，蝉蜕、丹皮各 15g，全蝎、甘草各 5g。共 26 味纯中药，一剂量为 415g。

制剂法：上药 60℃，恒温烘干，研极细，炼蜜为丸，每丸重 10g，密封贮存备用。

服法：每日两次，成人每次一丸，三个月为一疗程。儿童酌量。

功效：补气滋肾，活血清热，养血祛风，解郁退癜。

主治：白癜风。

（二）白癜风搽剂

组成：白蒺藜 50g、补骨脂 50g、生首乌 30g、红花 10g。

制法及用法：上醋 30%，75% 的乙醇 70%，浸泡七日备用。用棉签蘸上药涂搽患处，每日早晚各一次，至肤色变为正常肤色为止（一般先变褐，后变赤再变常）。

（三）白癜风治验

陈某，男，11 岁，住绵阳新华书店。

1994 年 7 月 29 日处方：白蒺藜 60g、桑椹 40g、首乌 40g、黑芝麻 40g、沙

蒺藜 30g、黄芪 30g、僵蚕 20g、红花 10g、补骨脂 50g、赤芍 30g、全虫 6g、甘草 6g,共为细末,每次服 10g,每日服 3 次,连服一个月。

1994 年 8 月 16 日处方:桑白皮 50g、桑椹 50g、制首乌 25g、生地 25g、白蒺藜 50g、补骨脂 25g、益母草 50g、玄参 25g、黑芝麻 50g、黄芪 30g、红花 10g,为末,炼蜜为丸,每丸重 8g,每次一丸,每日 3 次。服至 1995 年 10 月,病已治愈。

(四)白癜灵

方药组成:

1. 内服方　补骨脂 30g、白蒺藜 30g、生姜 20g、何首乌 20g,凉水煎服,每剂 3 次。

2. 外用方　补骨脂 30g、姜汁 10ml,将补骨脂研末后浸入 75% 乙醇 250ml 中,5 日后加入鲜姜汁,不弃药渣,使用时摇匀外搽(鲜姜切片,蘸药汁用之),每日数次,用后日晒,一个月为一疗程。

(五)复方密陀僧硫黄酊

1. 药物组成　密陀僧 40g、补骨脂 40g、生姜 40g、硫黄 10g、雄黄 10g、斑蝥 3 只、白降汞 5g。

2. 复方密陀僧硫黄酊的制作　先将密陀僧、补骨脂、生姜、斑蝥研面,用 75% 乙醇 400ml 装瓶内浸泡 1 周后,用 2~3 层纱布过滤,得暗褐色滤液,将滤液煮沸浓缩至原液量的三分之一,再将硫黄、雄黄、白降汞研面后放入,搅匀装瓶备用。

3. 药物用法　复方密陀僧硫黄酊用棉签或棉球蘸药水直接涂患处,每日 3~5 次,每次涂药后在太阳光下晒 15~30 分钟。

4. 复方密陀僧硫黄酊中的密陀僧为治疗白癜风之要药,生姜、补骨脂对增加皮肤色素有较好的作用,斑蝥破血攻毒,硫黄、雄黄、白降汞能刺激皮肤,使局部皮肤血管扩张。太阳光照射能促进皮肤色素的增加。但方剂内部分药物有较强的毒性,个别病人可能会出现小米粒大小的水疱,可用 2% 龙胆紫溶液外涂,两天后结痂脱落。

5. 本方剂绝对禁止口服。

(六) 复肤如意散

方药用量:旱莲 90g、白芷 60g、制首乌 60g、沙蒺藜 60g、刺蒺藜 60g、紫草 45g、重楼 30g、丹参 30g、苦参 30g、苍术 25g、黑芝麻 120g。

服法:成人每日 3 次,每次 6g,开水送服。

功效:祛风活血,除湿清热,补益肝肾。

主治:白癜风。对皮肤瘙痒症、慢性湿疹、酒渣鼻亦有较好效果。

服法:成人每日三次,每次 6g,开水送服。一般内服"复肤散"、外搽"复肤液",一个月即可见效(肤色由白转赤,边沿或中心逐渐产生黑褐色小点即色素岛)。三个月为一疗程,无毒副反应。饮食宜忌,请遵医嘱。

如意复肤液:肉桂 30g、补骨脂 200g、白酒 500ml,泡 7 日滤后备用。

(七) 白癜净

白蒺藜 90g、白茯苓 30g、补骨脂 90g、何首乌 30g、当归 30g、丹参 30g、鸡血藤 30g、红花 15g、黄芪 30g、防风 15g,为末,枣花蜜为丸,每丸重 9g,每天早晚各一丸,饭前白开水送服,一个月为一疗程。

(八) 治疗八法

1. 蛇床子、石硫黄、雄黄、苦参、密陀僧、白芷各 25g,轻粉 8g,共研末以醋调搽。

2. 土茯苓、雄黄各 25g 共研末,以醋调茶。

3. 补骨脂 50g,加 75% 乙醇 100ml 浸泡 7 天,用三层纱布过滤,取滤液煮沸,浓缩至原量的 1/3 涂搽患处,配合日晒 20~30 分钟。

4. 青年女患者服用避孕药,白斑可自然消退。

5. 补骨脂注射液涂擦患处,如局部发生红肿、水疱,可暂停。

6. 十大功劳叶 10~25g,水煎服。

7. 石花适量煎水洗患处。

8. 筋骨草鲜叶适量,置于火上烤热,榨药水搽患处。

典型病案:侯某,男,45 岁,绵阳塘汛人,1989 年 10 月 17 日诊。

全身数处皮肤色白呈斑状,时有微痒已5年余,数医诊视,悉曰难治,试用中药治之无效,偶遇一同病愈后推荐,专求白老,诊时见上下肢及胸腹多处皮肤小指头或拇指头大白色斑块,表面光滑,斑内毛发亦白。询其初期白色斑块较小,仅绿豆、黄豆大小,有时微痒,后逐渐增多、增大,且伴口干微苦,腰膝酸软。舌质略红,苔薄黄微腻,脉沉弦。诊断"白癜风"无疑,思之再三,结合脉症,辨证为肝肾亏损,风湿热邪搏于肌肤,气血失和所致,治以补益肝肾,除湿清热、祛风凉血为治法。

处方:制首乌60g、沙蒺藜60g、刺蒺藜60g、黑芝麻120g、丹参60g、苦参30g、苍术25g、紫草45g、旱莲草90g、白芷60g,制成散剂,每日三次,每次6g,开水送服。另用白癜风搽剂(白蒺藜50g、补骨脂50g、生首乌30g、红花10g,加醋30%、酒精70%,浸泡7天备用)涂擦患处,每日早晚各一次。

11月28日二诊,经一诊内服及外用药后,现白斑缩小,色已变褐,口干苦消失,腰膝酸软减轻,舌质淡红,苔无黄腻,尺脉沉细。此风湿热邪已去,肝肾亏虚,气血失和仍在,续以补益肝肾,调和气血为治法。

处方:制首乌120g、沙蒺藜120g、刺蒺藜120g、紫草90g、丹参80g、黑芝麻300g、当归60g、熟地80g、黑豆皮100g,制成散剂,每日服三次,每次6g,开水送服,配合白癜风搽剂外用。2个月后登门拜谢,数年顽症告愈。

按:白癜风为临床少见顽症,病名出自《千金要方》,多由肝肾亏损,风湿热邪郁于肌肤,气血失和所致,复肤如意散则有补益肝肾,除湿清热,祛风活血之功,配合白癜风搽剂,既可增强内服药之功,又可使药效直达病所,故临床用之每多获效。

(九) 验方

1. 白驳风蜜丸　由白蒺藜500g、桑椹500g、益母500g、制首乌2500g、桑白皮1500g、旱莲250g、生地250g、玄参250g、补骨脂250g、黄芪150g、红花50g、丹参50g、当归50g、防风50g,共碾末为丸,每丸重9g。日服三次,成人每次一丸。具有益气滋肾,养血活血,通络祛风,解郁消癜功效。

2. 改容液　由破故纸300g、菟丝子50g、红花50g、乌梅100g,加入酒精

1500ml,浸泡七日即可使用。一日三次,用棉签蘸液涂擦,连续使用一个月即可见效。具有渗透作用,能增强局部血液微循环,使患处组织增加色素。

六、白屑风

(一)白屑风汤

主治:白屑风、头皮脱屑。

方歌:白屑风汤生地黄,蝉蜕蒺藜苦参良,当归荆芥知膏草,玫瑰糠疹紫草相。

方药:生地 12g、蝉蜕 15g、蒺藜 30g、苦参 30g、当归 10g、荆芥 10g、知母 15g、石膏 40g、紫草 30g、甘草 10g,水煎服,两日一剂。

外洗方:生侧柏叶 150g、白蒺藜 50g,头皮痒加大黄 20g,皮脂溢出加防风 20g、苦参 30g 煎洗,每两日一次,并治脱发。

(二)典型病案

吴某,男,46 岁,三台观桥人,1976 年 3 月 10 日诊。

患白屑风已 3 年余,初因头皮发痒,抓之落屑而未引起重视,后因痒甚,落屑加重,且伴脱发;请皮肤科及内科医生治之罔效。访求白老,诊时见头发稀疏,抠之落屑甚多,询其天天如此,痒时即抓,抓之落屑,有时一天搔抓数次,尤其在劳累或休息不好时更甚。舌红、苔薄黄腻,脉沉细濡。此风湿热邪入侵头皮毛孔,郁久血虚生风生燥,头皮肌肤失养所致,治以祛风清热祛湿,养血活血止屑为治法。

处方:石膏 40g、知母 15g、苦参 30g、当归 10g、生地 12g、蒺藜 30g、紫草 30g、荆芥 10g、甘草 10g、防风 10g,3 剂,水煎服,每两日一剂。另用生侧柏叶 150g、白蒺藜 50g、大黄 20g、苦参 30g,煎水外洗,每两日一次。

3 月 17 日二诊,用前方药后头皮发痒减轻,落屑及脱发明显减少,每日仅抓一次,有时头皮未觉明显发痒而未搔抓,舌脉无明显变化,此药虽投症,但病久正虚邪未尽,故治不另法,续以前方内服,内服药中石膏、苦参用量减半,免伤胃气,加首乌 30g 以养血生发,外用药续前方煎水洗头,每日两次,10

剂后,头皮不痒,落屑甚少而告愈。

按:白屑风为临床常见病,多生于头面、耳项毛发中,以头皮发痒,抓之落屑为特征,多由风湿热邪入侵毛孔,郁久血燥,头皮肌肤失养所。白屑风汤即有清热祛湿,养血活血、祛风止屑的作用,故临床用之配合外洗,每多获效。

七、秃斑、全秃、脱发

1. 生赭石治疗秃斑 斑秃为脱发的一种,为突然发生的界限性圆形或椭圆形的头发脱落,秃区头皮及周围头发光泽均正常,无炎症反应及任何自觉症状,本病在临床上多见。

用药方法:生代赭石(研末)120g,每次口服 3g,日服两次,早饭前一小时一次,晚饭后一小时口服一次,用温开水送服。

一般用药 20 天后,长出细淡的毛发,渐渐变黑变粗,恢复正常。现代药理研究表明:代赭石有促进红细胞及血红蛋白的新生,以补血生发。

2. 柴胡桂枝汤加龙骨牡蛎治疗全秃 典型病例:某女,12 岁,1993 年 2 月 4 日初诊,患者从 1991 年 9 月,右耳后头发开始脱落,此后及至全头,头部光亮,仅见发根及头中央左侧 3~4cm 范围内三根头发。腹诊可见两侧腹直肌紧张,兼有胸胁苦满,感冒时易见头痛,予以柴胡桂枝汤(常量)加龙骨、牡蛎各 3g 治疗。服药一年后(1994 年 2 月)复诊:脱去假发可见,从原 2~3cm 三根头发部位长出了 10~15cm 左右占头部 1/4 整齐的普通头发,后嘱患者继续服药,以获痊愈。

3. 洋金花、骨碎补各适量,渍酒一周后,拭擦脱发部。

4. 侧柏叶 侧柏叶数两,用60°酒精浸泡七日即可使用,每日一至两次,擦脱发处,30 日即可见效,生出新发。

八、面部色素病

(一)面部黑色素沉积

方药:当归 9g、川芎 3g、红花 6g、坤草 9g、藁本 9g、香附 9g、牛膝 9g、菟丝子 30g、柴胡 4.5g、白芷 6g、荆芥 9g。

用法：水煎每日一剂。或为散，每次 10g，日三次，白开水送服。

或加人参益气补虚。服 15~30 剂，黑斑可退。

功效：活血散风、消斑（《神农本草经百种录》：菟丝子"治面黑干"）。

方歌：化瘀消斑汤归芎，益母红花牛膝同，柴胡香附香藁本，白芷荆芥效共宏。

（二）黄褐斑

方 1

内服方药：当归 15g，白芍 16g，黄芪 20g，白术 12g，全蝎 10g，云苓 22g，白蒺藜 18g，白芷 14g，蝉蜕 12g，甘草 6g，粉丹皮 15g。

用法：水煎服，每日 2 次。

外用方药：白芷 26g，白附子 20g，密陀僧 8g，共为极细末，用油质雪花膏调，药的比例为 50%。

用法：每天早晨洗脸后和晚间睡前搽患处皮肤。在用药期间忌食辛辣燥热食品，忌用化妆品。

方 2

桑叶 500g，隔水蒸煮消毒，去除杂物，干燥处理后备用。每天取上药 15g，沸水浸泡后作茶服，连服 1 个月为 1 个疗程，一般服用 15 天后可见斑块部分消退，或色素变浅，服用 1 个月后可基本治愈。为巩固疗效，可视病情继续服用一段时间。

九、扁平疣

扁平疣是由乳头瘤病毒引起的常见皮肤病，多发于青年男女。其皮损为表面光滑的圆顶形或多角形散在多发的丘疹，好发于手背，前臂和颜面部，一般没有自觉症状，但影响美观，以下治疗方法有效。

（一）内治

1. 消疣汤　全当归、大生地、马齿苋、赤芍、玄参、何首乌、穿山甲各 15g，薏苡仁、板蓝根、金银花、夏枯草各 30g,紫草 10g。每日 1 剂,水煎分早、晚各 1 次,20 剂为 1 疗程,女性月经期或妊娠期勿服。

2. 生薏米 30g、生地榆 30g、大青叶 30g、苍术 15g,水煎服,每日一剂,连用 3~5 天即愈。

3. 鲜灯心草全草 60g 洗净后水煎服,日服一次,连服 5 日效果好。

4. 三七粉 16g,每日两次,每次 2g,服 4 日,药尽疣消,辅以外治。

5. 平疣方　苡仁 100g、赤芍 100g、板蓝根 20g、大青 60g、夏枯草 40g、败酱草 40g、苦参 20g、紫草 40g 为末,每服 10g,日三次。

（二）外治

1. 洗剂

（1）大青叶、马齿苋、地肤子各 60g,白鲜皮 30g,露蜂房、蛇床子、苦参、苍术各 15g,北细辛、陈皮、白芷各 10g,加水 2500~3000ml,水煎至 300~400ml 备用,每次用药前,用一小瓶陈醋液 30~40ml 左右加温后,用一块白布蘸药,在病变部用力涂擦约 20~30 分钟,使局部感灼热及微痛为度,或至丘疹表面发红为止,每日 2~3 次。

（2）香附 100g(鲜者为佳)捣碎,加清水 2000ml,浸泡一小时,煮煎 15 分钟,过滤去渣外洗,每天 5~8 次,一剂洗三天,一般三至五剂。用药期间禁忌肥皂类及化妆品。

（3）用 10% 洗必泰消毒患部,然后用鲜蒺藜根 250g,加水 2 碗煎后滤渣,用药液洗患处,早晚各 1 次,一般洗 3 日,疣自脱无痕。

2. 擦剂

（1）醋浸石灰 6~7 天,取汁点疣,数次即落。或以轻粉杏仁泥入醋灰汁点疣更佳。

（2）姜汁加醋适量,外擦患处。

（3）天南星用醋调涂之。

（4）鲜半夏洗净去皮,患处温水泡洗 10~20 分钟,刀片刮去疣体表面角化层,直接用半夏涂擦病变部位 1~2 分钟,每日 3~4 次,一般涂擦初发病变即可,继发疣较大较多时逐个进行涂擦,15~30日痊愈,无复发。

（5）轻粉适量,生杏仁10粒,捣如泥不见星,每晚蘸点疣上,昼洗不用香皂,数日消尽。

（三）典型病例

胡某,男,16岁,绵阳南山中学学生,1989年7月23日诊。

暑期炎热,连去游泳并晒太阳后,头额、面颊及手臂出现米粒大小颗粒,皮色正常,自认为是阳光浴后所致而未重视。随着时间的延长,面、额颗粒不但未消,反渐增大,大者约黄豆大小,时伴微痒,色变浅褐,到某医院皮肤科诊断为"扁平疣",予口报抗病毒药,外用酞丁安乳膏,治之无效,求治于中医。诊时见头额、面额、手臂绿豆、黄豆大小丘疹,数量较多,表面光滑,呈淡褐色。舌质黯红,苔薄黄腻,脉沉弦。此为湿热邪毒结聚肌肤,筋气不荣,气血凝滞所致,治以清热利湿解毒,活血散结清疣为治法。

处方:败酱草20g、夏枯草20g、苦参10g、苡仁20g、大青叶20g、板蓝根20g、紫草10g、赤芍20g、桃仁10g、红花5g,3剂,水煎服,每两日一剂。另用玄明粉30g、冰片3g,共为细末,调凉开水涂擦患处。

7月31日二诊,大的疣体明显缩小,颜色变淡,时有微痒,小的疣体已消失,舌质稍黯,苔不黄腻,脉沉微涩,此湿热邪毒已去,风邪郁于肌表,气血凝滞仍存,治以祛风散郁,活血散结,原方去苦参、败酱草,加木贼草10g、香附15g因病程已长,恐瘀难去,疣难消,嘱服10剂,配合一诊外用药涂擦。第二年春初因感冒发热、咽痛就诊,视其疣未再发。

按:扁平疣为多种疣之一种,好发于青壮年,多因感染疣体病毒及湿热毒邪郁滞肌肤,致筋气不荣,气血凝滞所致。扁平疣方有清热利湿、祛风散郁,活血清疣之功,用它内服配合外用擦剂,既可消除诱因,又可祛除疣体,故临床使用该方药法治疗扁平疣常可获得良效。

十、黄水疮

脓疱疮,俗名"黄水疮"。好发于头、面、颈、手臂暴露部位,多发于夏秋及儿童,接触易于传染。其特点为初起细疹,形如粟米,瘙痒不已,搔破流出黄水,浸淫成片,干燥后形成黄色脓痂,愈后不留瘢痕。此虽小病,往往难收速效,迁延时日,可伴发风水(肾炎)。方书均以常法:"黛蛤散"或"青黛散"治之。但均不若青蛙草之效高,有"药到病除"之功。

青蛙草,又称癞疙宝草,皱皮土菜,多生于湿润肥沃沟边、路旁,各地均有分布,春季出苗,叶长椭圆或披针形,有皱褶,边缘有圆锯齿。春夏皆可采收,收后干燥研成细粉备用或取鲜青蛙草全草,洗净,焙干为细末备用。

治法:

1. 浸淫成片,黄水不止者,先将患部用淡盐开水洗净,拭干即撒布干燥青蛙草细粉,以不让黄水外溢为度。3~6 天自动落痂者,仅留少许色素沉着,或有轻微痒痛感觉,黄水溢出很少者,继撒治之,待自动脱痂即愈。

2. 黄水较少,已结薄痂者,取青蛙草细粉调少量菜油涂之,一日 2~3 次。注意油不宜过多,免污染浸淫。3~5 日干燥结痂而愈。

治疗过程中,不必用水常洗,有被污染之皮部,以脱脂棉拭之即可,免浸淫他处或久不结痂。

十一、癣

(一)丹参治疗癣

丹参 30g,加水 500ml 文火煎煮,浓缩成 150ml,加少许防腐剂,瓶装备用,用于治癣,每次棉签蘸药液涂患处,日数次,一般用药 3~5 天见效。

(二)苦参治疗癣

苦参 150g,用老陈醋(其他醋亦可)500ml,水 500ml,煮沸 20 分钟,趁热先熏后洗患部,每天一剂,一天洗二次,每次 30 分钟至 1 小时,治疗期间禁用碱性肥皂类洗手,以免影响效果。

(三)醋治疗癣

醋具有散瘀、止血、解毒、杀虫的功效,临床证实醋有杀菌作用,尤其能灭皮肤浅部真菌,还能软化皮肤角质。

1. 治疗手脚癣 方法一:醋500g加鲜侧柏叶250g煮沸,冷却后敷在患处,每天1次,每次20分钟,一周为一疗程。方法二:醋100g,生姜50g(捣烂),生半夏20g(研末),将上药混合调匀,放置数小时后取药汁,涂患处,每日数次。方法三:醋500g,蜂房60g,明火煎至一半,滤去药渣,待凉后收藏备用,一日涂搽三次。方法四:醋1000g倒入盆中加热,热度以能耐受为宜,每日浸泡患处20分钟,也可直接涂搽患处,每日三四次。

2. 治疗体癣、股癣 方法一:生半夏适量加醋少许磨汁外涂,每日2~3次。方法二:木鳖子25g(去皮),醋100g,用木鳖子磨醋取汁涂患处。

3. 治疗头癣 方法一:米醋50g,放铁锅内将醋烧开,用棉球浸醋涂洗患处。每日3~4次。方法二:醋200g、五倍子50g,先将五倍子煎浓汁,与醋混合调匀涂之,初觉痛,日涂数次,连用三四日。

4. 治疗甲癣 方法一:醋500g、白芷100g,煎浓汁,浸指甲于药汁中,每日2次,每次30分钟。方法二:凤仙花500g捣烂,加醋500g,浸泡24小时即可,将手指浸于其中,每日1~2次,每次30分钟。

5. 治疗汗斑癣 方法一:硼砂10g研细末,同醋50g蒸热搽患处,每日3~4次。方法二:平时多食醋有效。

6. 治疗牛皮癣 醋200g,五倍子50g,用醋煎煮五倍子数沸,去五倍子渣,用汁涂患处,每日数次。

7. 治疗湿疹疥癣 露蜂房、黄柏、白鲜皮各等量研成粉末,药粉用醋调涂搽患处。日用药3~4次至愈。

(四)花斑癣(俗称汗斑)**的治疗**

1. 硫黄蒜泥外搽 独头蒜一个,硫黄粉5g,共捣成泥状备用。使用时,将药泥在皮损区反复涂搽,以局部发热伴轻度疼痛为宜,每日1~2次,7日为一疗程。一般1~3疗程可获痊愈。

按:硫黄为皮肤科之要药,具有杀虫疗疮之功效;大蒜对真菌也有明显的抑制作用。两药共用,效力专宏。

2. 苦瓜一个(约2两),信石二分,将苦瓜一端,用小刀切一小口,将信石粉从口投瓜内,表面用湿草纸包裹二层,以文火煨熟为度。取出后,去草纸,再用纱布包苦瓜,用劲外搽患处。用药前一天,先用皂水洗澡,第二天用药外搽,连续2~3次。此药有毒,忌入口,若中毒用绿豆汤解之。

十二、冻疮

典型病例:陈某,女,27岁,三台灵兴乡人,1975年11月20日诊。患冻疮已16年,每年入冬始发,至春稍愈,夏留痕迹,重时求医,稍愈即停,终未痊愈。今年冬未至即发,访求白老诊治。诊时见双指及手背肿胀,留有疮痕,肤色不红,压之疼痛,触及皮肤甚凉,询其脚亦不温,夜卧如此,甚则晨起脚尚未温,舌质淡黯,边有瘀斑,苔薄白,脉沉迟。此乃寒邪客于经络,气血运行受阻所致,拟温经散寒,活血祛瘀为治法,方用当归四逆汤加减:

当归15g、桂枝10g、细辛5g、羌活10g、独活20g、苍术8g、通草5g、茯苓15g、桃仁10g、红花8g、莪术15g、黄芪30g。5剂,煎水服,两日一剂,日服三次。另用艾叶30g、马勃30g、桂枝20g,煎水泡洗,每日两次。

12月1日二诊,手足稍温,冻肿消退过半,晨起脚已不凉。此已对症,再宗前意,继前方去通草,加肉桂8g更胜冬寒,因冬时还长,加之手背还有往年冻伤痕迹,故予10剂煎水内服,外洗方依前不变。

12月21日三诊,二诊药尽,手脚已温,冻疮消退,唯余冻伤痕迹。舌质淡黯,但舌边瘀斑已不明显,脉沉细。此寒邪已去,瘀未散尽,拟活血去瘀为主,佐以温经通络,处方:桃仁10g、红花8g、莪术15g、三棱20g、当归15g、川芎20g、鸡血藤20g、肉桂5g、桂枝10g、黄芪30g,嘱其再10剂,将药制成散剂,每次10g,日服两次,温开水送服,并嘱在月经前3天及经期停药。次年7月因急性咽喉炎就诊,询其冻疮已愈,往年留下冻伤痕迹亦已消失。随访3年冻疮未再发。

按:冻疮为皮肤科的一种常见病,且与体质有关,阳虚体质者易发。其病因病机为寒邪客于经络,气血运行受阻所致,白老根据这一原理,用当归四逆汤加味温经通络,桃红四物汤加味活血祛瘀,再用苍术、通草、茯苓健脾渗湿。此寒邪去经络通,气血和瘀血去,脾运健,寒湿除,故冻疮得愈矣。

第二节　其　他

一、癌

(一)贲门癌术后复发

典型病例:唐某,女,54岁,绵阳石塘红星村农民,1990年春节后,胃痛食不下,吐食,经治疗无效而转某医院诊治,经钡餐等检查,诊断为贲门癌,即住院手术治疗,一月后回家自行饮食调养。一年后即1991年春节复发,胃部灼热,脘痛彻背,每隔二日吐酸水及涎水数碗,只能日进少量米粥,形体渐消瘦,大便数日一行而结,不渴,苔白,仅能生活自理,去医院复查,经检测后诊断为贲门癌复发并已转移,不能再行手术,嘱回家中药治疗。1991年3月16日,予以诊治,症如上述,疼痛加重已一周,食不下,呕吐,急性痛苦病容。家人云:"后事已准备好,服点中药了其心愿。"予以益气润燥,镇逆消痞,养营止痛为法。

处方:法半夏30g(先煎1个小时),党参20g,赭石30g,黄连8g,丹参30g,桃仁8g,乳没各10g,赤白芍各20g,当归10g,半枝莲30g,鸡矢藤30g,蜣螂3个,九香虫10g,白蜜(每次一匙冲服),令服三剂,症有所缓解可续服一个月。禁食鱼类及硬食辛辣。

1991年6月14日二诊,云:"服上药一剂后,已不吐不痛了。能吃饮食,精神逐渐好转,能下地做轻活。"本月10日前,又发胃痛彻背,后五日又吐,口苦涎少,饮食不能再进米饭,只能进稀粥,精神日渐欠佳,无力,病重时只能蹲地待扶。并悲观地说:"这次恐怕活不了咧。"查舌淡苔白,脉虚细而涩,大便结,二日或三日一行。白老思与上方令服一个月,仅服一剂而减轻。药正中鹄,拟不更方,原方令煎服10剂。

1991年10月15日三诊,云:上方仅服2剂,不吐不痛,家属无信心医治,认为"癌症医不好",又因经济困难,故又停药。现又发一个月,疼痛不能忍受,心烧,吐酸苦涎水,吐后稍减。当时,笔者已有怨心,反复嘱续服,皆不遵从。但想"济世之道,莫先于医"之训,即照原方与治,并再三叮嘱服药一个月,可望治愈,以提高治愈信心,后果服一个月。1995年一次给医者送青玉米来家云,病已全好,已三年未发了。视表情、肤色、精神已近常人。

按:癌症复发并转移,是否能治愈,原无先例,今一例已愈,可能是巧遇耳?便让病者家将1991年3月16日处方索回,又提笔聊记,并将用药之思附之,以启同道。

上方有益气养血,活血消瘀,抗癌止痛之功。系由《金匮》治胃反之大半夏汤,《医学衷中参西录》治隔食之参赭培气汤和治心酸疼痛,癥瘕积聚之活络效灵丹三方再加抗癌药而成,方中半夏、人参、白蜜,降逆补虚,润燥通便,使大便燥结解而下窍通上窍宣,胃逆降,呕吐可平,半夏量至30g者,强制胃反也;人参配赭石,能纳气归原,降冲杜贲门之塞,故张锡纯氏云:"隔食之证,千古难治。""此证因胃气虚弱,不能撑悬贲门,下焦冲气又挟痰涎上冲,以杜塞之。""故用人参以壮胃气,气壮自能撑悬贲门,使之宽展,赭石以降冲气,冲降自夹痰涎下行,不虑杜塞。"故借以治贲门癌术后复发之呕吐不能入食。桃仁、当归、丹参、二芍、乳没,活血养血,去瘀消征,更赖于通络止痛,解气血之凝滞,合鸡矢藤消食导滞,以增强止痛作用。入黄连以消胃中积热而制酸。更合半枝莲、蛇舌草、九香虫、蜣螂,清热解毒,壮元阳,疏肝郁,治癌肿,助诸药以抑制癌细胞的扩散与转移。而蜣螂有通幽之效(通幽之理见本书内科脾胃疾病),能破结通二便,便秘吐粪者。据《虫类药的应用》载蜣螂能治"癌肿坚块,胃癌"。九香虫能补肾壮元阳有疏肝郁,散滞气之功。善治"肝胃气痛"及"胃癌"。半枝莲、白花蛇舌草皆有抗癌作用。如此组方不难有此之效,今顽症收效,故录之,析之,以启其后。

(二)胃癌

煎剂:黄芪10g、沙参15g、赭石30g、蛇舌草60g、流行子10g、甘草6g,服三周,疗效70%~80%。

粉剂:水蛭 30g、壁虎 10g(捕后用竹片贯穿腹头,将尾固定于竹片上,然后用微火烤干入药,勿使尾部脱落)、生半夏 10g,为极细末,每次 0.3~0.5g 浓米汤或煎剂送服,日可服 5~10 次。

二、白血病

慢性粒细胞性白血病治验

典型病例:白某,男,60 岁,射洪县丰隆乡四村农民。1990 年 12 月 13 日初诊。其弟代诉:半年前表现倦怠乏力,面黄肌瘦,头晕身痛,时有发热。一个月前发热持续不退,齿龈出血,面颊肿痛引耳中,经当地医院治疗一周无效,转绵阳某医院住院治疗,经一个月医治,齿血止,低热持续不退,颊肿痛引耳中有所好转。经多次血象和骨穿检查,诊断为慢性粒细胞性白血病。后又经绵阳某职工医院血象及骨穿检查,诊断同前。昨日医生开了一个月量的西药(处方不详),令回家休养治疗而出院。始求治于白老,诊得颊肿痛引耳中,口干苦,神疲乏力,食少,小便微黄,大便微结,面色萎黄,肌肉不丰,舌质偏淡,苔薄黄,脉弦细无力,证属气血双虚,邪毒壅阻少阳,拟邪正兼顾,分而治之。

一方:与大柴胡汤合普济饮加减,以解少阳邪毒。处方:柴胡 12g、赤白芍各 15g、生军 8g(同煎)、枳实 10g、胆草 10g、青黛 20g、川连 10g、玄参 12g、马勃 10g(包煎)、银翘各 20g、白花蛇舌草 30g、甘草 5g。每两日一剂,每日两次,令服至颊肿消退停药。

二方:以加味当归补血汤以补脾肾气血之虚,黄芪 30g、全当归 5g、党参 30g、淮山 20g、丹参 30g、青黛 20g、黄药子 30g、炙甘草 10g、鹿角胶 10g(烊尽服)、阿胶 18g(烊尽服)。上十味药,除二胶、青黛外,余七味药水煎三次去滓,再入青黛,阿、鹿胶(烊消尽)六次分服。嘱颊肿未消本方一日一服,上方一日二服,颊肿消尽本方一日三服(两日一剂),连服一个月后再诊。

二诊:1990 年 12 月 26 日云:服前二方,一方服药三剂后颊肿消尽停服,后单服二方一月余,病情大有好转,能吃能睡,精神逸悦,面色黄赤,舌质红润,语声有力,脉弦缓。病已投方,药不更投。与原方令继服一个月后复查血象再诊。

三诊:1991 年 1 月 23 日诊云:服上药一月余病情更加好转,精神饱满,日前来绵已经医院复查血象见:血红蛋白 90g/L,白细胞正常,无幼稚细胞。骨髓:原早幼 <5%,无明显自觉症状,神情正常,舌质舌苔无异,脉一息五至有力。仍原方加白花蛇舌草 30g 以巩固疗效,令服半年视情况停药。1992 年 5 月 4 日其弟携孙来绵送治癫痫云:服药半年后无任何症状而停药,现已能下地参加劳动。

按:白血病属血癌,完全治愈者尚少。笔者根据中医学"血虚""劳虚",结合西医学"造血系统的一种恶性肿瘤,在骨髓及其他造血组织中白血病细胞异常增生,浸润全身各种组织脏器,导致其结构及功能的破坏"的原理,拟用加味当归补血汤,服用半年,不期"完全缓解"。笔者认为:方中之黄芪当归补气生血,用量黄芪必五倍于当归,宗"有形之血生于无形之气"之经旨;阿胶滋阴补血"添精固肾",治血虚、虚劳,助归芪之增强补化源之功,丹参"破宿生新,治瘿赘毒",补心血,取补血必须防瘀,活血必须通心(心主血脉)之义;党参、山药、炙甘草补中益气,"补气补血以补脾胃为主"矣;鹿胶血肉有情,壮元阳,补肾生精髓使血再生。鹿茸、鹿胶治疗血液病有较好的疗效;黄药子凉血降火,消瘿解毒,对甲状腺癌、胃癌、食道癌均有效;青黛清热凉血解毒,为治疗白血病首选药物。上述说明,上十药组成共有补气血,益脾肾,解毒抗癌,正邪兼顾之功,故其病完全缓解耳。

三、中医学养生之道杂谈

(一) 养生之道的重要性

《素问·上古天真论》:"余闻上古之人,春秋皆度百岁,而动作不衰。今时之人,年半百而动作皆衰者,时世异耶? 人将失之耶? 岐伯对曰:上古之人,其知道者,法于阴阳,和于术数,食饮有节,起居有常,不妄作劳,故能形与神俱,而尽终其天年,度百岁乃去;今时之人不然也,以酒为浆,以妄为常,醉以入房,以欲竭其精,以耗散其真,不知持满,不时御神,务快其心,逆于生乐,起居无节,故半百而衰也。"

上文说明:①养生之道的重要性。如懂得养生,能效法阴阳变化的道理,去生活、锻炼,就可度百岁而不衰,如果不注意养生,而是以酒为浆,以妄为常,那可能活到50岁左右就衰老了。②概括说明古人为什么会百岁而不衰,今人会半百而衰的一些梗概生活方式和规律。

(二)养生必须修身,修生必先正心

要有健康的身体素质,要有度百岁而不衰的生命活力,那就必须先正其心。《大学·正心章》云:"所谓修身,在正其心者。心有所愤怒,则不得其正;有可恐惧,则不得其正;有所好乐,则不得其正;有所忧患,则不得其正。"注:上述说明,心不正的原因,如要修身,须先正心。因为身体主脑的是心,如果当用心的时候,有偏于发怒,有偏于害怕,有偏于快乐,有偏于忧愁,那心为其所累,不能正了。心既不正,心的本体(身)哪能正呢?

"心不在焉,视而不见,听而不闻,食而不知其味"。注:说明心不正,身就不能修了。色声味三者,是最易考察的,如心不正,既不能辨别色、声、味,也不能辨别三者最精细的义理了。欲求修身者,岂可不先求正心耶。

"所谓修身,在正其心。"注:说明人要修身,必先正心。就是说欲修其身,先正其心。

(三)可操作的养生之道

1. 养心之道 宜清心寡欲。做到"四不",即不贪,不攀,不卷,不赶。要有"知足常乐"的心态。孔子说:"乐以忘忧,不知老之将至。"思想上要安定清静,不贪欲妄想,患得患失。做到与人,与事,与名利无争,安然自得。即《内经》所谓"恬淡虚无"是也。

2. 养生之道 宜动脑动形,使身躯健旺。孙思邈说:"养生之道,常欲小劳。"又说"人欲劳其形,百病不成"。即所谓"静以养心,动以养身,动静结合,万古长青"。俗云"生命在于运动""常动脑,可防老"。其养身之道,具体体现是衣、食、住、行四方面。

3. 衣食住行之道　衣食住行之道为生活之大道。毛泽东曾有云："基本吃素,饭后百步,遇事不怒,劳逸适度。"概括了生活之道。

（1）衣:宜棉质轻软,宽大方便,适时加减。做到"背腹勿露,头凉足暖"。孙真人《卫生歌》云:"春寒莫使棉衣薄,夏日汗出需换着,秋冬衣冷渐加添,莫待疾生才服药。"

（2）食:宜粗淡杂绿。不偏食、过食,不肥甘厚味。《内经》云:"膏粱之变,足生大丁。"应遵循《素问·脏气法时论》之说:"以五谷(稻谷菽麦黍)为养,五果(桃李杏粟枣)为助,五畜(牛羊鸡犬豕)为益,五菜(葵藿薤葱韭)为充。"

具体言:一日三餐:"晨起一杯水,血栓不形成"。俗云:"早上吃饱,中午吃好,晚上吃少,多食豆类,有益养老。"清代诗人袁枚提倡吃少,说:"多寿只缘餐饭少,不饱真是却病方。"南宋大诗人陆游提倡多食粥,其《食粥诗》云:"世人个个学长年,不悟长年在目前,我得宛丘平易法,只将食粥致神仙。"（《尔雅释丘》"丘上有丘为宛丘"）孙思邈说:"清晨一碗粥,晚餐莫教足。"

（3）住:室宜整洁明静。常云:"住不过奢,但得光充气通安静足矣。"睡宜板平枕低,顺时而安。睡时:春夏宜"夜卧早起",秋宜"早卧早起",冬宜"早卧晚起"。睡势:宜侧卧,腿腰略弯。力求快睡熟睡,要"先睡心,后睡眼"。《千金》云:"能息心,自瞑目。"

（4）行:宜常步勿常坐。华佗对众弟子曾说:"人体欲得劳动,但不当使极耳,动摇则谷气消,血脉流通,譬如户枢终不朽也。"养生宜宗"生命在于运动"之意,即走为百炼之祖,百炼不如一走的养生方法。俗云:"人老先老腿,多行不致痿。""饭后百步走,活到九十九。""日行五千步,筋骨坚如柱。""日若行程四五里,气血自调病不起。"说明常步行,可以养生。

（四）药食养生

简介如下几种:

1. 枸杞　枸杞含多种成分,营养和药用价值极高。有营养脑细胞和驻颜的作用,能预防和治疗多种慢性病和老年性疾病,是一味抗衰老的主要药物。

2. 黑脂麻（芝麻）　黑芝麻含多种酸和维生素 E 等。是黑色食品之一，有保护肝肾作用。

3. 胡桃仁　含脂肪油，碳水化合物，蛋白质等。形如脑髓，有健脑作用。能"通经脉，润血脉，黑须发"。常服"骨肉油腻光滑""令人肥健"。有补肾固精，温肺定喘，润肠通便，可治肾虚足弱、喘咳、小便频数、大便燥结。阴虚火旺者忌。

4. 花生仁　花生是含蛋白和脂肪较高的食物还含有多种维生素和纤维性叶酸等多种重要物质。世有"长生果"之称。生熟吃皆宜，生吃有制胃酸作用。

5. 黄（黑）大豆　大豆含较丰富的蛋白质，脂肪和碳水化合物，以及胡萝卜素等。黄豆能健脾宽中，润燥消水。黑豆能活血利水，祛风解毒，尤以解巴豆毒为最妙。

（五）针灸保健

1. 足三里　膝眼下三寸。俗云："要得一生安，三里常不干。"

2. 关元　脐下三寸。常云："日灸关元三五壮，老当益壮元气旺。"